K Thayalan

The Physics of Radiology and Imaging

放射成像原理

编 著 〔印〕K.达雅兰

主 译 王 骏 陈 峰 刘小艳

天津出版传媒集团

天津科技翻译出版有限公司

著作权合同登记号：图字：02－2015－64

图书在版编目（CIP）数据

放射成像原理/（印）K.达雅兰（K Thayalan）编
著；王骏，陈峰，刘小艳主译.—天津：天津科技翻
译出版有限公司,2018.12
书名原文：The Physics of Radiology and Imaging
ISBN 978－7－5433－3909－5

Ⅰ.①放… Ⅱ.①K… ②王… ③陈… ④刘… Ⅲ.①
医学摄影 Ⅳ.①R445

中国版本图书馆 CIP 数据核字（2018）第 282372 号

K Thayalan

The Physics of Radiology and Imaging

ISBN 978－93－5152－171－6

Copyright ⓒ 2014 by Jaypee Brothers Medical Publishers（P）Ltd.

All rights reserved.

Originally published in India by Jaypee Brothers Medical Publishers（P）Ltd.

Chinese（in simplified character only）translation rights arranged with Jaypee
Brothers Medical Publishers（P）Ltd. through McGraw-Hill Education（Asia）.

授权单位：Jaypee Brothers Medical Publishers（P）Ltd.
出　　版：天津科技翻译出版有限公司
出 版 人：刘 庆
地　　址：天津市南开区白堤路 244 号
邮政编码：300192
电　　话：(022)87894896
传　　真：(022)87895650
网　　址：www.tsttpc.com
印　　刷：高教社（天津）印务有限公司
发　　行：全国新华书店
版本记录：787×1092　16 开本　14.25 印张　380 千字
　　　　　2018 年 12 月第 1 版　2018 年 12 月第 1 次印刷
　　　　　定价：80.00 元

译者名单

主　译

王　骏　南京医科大学康达学院
陈　峰　海南省人民医院
刘小艳　南通大学附属医院

副主译

孙　睿　成都军区昆明总医院
张艳辉　商丘医学高等专科学校
姚志峰　南京医科大学第二附属医院
吴虹桥　南京医科大学附属常州市妇幼保健院

译　者（按姓氏汉语拼音排序）

曹明娜　蚌埠医学院
陈　峰　海南省人民医院
顾小荣　江苏省肿瘤医院
郭　涛　南方医科大学
胡玉川　第四军医大学唐都医院
兰　恩　南方医科大学
李　直　河南省肿瘤医院
李晓强　南方医科大学
李永辉　南方医科大学
李振辉　昆明医科大学第三附属医院
刘　念　川北医学院附属医院
刘希磊　南方医科大学
刘小艳　南通大学附属医院
吕　媛　南方医科大学

马彦云　山西医科大学第一医院

孟庆乐　南京医科大学南京医院

史中青　南方医科大学

孙　睿　成都军区昆明总医院

孙宇雄　南方医科大学

谭运择　南方医科大学

王　骏　南京医科大学康达学院

吴虹桥　南京医科大学附属常州市妇幼保健院

吴志军　南方医科大学

谢斯敏　南方医科大学

徐芳婷　南方医科大学

徐张聪　南方医科大学

许　娟　南方医科大学

姚建新　江苏职业技术学院南京卫生分院

姚志峰　南京医科大学第二附属医院

袁　莉　华中科技大学附属协和医院

张惠峰　南方医科大学

张巧莹　南方医科大学

张艳辉　商丘医学高等专科学校

赵震宇　南京医科大学

周　帆　南方医科大学

中文版前言

自 1895 年伦琴发现 X 线后不久，X 线便被应用到医学领域，并逐步有了 X 线摄影、放射治疗、γ 成像、血管造影、乳腺钼靶成像、计算机断层扫描(CT)、数字减影血管造影(DSA)、计算机 X 线摄影(CR)和数字 X 线摄影(DR)，加之超声、磁共振成像、放射科信息系统(RIS)、图像存档与传输系统(PACS)以及介入医学的兴起，标志着作为医技部门的放射学科逐渐发展成为大型、综合性临床学科——医学影像学科，成为 20 世纪发展最快的三大医学学科之一，并在一定程度上成为代表医院发展水平的标志。然而，在医学影像学向高、精、尖飞速发展的同时，与其相匹配的高素质人才的培养却严重滞后。

很荣幸，天津科技翻译出版有限公司向我推荐《放射成像原理》一书，我欣然接受该书的翻译工作，向国内的同行推荐这部学术专著。该书作者 K.达雅兰拥有 30 多年的临床和教学经验，出版发行 20 余部学术专著，尤其在放射医学物理学、放射肿瘤学和核医学方面颇有建树。

该书从最基础的物理学原理讲起，逐步谈到 X 线摄影、γ 成像、CT、超声成像、磁共振成像以及放射卫生与安全，内容涉及整个医学影像相关成像技术的基本原理、设备安装与质量控制等，是目前不可多得的将物理学融入到医学影像学的综合性教科书。作者采用大量图表，以独特而新颖的方式，将深奥的原理讲解得简单明了，是培养医学研究生、医学物理学专家、放射技术学专家和放射诊断学专家等高素质人才所必备的教材，同时也是执业医师学习的教科书。

在翻译过程中，我和我的同行以及学生投入相当大的精力，竭尽全力把字字句句翻译得更加精准，以如实反映原著的内容和精髓。然而，由于工作繁忙，加之译者水平有限，书中难免有所纰漏，敬请通过微信(1145486363)或 E-mail(yingsong@sina.com)发来您的高见，以利我们做得更好。

王骏

南京医科大学康达学院

2018 年 10 月

序 言

能为这部书作序,于我而言,是莫大的荣幸。《放射成像原理》是由 K.达雅兰教授撰写的,他曾任位于印度钦奈的马德拉斯医学院巴纳德放射学院放射物理系教授兼负责人。K.达雅兰博士在放射医学物理学、放射肿瘤学和核医学的教学方面拥有极其丰富的经验。他早年撰写了大量关于放射物理和辐射安全的教科书,这些书作为参考书正是被许多学院和大学使用。

这是一部能将物理学融汇到医学影像中的综合性教科书,这种学科之间的融合正是放射医学研究生、医学物理学专家和放射技术专家多年来一直梦寐以求的,而此书正是在这些需求中应运而生的。

这本书堪称学术界的经典之作,其依托基础物理和应用原理知识,充分阐明计算机的物理原理以及数字 X 线摄影、透视机影像增强器、乳腺 X 线摄影、超声、计算机断层扫描和磁共振成像的基本原理。所有的章节对每个知识点都精心编排,并详尽解释和说明。本书以一种独特而新颖的方式阐述各种深奥的基本原理,让教师和学生们能够轻松理解并掌握。书中对于图像分辨率、对比度以及各种伪影的讲述生动有趣、条理清晰,有助于读者对一些复杂的细节问题更为深入地理解。

本人有幸拜读了本书的所有章节并受邀作序,感到无比欣喜。读者将会如我一般惊叹不已,因为所有与影像物理学有关的知识点都可以在本书中查阅。我相信这本书将受到全球医学影像学领域的关注,并且对皇家放射医师学会的住院医师(英国)和印度各个大学的医学研究生大有益处。

阿曼马斯喀特皇家医院国家肿瘤中心

放射治疗科医学物理学专家

E-mail: ravichandranrama @ rediffmail.com

前 言

    自 1895 年德国物理学家伦琴发现 X 线以来,放射线就一直被广泛应用于医学事业。在漫长的岁月中,放射检查方式也在快速发展,现今的检查形式包括:X 线摄影、X 线透视、乳腺 X 线摄影和计算机断层扫描。同时无辐射检查工具如超声检查及磁共振成像也加入了医疗设备竞争的行列。这些工具不仅为早期病变的鉴别诊断提供了便利,而且有效地提高了临床诊断的准确性。上述各种检查设备所特有的检查能力都是以其物理原理为基础研制而成的。

    深入理解上述设备的物理原理是非常必要的,因其与放射成像技术紧密相关。掌握扎实的物理知识不仅有助于教学工作,而且可以指导医疗设备的选用,指导操作者如何最优化应用该设备,如何维护该设备,如何进行辐射安全防护等。因此,我们竭尽全力将所有要阐明的内容都集中在这一本书中,其中包括物理原理、操作方法、功能及实用性和局限性。同时,也努力将核成像和辐射安全都融入其中。为了让读者更好地理解每一个概念,在所需之处都加入了大量的数据和图表。本书是针对医学物理学研究生、放射诊断学专家、国家执业医师委员会(DNB)和皇家放射医师学会而编写的。这是同类书籍中出自印度作者之手的第一本著作,从放射技术到成像设备,作为一个整体范畴,给予了独到而精辟的阐述。

    我为这本书的成功出版感到无限自豪和欣喜,这本书中融汇了我在放射物理学和医用物理学教学方面 30 多年的经验。衷心感谢 R Ravichandran 博士为本书书写序言。我也感谢位于新德里的 Jaypee Brothers 医学出版有限公司,保持其一贯一丝不苟而又不失优雅的作风,完成了本书的出版。我们诚挚地希望读者对书中的不足之处给予批评指正,使其得以不断完善。

    我非常感谢我的妻子 Tamilselvi、儿子 Parthiban 和女儿 Kayal Vizhi 在本书书写的过程中给予的支持与帮助。

    我衷心感谢位于钦奈的卡玛克什博士纪念医院,尤其是医学物理学部门的大力支持和帮助。

K.达雅兰

目 录

第 **1** 章　基本概念

物质和能量

物理学是一门研究自然的科学。它研究物质和能量这两个概念，以及二者如何相互作用。物质是其中之一，它占据空间，由分子和原子构成，例如，金、木、水、空气。物质以固态、液态、气态、液态晶体和等离子态存在。物质可通过物理或化学方法，从一种形式转化成另一种形式，例如，溶化的冰是经过物理过程从固态转化为液态，而木头燃烧成灰烬则是一个化学过程。

能量是能做功的能力，能量有多种形式，并且它能从一种形式转换成另一种形式，例如，人体能将化学能（食物）转化成动能（做功）。能量守恒定律阐述了能量既不能被创造也不能被毁灭，宇宙的总能量是恒定的。这个定律适合于各种形式的能量。

总的来说，物理学家研究不同物理环境下物质和能量的表现。

测量和单位

为了研究物质、能量以及它们的各种性质，物理量的测量是必需的，比如长度、质量、时间。物理量用各自的标准进行准确测量，例如，距离用米表示，质量用千克表示，时间用秒表示。因此，采用单位作为测量标准，根据这个标准可以测量相似的物理量。独立的并有自己标准的单位称为基本单位，例如，千克、米、秒。那些没有自身标准的、从基本单位推导出的单位称为导出单位，例如，面积（平方米）、速度（米每秒）、密度（千克每立方米）。

1 米就是光（氪-86）在 1/299 792 468 秒的时间间隔内传播的距离。1 千克是 4℃下 1000 cm³ 水的质量。1 秒是由原子钟测量的，是以铯原子的振动为基础的。

国际单位

1960 年，提出一个新的单位制：国际单位制（SI Units）。国际单位制优于所有其他单位系统，在实践中更方便，因此广泛用于全世界。国际单位制中有 7 个基本单位和 2 个辅助单位，如表 1.1 所示。

表 1.1　国际单位制

物理量	单位	符号
长度	米	m
质量	千克	kg
时间	秒	s
电流	安培	A
温度	开尔文	K
发光强度	坎德拉	cd
物质的量	摩尔	mol
平面角	弧度	rad
立体角	球面度	sr

国际单位制的规则

1.当单位以科学家的名字命名时，不应该大写首字母，例如，newton、ampere。单位的符号应该用大写字母表示，例如，牛顿用 N 表示。

2.所有其他单位的符号用小写字母表示，例如，米用 m 表示。

3.单位只使用单数形式,例如,500 米写作 500 m。单位符号的末尾不能加句号或其他标点符号。

4.数字和符号之间要留空格,例如,20 s 而不是 20 s。

5.在开尔文温度单位中不使用温度的标志,例如,273K 而不是 273°K。

前缀

尽管国际单位制是一个统一的系统,然而在实际应用中国际单位制单位会过大或过小,例如,在骨扫描中用到的同位素的放射性活度用数 10 亿贝克勒尔表达。因此,前缀的使用能很好地克服以上问题,如表 1.2 所示。这些前缀能方便地描述很大或者很小的物理量。在放射物理学中,通常使用 GBq、kV、cGy、mA、nm。

表 1.2　国际单位制单位前缀

词头	符号	数学计数法
tera	T	10^{12}
giga	G	10^{9}
mega	M	10^{6}
kilo	k	10^{3}
deci	d	10^{-1}
centi	c	10^{-2}
milli	m	10^{-3}
micro	μ	10^{-6}
nano	n	10^{-9}
pico	p	10^{-12}

密度、摩尔、压强及气体定律

密度

物体的密度(ρ)定义为质量(m)与体积(v)的比,单位是 kg/m^3。如果物体是由相同物质构成的,那么它们的密度也是相同的。如果物体的成分改变,那么它的密度也会改变。

$$\rho=m/v$$

物质的相对密度或特殊重力条件下的物质密度是它与水的密度之比。

摩尔

物体内物质的量是用该物质所含粒子(原子或分子)的数目来表示,单位是摩尔。1 摩尔物质含有 6.022×10^{23} 个基本粒子,这就是阿伏伽德罗(Avogadro)常数。

压强

作用于液体表面的总压力称为推力。压强(P)定义为单位面积(A)上的压力(F),单位是 N/m^2 或帕斯卡(Pa)。大气压大约为 1.01×10^5 Pa。压强是由作用于物质表面的重量所致。它也可能是由于容器内气体的原子或分子的撞击所致。液体表面的压强总是与接触面垂直。液体内某一点的压力与该点距海平面的深度、密度和重力加速度成正比。

气体定律

波义耳定律(Boyle's law)表明,常温下,给定量气体的体积(V)与压强(P)成反比。查尔斯定律(Charles's law)表明,常压下,给定量的气体的体积与温度(T)成正比。以上两条定律结合起来表示如下:

$$PV/T=常数$$

这就是著名的理想气体方程。

力学

速度与加速度

位移(d)是指物体从起点到终点的最短距离。移动物体的速度(V)是指在某个特定方向上物体位移改变率,单位是 m/s。速度的大小

称为速率,是标量。速度是衡量物体运动快慢的物理量,等于位置的变化量与时间的比。关系式如下:

$$V=d/t$$

其中,d 是 t 秒内的位移。

加速度(a)是指速度的变化量与时间的比,单位是 m/s^2。其是衡量速度变化快慢的物理量。如果速度恒定不变,加速度就是 0。关系式如下:

$$a=(V_f-V_0)/t$$

其中,V_0 是初速度,V_f 是末速度,t 是经过的时间。

标量和矢量

所有的物理量可以分为两大类:标量和矢量。只有大小没有方向的物理量称为标量,例如,长度、质量、时间等。既有大小又有方向的物理量称为矢量,例如,位移、速度、力等。

矢量通常用一个箭头(→)来表示方向,箭头的长度与矢量的大小成比例。同样,矢量用加粗的字母来表示,例如,$F=ma$,其中,力和加速度是矢量,质量是标量。

力

力可以改变静止或沿直线方向匀速运动的物体的状态。如果一个力 F 作用在质量为 m 的物体上,产生加速度 a,那么 $F=m×a$。因此,作用在物体上的力等于物体的质量 m 乘以该力产生的加速度。

在国际单位制中,力的单位是牛顿,用字母 N 表示。1 N 是作用于 1 kg 物体上的力乘以沿力的方向获得 1 m/s^2 的加速度。

功

如果一个物体受到力的作用,并在力的方向上发生了一段位移,我们就说这个力对物体做了功。如果物体在力 F 作用下沿其方向移动一段距离 s,那么这个力做的功 $W=F×s$。位移不总是沿着力的方向。如果位移的方向与

力的方向成 θ 角,那么做功如下:

$$W=F\cos\theta×s$$

其中 $F\cos\theta$ 是力的分量。在国际单位制中,功的单位是焦耳(J)。1 J 是当 1 N 的力作用于物体时,使物体沿力的方向移动 1 m 做的功的大小。

功率

功率(P)是表示做功快慢的物理量,它在数值上等于单位时间内所做功的量。如在 t 时间内所做的功是 W,则功率 $P=W/t$。

功率的国际单位是焦耳每秒(J/s)。专用单位是瓦特,1 瓦特等于 1 J/S。另一个较大的单位为千瓦,数值上等于 1000 瓦特。电能损耗的单位为千瓦时,其表征为功率 1000 瓦特的电器 1 小时内消耗的电能。1 kWh=1000×60×60=3600 000 瓦特每秒=3600 000 J。曾用功率单位是马力(HP),1 HP 等于 746 瓦特。

能量

物体的能量是指它做功的能力,由物体所能做功的大小计算得出。能量的国际单位是焦耳。电子伏特(eV)也可用于辐射物理学的能量单位。能量有很多种形式,比如机械能、热能、光能、电能、化学能、原子能等。其中机械能分为两种形式,即势能和动能。

势能

一个物体的势能是指由于位置不同和应变状态而具有的能,例如,存储在水库的水、弹簧、压缩空气等。对于一个质量为 m 的物体,处于距地面高度为 h 的位置时,其势能等于人把该物体从地面提升至此高度所做的功。

功=力×位移=$mg×h$
势能=mgh(焦耳)
其中,g 是重力加速度。

例 1.1

将轮椅上体重为 50 kg 的患者抬到高于

轮椅 25 cm 的检查床上。计算完成上述任务的做功量（g=9.81 m/s²）。

$$功=力×距离=mg×距离$$
$$=50×9.81×0.25=120 \text{ J}$$

将此患者抬到检查床上需要做功 120 J，患者势能增加。

动能

动能是物体运动获得的能量。质量为 m 的物体以速度 v 运动，那么其动能为：

$$动能=(1/2)mv^2 \text{ J}$$

例 1.2

一个质量为 2 kg 的胶片暗盒放置在高为 1.5 m 的书架上，获得势能 25 J。如果暗盒掉到地面上，它的速度是多少？

$$动能=1/2×2×v^2$$
$$25=1/2×2×v^2$$
$$v=5 \text{ m/s}$$

那么，暗盒以 5 m/s 的速度落到地面。

动量

运动物体的动量（P）等于质量 m 与速度 v 的乘积，关系如下：

$$P=mv$$

动量是矢量，其方向与物体的运动方向相同，单位为 kg·m/s。

温度与热量

物质由原子和分子组成。这些原子和分子在固体中规律运动，在液体和气体中随机运动。它们具有势能和动能。系统中分子的总能量叫作系统内能。动能是物体发热和冷却的反映。

温度是物体冷热程度的测量值。当物体发热时，分子运动活跃，因此具有高能量，称为高温。当物体温度逐渐冷却，动能减小时，称为低温。温度变化可以改变物体的电阻、导电性、黏性和化学反应速率，例如，体温的改变引起新陈代谢。温度计可用来测量温度大小。分为三种温标，即摄氏温标、开氏温标和华氏温标。

摄氏温标

摄氏温标规定，冰的熔点是 0℃，水的沸点是 100℃。熔点和沸点之间分为 100 等份，每份为 1 度。

开氏温标

开氏温标或绝对温标规定，0 度叫作绝对零度，用 0 K 表示。绝对零度环境下，分子不运动。对于这种温标，冰的熔点是 273.15 K，水的沸点是 373.15 K。两者间划分为 100 等份。摄氏温标和开氏温标一份的间隔值相同。0 K=−273℃。温度为 0 K 时，原子颗粒保持静止不动，也称绝对零度，意味着物体在绝对零度环境中没有内能。

华氏温标

华氏温标规定，冰的熔点是 32°F，水的沸点是 212°F。整个范围分为 180 度。人的正常体温大约是 98.4°F，也就是 37℃ 或 310 K。摄氏温标与华氏温标的换算关系如下：

$$C/100=(F−32)÷180 \text{ 或 } 1.8C=F−32, 或$$
$$C=(F−32)÷1.8$$

例 1.3

将 86°F 换算为摄氏温度：

$$F=86$$
$$C=(F−32)÷1.8=(86−32)÷1.8=54÷1.8=30℃$$

热量

热量是内能的表现形式，可从物体的某一部分转移到另一部分。如果一个热的物体和一个冷的物体放在一起，热的物体会将自身热量传递给冷的物体，直到两者温度相同。温度的不同产生了温度差。热量的传递有 3 种方法，即传导、对流和辐射。

传导

传导是相邻原子间通过碰撞传递热量的过程,粒子不产生肉眼可见的移动。传导发生在固体、液体和气体间。假设一个物体长为 L,横截面积为 A,初始温度为 θ_1,终末温度为 θ_2。热流动的速度(dQ/dt)正比于横截面积(A)、温度差$(\theta_1-\theta_2)/L$ 以及材料的导热系数 K。物质的导热系数是其传导热能的固有属性,其单位是 $W/(m\cdot K)$。导热系数的关系式如下所示:

$$dQ/dt=kA(\theta_1-\theta_2)/L$$

各种物质的导热系数如表 1.3 所列。一般来讲,金属是良好的导热体,例如,银、铜等。非金属是不良导热体,例如,玻璃、橡胶、木材等。

表 1.3　各种物质的导热系数

物质	比热容[J/(kg·K)]	20℃时的导热系数[W/(m·K)]
铝	910	237
钨	136	178
钼	246	140
石墨	711	130
铜	386	401
铼	138	48
水	4200	0.59
玻璃	67	0.9~1.3

对流

对流是物体分子的实际运动所产生的热能传递过程。液体中的热量能使液体扩散,密度降低,温度上升,而冷的、密集的液体分子会从其他地方转移过来。对流可发生在液体和气体间,例如,信风、陆风和海风。空气对流能将 X 线球管罩上的热量向大气传递。油和水循环能从大型 X 线系统(如 CT 等)中带走热量。对流是家庭供热系统和空调的基础。对流可以是自然或人为所致。

辐射

辐射是不需经过任何介质的热能传递过程。当物体有内能时,它的原子和分子会振动,并辐射电磁波,可在真空中传递能量,例如,太阳辐射的热量能传到地球。黑色的物体以及无光泽的表面能有效地辐射和吸收能量,而白色的物体以及有光泽的表面不能。Stefan 定律表明热辐射率(dQ/dt)正比于辐射面积(A),为温度(T)的 4 次方。

$$dQ/dt \propto \sigma AT^4$$

其中,σ 是 Stefan-Boltzman 常数 $=5.670\times 10^{-8}$ W/(m²·K⁴)

国际单位制中,热量的单位是 J。然而,卡路里作为一个专用单位仍然在使用中。1 卡路里是将 1 克水升高 1 摄氏度所需要的热量。1 卡路里=4.2 J。

热容

物质的热容是指该物质温度升高 1 K 所需吸收的热量。它取决于物质的大小和形状,其单位是 J/K。每 1 kg 物质温度升高 1 K 所需吸收的热量称为比热容,其单位是 J/(kg·K)。

原子结构

所有的物质都是由元素和化合物组成。元素是不能进一步分解的最简单的化学成分,例如,氢、碳。2~3 种元素能形成化合物,例如,水。元素的最小粒子是原子,是物质构成的基本单位。原子非常小,它的直径只有 10^{-10} m。每个原子有一个中心核团,称为原子核,带正电荷。原子核的直径只有 10^{-14} m(图 1.1)。

原子核由质子和中子两部分组成,它们统称为核子。质子带电而中子不带电。原子核周围还存在着另一个重要的成分,那就是电子。电子带负电并且以不同的距离围绕着原子核旋转,就像行星围绕着太阳旋转。原子中的电子数和质子数相等,因此呈电中性。

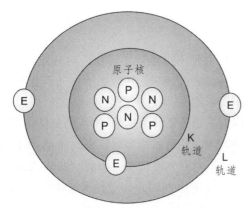

E=电子,P=质子,N=中子

图 1.1 原子结构。

表 1.4 部分元素的符号、原子序数和质量数

元素	符号	原子序数(Z)	质量数(A)
氢	H	1	1、2、3
铝	Al	13	27
钴	Co	27	59、60
铜	Cu	29	63、65
锡	Sn	50	116、118、120
碘	I	53	125、127、131
铯	Cs	55	133、134、137
钡	Ba	56	137、138
钨	W	74	182、183、184、186
铅	Pb	82	206、207、208
镭	Ra	88	224、226、228

原子核存在两种力,一种是静电排斥力,存在于两个带同种电荷的部分。而强相互作用力(吸引力),导致核子间介子的交换并使原子核结合在一起。这两种力作用于相反的方向。原子核具有能级,最低能级称为基态。原子核能量超过基态则称其处于激发态。激发态出现>10^{-12} s 时称为物质稳态或同分异构稳态。

原子序数和质量数

1913 年,HGJ Mosley 确认原子的原子序数就是核内的质子数,也等于原子的电子数,用 Z 表示。原子的质量数是指核内质子数和中子数的总和,用 A 表示。元素(X)象征性地描述为 $_ZX^A$,下标是原子序数 Z,上标是质量数 A。有一些重要元素的符号、原子数和质量数如表 1.4 所示。

有效原子序数

有效原子序数(Z_{eff})为多种元素形成的化合物或混合物。Z_{eff} 是一种元素的原子数,光子与其相互作用同给定化合物一样。Mayneord 定义了有效原子数如下:

$$Z_{eff}=(a_1Z_1^{2.94}+a_2Z_2^{2.94}+\cdots\cdots a_nZ_n^{2.94})^{1/2.94}$$

其中 a_1、a_2……a_n 是每个元素占混合物中总电子数的比例。部分化合物的密度和有效原子数如表 1.5 所示。

同位素

原子核具有相同质子数,不同中子数的原子互称为同位素。换句话说,同位素有相同的原子序数和不同的质量数,例如,氢有 3 个同位素:

$_1H^1$ 有一个质子(氕);

$_1H^2$ 有 1 个质子和 1 个中子(氘);

$_1H^3$ 有 1 个质子和 2 个中子(氚)。

同一元素的同位素有相同的化学性质和不同的物理性质。具有放射性的同位素称为

表 1.5 部分化合物的密度和有效原子序数

物质	有效原子数 (Z_{eff})	密度(ρ) (kg/m³×10^{-3})
空气	7.78	1.205
肌肉	7.64	1.04
水	7.5	1.0
骨	12.3~14	1.65
脂肪	6.46	0.916
聚甲基丙烯酸甲酯	6.56	1.18
聚苯乙烯	5.74	1.044
氟化锂	8.31	2.675

放射性同位素,它们的原子核常常不稳定。质量数相同而质子数不同的核素互称为同量异位素;中子数相同而质子数不同的核素互称为异位素。同分异构体是原子核的激发状态,它们有相同的质子数和中子数。

电子层

1921年,波列和波尔独自提出了原子中电子排布的理论。根据这个理论,原子中的轨道被命名为电子层,并且从原子核起依次定义为 K、L、M、N……。他们的理论规则如下:每一层的最大电子数为 $2n^2(n=1、2、3、4……)$。例如,在 K 层,$n=1$,那么 K 层电子数=$2×1^2=2$;在 L 层,$n=2$,那么 L 层电子数=$2×2^2=8$,依此类推。每一电子层又有电子亚层,它们被定义为 s、p、d、f 等。K 层($n=1$)有一个亚层,则为 1s;L 层($n=2$)有两个亚层,分别为 2s 和 2p,依此类推。K 层的亚层存在一个电子,记为 $1s^1$,有 2 个电子时记为 $1s^2$。

最外层轨道被称为电子价层,它决定了元素的化学、热、光、电性质。价层电子数不会超过 8 个,例如,金属元素价层电子数为 1~3 个。这些元素依据不同元素化学性质的相似性排列在元素周期表中。随着原子序数的增加,电子数也随之增加。

量子数

电子的能级或其在原子中的位置可以用量子数来描述,表示如下:

1.主量子数(n)定义了一个轨道电子的主要能级或电子层,其中 K 层,$n=1$;L 层,$n=2$等。

2.角量子数(l)描述了轨道电子的角动量。可能值有 0、1、2、3……$n-1$,例如,当 M 层主量子数是 3,它的角量子数是 3−1=2,可以是 0、1 或 2。

3.磁量子数(m)描述的电子轨道的空间定位,它的可能值从 $-l$ 到 $+l$,当 $l=1$ 时,m 的值可以是−1、0、+1。

4.自旋量子数(s)描述电子旋转的方向,它可能的值+1/2(旋上)或−1/2(旋下)。

电离

中性原子失去一个或多个电子的过程称为电离。电离后,余下的部分原子带正电荷,被称为正离子。正离子和解离下来的电子形成一对离子对。

结合能

在一个原子中,电子的结合能是指克服带正电的原子核的吸引力,将电子完全从原子上解离下来所需的能量。结合能的大小取决于原子序数以及电子是从哪一层上被解离下来的。原子序数越大,结合能越高,K 层的结合能最大(最内层)。

结合能都是负数,因为它们代表把电子从原子上解离下来所需的能量。电子层常常用电子占领电子层的结合能来描述,例如,氢的 K 层结合能是−13.5 eV,L 层是−3.4 eV。不同元素的 K 层结合能见表 1.6。

激励

原子吸收能量时,内层轨道上的电子能转移到外层轨道上。这时,原子的能量比基态要高,常被称为激发态,这个过程称为激励。例如,将氢原子的 K 层电子转移到 L 层需要能量(−3.4 eV)−(−13.5 eV)=10.1 eV。

表 1.6　部分元素的原子序数(Z)和结合能(E_k)

元素	Z	E_k(keV)
铝	13	1.6
钙	20	4
钼	42	20
碘	53	33
钡	56	37
钆	64	50
钨	74	70
铅	82	88

电子伏特

电子伏特(eV)是放射物理学中能量的单位,用于微观物体。1 eV 代表 1 个电子经过 1 伏特的电位差加速后所获得的动能。在实践中,我们通常使用千电子伏特(keV)和百万电子伏特(MeV)。

1 eV=1.6×10^{-19} J=1.6×10^{-12} erg=4.4×10^{-26} kWh

电子伏特可用于描述势能和动能。原子的电子结合能也是势能的一种形式，也用 keV 表示。

电磁辐射

电荷周围布满了电场。如果电荷移动就会产生磁场。当电荷加速或减速运动时,磁场和电场将会改变。电磁场的组合变异会导致能量的丢失,这部分由电荷辐射出来的能量称为电磁辐射。电磁辐射以正弦波的形式移动(图 1.2)。电磁辐射的性质(X 线,超声波等)取决于电荷被影响的方式。电磁辐射又是能从电荷向外传递能量的横波。电磁辐射能在介质中被吸收或散射,最终导致能量的丢失。

波的特性

电磁波有波长(λ)、频率(v)和速度(c)。两个连续正向波峰之间的距离是波长。波在每秒

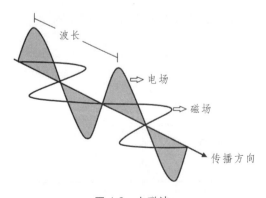

图 1.2　电磁波。

通过特定点的次数称为波的频率。波速是波每秒传播的距离。电磁波的波长、频率、速度的关系式是:

$$C=v\lambda$$

所有电磁波在给定介质中的传播速度相同,在真空中大约是 2.998×10^8 m/s。X 线和 γ 射线的波长是纳米级的(nm)。

粒子的特性

电磁辐射不止有波的特性,在与物质相互作用时也表现出粒子的特性。1 个光子携带的能量 E 用方程式表示为 $E=hv$,其中 h 是普朗克常数,为 6.63×10^{-34} J。将 $v=c/\lambda$ 代入上述等式,能量公式为:

$$E(keV)=hc/\lambda=1.24/\lambda$$

其中 λ 以纳米为单位(nm)。光子的能量与波长呈反比,波长变短时,其能量增加。

质能等价

爱因斯坦的相对论提出质量和能量是等价的，并且二者可以互换。在任何反应中,质量和能量的总和是一定的。爱因斯坦证明核反应的速度接近光速。所有的速度、质量和能量都是等价的。

$$E=mc^2$$

其中,E 代表了相当于静止的质量为 m 的物体的能量,c 是真空下的光速。例如,1 个电子的质量为 9.109×10^{-31} kg,其等价能量为:

E=9.109×10^{-31} kg×(2.998×10^8 m/s)^2
　=0.511 MeV

电磁波谱

电磁波谱包括无线电波、微波、红外线、可见光、紫外线、X 线、γ 射线和宇宙射线 (图 1.3)。它们在真空中以一定的速度 c 传播。所有类型的电磁辐射的波长和光子能量总结在表 1.7 中。

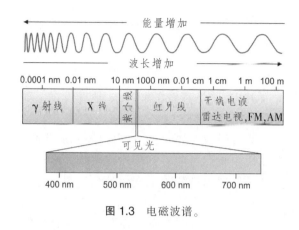

图 1.3　电磁波谱。

电离辐射和非电离辐射

电离是中性原子电子移出的过程,这种通过移动电子,使介质电离并产生辐射的过程称为电离辐射,例如,紫外线、X 线、γ 射线均有足够的能量来电离。经过这一过程能产生电离的原子、分子或离子对。这是生物辐射效应的基础。那些没有足够能量来电离的辐射称为非电离辐射,例如,可见光、红外线、无线电波和电视广播等。

荧光

当电磁辐射照射在荧光体时,荧光体能发出可见光或紫外线,这称为发光。电磁辐射能传送价电子到传导带,使其恢复为阶带以填补空穴。当电子通过发光中心时,它们以闪光的形式发出剩余能量,称为发光。如果发光是瞬时的,在 10^{-8} s 内,称为荧光。

发射光的能量取决于发光中心的能量,且总是比初始激发荧光的能量要少,例如,暴露在紫外线下的荧光体能发出可见光。磷质荧光,例如,铊激活碘化钠(NaI:TI,γ 相机)、铽激活硫氧化钆(增感屏)、钠激活碘化铯(图像增强器)在放射诊断学中常会用到。

如果发射的光延迟超过 10^{-8} s,称为磷光。当价电子被激发时,会被捕获入传导带内。它们从原子中获得能量(内能)后发出荧光并返回价带。这是一个随机的过程,需要时间来完成。发射的光呈指数衰减,这取决于荧光体的温度。

平方反比定律

电磁辐射的强度与其距光源的距离的平方成反比。我们设想一个点光源"s"以固定的速度产生辐射。辐射在一个半径为 d,表面积为 $4\pi d^2$ 的虚拟球面的内表面传播。那么 d 点的辐射强度 I 如下所示:

$$I \propto 1/d^2$$

平方反比定律是以下假设为依据的:

1.辐射源是点光源;

2.辐射沿直线传播;

3.辐射朝各个方向平均发射;

4.能量以恒定的速度发射;

5.从光源到测量点没有辐射能量的丢失。

假设在距点光源 1 m 处的辐射曝光为 100 mR(图 1.4),那么,根据平方反比定律,在 2 m 处的辐射曝光为 25 mR。因此,距离加倍时,辐射减少为原来的 1/4。增加距离可以减

表 1.7　电磁辐射波谱

辐射	波长	频率	能量
无线电波	1000~0.1 m	0.3~3000 MHz	0.001~10 μeV
微波	100~1 mm	3~300 GHz	10~1000 μeV
红外线	100~1 μm	3~300 THz	10~1000 MeV
可见光	700~400 nm	430~750 THz	1.8~3 eV
紫外线	400~10 nm	750~30000 THz	1.8~100 eV
X 线和 γ 线	1 nm~0.1 pm	3×10^5~3×10^9 THz	1 keV~10 MeV

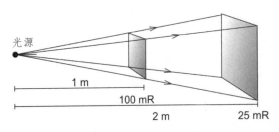

光源

1 m

100 mR

2 m

25 mR

图 1.4　平方反比定律。

少辐射曝光。

放射数学

对数

十进制数的对数是基数上升到某个数时的指数。例如,以 10 为底的 1000 的对数等于 3,因为 1000 等于 10 的 3 次方:$1000=10^3=10\times10\times10$。更通俗的表示,如果 $x=b^y$,那么 y 是以 b 为底的 x 的对数,写作 $\log_b x$,所以 $\log_{10}(1000)=3$。对数有 3 种形式:常用对数($\log_{10}$)、自然对数($\log_e$)、二进制对数($\log_2$),其中 e=2.71828,例如 $\log_{10} 2=0.301$,基数 10 必须上升到 0.301 次方倍,$10^{0.301}=2$。同样,$\log_e 2=0.693$,基数 e 必须上升到 0.693 次方倍,$e^{0.693}=2$。

光密度和声音强度的测量用以 10 为底的对数表示。放射性衰变和 X 线衰变用以 e 为底的对数表示,表示为 $\ln_e$(自然对数)。对数值能将广泛的数量减小到更小范围。对数在描述很多辐射事件时是很有用的,例如,X 线的吸收、放射性衰减等。

曲线图

图表能表现出物理量之间的关系,在坐标系中以一系列点或线的形式展现。笛卡尔坐标系中有两个坐标轴,即水平坐标轴"x 轴",垂直坐标轴"y 轴"。"x 轴"用来表示自变量,例如时间、距离,"y 轴"用来表示因变量,例如速度、曝光。

如果物理量 y 与 x 成比例变化,那么就可以画出一条直线(表示二者关系)。该线遵循如下等式:

$$y=mx+c$$

其中,m 是直线的斜率,c 是直线在 y 轴的截距。

对数函数例如 e^x 或 e^{-x} 可以绘制成曲线,在曲线中我们可能看到骤增或骤降。半对数图像是展现以指数关系变化的数据的一种方式。其中一个轴是对数尺度,另一个轴是线性尺度。在半对数图表中,y 轴的间距与该数的对数呈比例,而不是该数本身。它等价于将 y 轴的数值转换成它的对数,然后将数据绘制成线性尺度。对数–线性函数是用来描述 y 轴为对数尺度,x 轴为线性尺度的半对数图表(图1.5)。

当一个变量覆盖一个较大范围的数据,而另一个变量仅仅在有限区间取值时,半对数图表就非常有用。它的优势就在于,它能够展现出两个变量都以线性方式作图时不易察觉的那些特征。半对数图像不需要太多指数函数的测量。

三角学

三角学是一门研究平面三角形和三角形边角关系的数学学科(图1.6)。如果三角形的一个角为 90°,另一个角已知,那么第 3 角就很容易算出来。三角形 3 个角之和为 180°,若两个锐角之和为 90°,那么称这两个角互为余

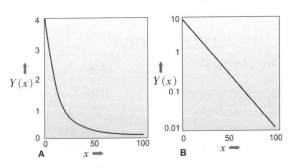

图 1.5　(A)线–线(线性)图;(B)对数–线性(半对数)图。

角。三角形的形状由角度决定。若已知三角形的三个角，那么无论总面积为多少，3 条边的比值是不变的。如果已知一条边的边长，那么另外两条边的边长也能确定。这些关系用三角函数表示如下，a、b、c 表示三角形的三条边，已知角 A：

正弦函数(sin)定义为对边与斜边的比例。

$$Sin A = \frac{对边}{斜边} = a/c$$

余弦函数(cos)定义为邻边与斜边的比例。

$$Cos A = \frac{邻边}{斜边} = b/c$$

正切函数(tan)定义为对边比邻边。

$$Tan A = \frac{对边}{斜边} = a/b$$

斜边是指直角三角形中 90° 角所对应的边；斜边是三角形中最长的一条边，是角度 A 的邻边之一。邻边是指角度 A 的另一条相邻的边。对边是指角度 A 所对的一条边。垂直和基边有时可分别用于对边和邻边。

统计学

误差的来源：在测量中有 3 种类型的误差：系统误差、随机误差和人为误差。当进行系统性的测量时，测量值不同于真实值，则产生系统误差。随机误差是由于在测量过程中其自身的随机波动产生的。这个过程中有射线产生及辐射与物质的相互作用，在本质上是随机的。因此，所有的放射物测量都服从于随机误差。计算统计学有助于判断测量的正确性。

准确性和精度：如果一个测量值接近真实值，则认为这个测量值是准确的。如果测量是可重复的，那么测量值为精确的。精度并不意味着准确。如果系统性测量中一系列值均不同于真实值，则认为数据存在偏差。

平均值、中位数和标准差

平均值是一组数据的算数平均。一组测量值的平均值(x)被定义为

$$x = \frac{x_1 + x_2 + x_3 + \cdots\cdots x_N}{N}$$

其中，N 代表测量值的总数。中位数是测量值的集中趋势，是将数据一分为二的值，规定为 50%。如果测量值的总数是奇数，那么中位数是最中间的测量值。如果测量值的总数是偶数，那么中位数是最中间两个值的平均数。例如，5、8、9、12、14 这 5 个测量值的中位数是 9。

方差(σ^2)和标准差(σ)用于测量一组测量值的变异性。标准差用于描述数据的分布，是所有样本偏差的平方均数的平方根。一组测量值的方差由下式确定：

$$\sigma^2 = \frac{(x_1 - x)^2 + (x_2 - x)^2 + \cdots\cdots (x_n - x)^2}{N - 1}$$

其中，N 代表测量值的总数，x 代表样本的平均数。标准差是方差的平方根。

$$S = \sqrt{\sigma^2}$$

当样本取自较大的总体时，样本均数和真实的总体均数之间就存在不确定性。这通过标准误来测量，关系如下：

$$标准误 = \sigma / \sqrt{N}$$

变异系数(CV)是样本的离散程度，用百分率表示。关系如下：

$$CV = (\sigma / x) 100$$

其中，σ / x 代表测量值中的相对误差。

（谢斯敏 王骏 胡玉川 陈峰 刘小艳 孙睿 吴虹桥 译）

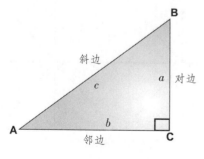

图 1.6 三角形的边角关系。

第 2 章　电、电子和磁性

电荷

电这一术语源自希腊语"电子"。电本身具有电荷(q),这是任何一种物质的基本性质。有两种类型的电荷,即正电荷和负电荷。两种相同类型的电荷相互排斥,不同类型的电荷相互吸引。电荷的单位是库仑。当相等和相似的电荷放置在空气或真空中距离为 1 m 时, 电荷间有 9×10^{-9} N 的排斥力,其中产生电荷的总数被定义为 1 库仑(C)。1 个电子中电荷的总数等于 1.6021×10^{-19} C。

电荷既不能被创造也不能被破坏,一个系统中电荷的总数是不变的。当计算一个系统中的总电荷数时,应该考虑电荷的类型。

电力和电场

2 个带电粒子之间的力与它们之间的电荷量直接呈正比,与它们之间距离(r)的平方呈反比。如果两个电荷 q_1 和 q_2 之间的力为 F,距离为 r,那么:

$$F = \frac{q_1 q_2}{4 \pi \varepsilon r^2}$$

其中,ε是介质的绝对介电常数。自由空间中的介电常数是 8.85×10^{-12} C²/(N·m²)。粒子之间的力可能是吸引力或排斥力。

1 个电荷对周围空间中的另 1 个电荷产生力的作用,称为电场。电场强度(E)是单位正电荷在一点保持静止时所受到的力,关系如下:

$$E = F/q \ (\mathrm{N/C})$$

电场是有大小和方向的矢量。电场由电力线表示(图 2.1)。电场力始于正电荷止于负电荷。电偶极子控制着正、负电荷的分布,但净电荷为零。当被放置于电场中时,偶极子由于电场扭矩的影响而与电场一致。当带电粒子被置于电场中,带电粒子受到一个力(qE)和加速度(a):$a = qE/m$,其中 m 代表质量,q 代表带电粒子所带的电荷。

电感应是当带电体靠近某物质时,正电荷和负电荷在该物质中累积或分离的现象。

电势

电场中某一点的电势(V)是单位正电荷(q)从无穷远处移动到该点所做的功(W),即

$$V = W/q$$

正电荷是从高电势的一点向低电势的一点移动,负电荷与其方向相反。电势的单位是伏特,1 伏特 =1 J/C。电势是标量,地面的电势为零。实际上千伏(kV)和兆伏(MV)是常用单位,1 kV=1000 V,1 MV=10^6 V。

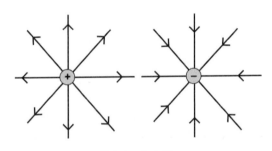

图 2.1　电力线。

导体、绝缘体和半导体

电子能在物质中自由移动的是导体。电子不能自由通过的物质为绝缘体或电介质。绝缘体和导体都为相对词语，没有一种物质是绝对绝缘或导电物质。导电性介于导体和绝缘体之间的物质称为半导体。

根据传导的能带理论，物质是由三种能量等级组成，即满带、价带和导带。价带是能量最高的带，电子均被束缚在原子中，相当于单一孤立原子的价电子层。满带是价带之下的带，且不参与电子的传导。因此，满带一般不包括在能带图中。

导带是价带之上的一条带，并且电子并不束缚于特定的原子。因此导带提供自由电子的电子传导。介于价带和导带之间的称为禁带宽度，决定物质的导电性质。根据禁带宽度，物质分为导体、绝缘体和半导体（图 2.2）。

导体

在导体中，最高能级的电子层为部分充满，因此电子是自由移动的。在价带和导带之间没有禁带宽度，因此电子可轻易地从价带到达导带。金属，例如，铜、银和铝，是很好的电导体。

绝缘体

在绝缘体中禁带宽度较大，大于 9 eV，且电子不能通过导带。因此导带为空，且没有电子流通，例如，油、玻璃、橡胶和塑料。在很高的温度下除物质分解以外，几乎没有电子移动至价带。这取决于应用的电压和物质的厚度。因此，X 线电缆由较厚的绝缘材料构成。

半导体

在半导体中禁带宽度为 1 eV，例如锗和硅。在低温下，价带至导带间由于缺乏足够的能量没有电流，与绝缘体相似。然而在常温下，半导体利用系统内部的能量并增加大于 1 eV 的能量。这为电子从价带移动至导带提供了充足的能量，但这种方式很局限。当温度上升时，电子的数量也增多，使传导性增加。当电子离开价带则产生像电子载体的空穴。这种类型的传导代替了纯半导体，称为固有导体。

半导体的导电性可以通过添加杂质的方法加以改变，这种方法称为半导体掺杂。掺杂可能会在禁带中产生额外的能级，以提高导电性。这种掺杂的导电类型称为杂质导体。现有两种类型的杂质导体，也就是 N 型和 P 型（图2.3）。

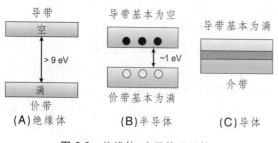

图 2.2　绝缘体、半导体和导体。

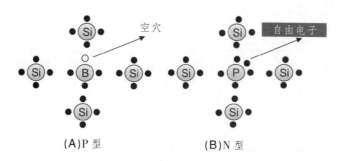

图 2.3　P 型和 N 型半导体。

在 N 型中有帮助电子从价带移动到导带的额外能级。在 P 型半导体中额外的能级帮助空穴移动,并且提供更高的导电性。

N 型半导体

当 5 价的杂质(例如,磷和砷)以 $1:10^6$ 的比例加入纯净的硅中,N 型半导体便形成了。杂质磷中有 4/5 的价电子与邻近的硅原子形成共价键。其余 1/5 的价电子由于传导的原因不与任何共价键结合,为自由电子。在此种类型中多数电荷载体为电子,少数为空穴。杂质提供 1 个电子给导带,这称为施主杂质。

P 型半导体

当 3 价的杂质(例如,硼)被加入纯净的硅(Si)中时,P 型半导体便形成了。硼原子的 3 个价电子与邻近的硅原子形成共价键。硅原子的第 4 个电子不能与硼原子形成共价键。因此,第 4 个共价键的空缺是可利用的。这一可接受来自其他原子的电子的空缺称为空穴(正电荷)。大多数的电荷载体为空穴而少数电荷载体为电子。由于在杂质中含有空穴,所以这称为受主杂质。

半导体二极管

半导体(固态)二极管由 P 型和 N 型半导体共同构成(图 2.4)。这种配置称为 P-N 结二极管。当 P-N 结形成,空穴由 P 区扩散而来,电子由于热能的原因由 N 区扩散而来。结果是空穴和电子互相结合,并且中和邻近的结。

片刻之后,势垒利用稳定的负离子和正离子调整邻近的结阻止其进一步扩散。当 P-N 结形成时其上方的电阻产生,称为内阻或过渡层。电阻区的宽度为 $10^{-8} \sim 10^{-6}$ m。

电池与二极管的终端相连。当 P 为正极、N 为负极时,二极管为正向偏置。此时在 P 区的空穴被电池的正端排斥,并向结移动。同样的电子也向结移动。这些离子穿透过渡层,从而减少内阻。连续的电子流从 N 区到 P 区穿过结,就构成了电流。这个电流大小约为毫安级。

当 P 为负极、N 为正极时,二极管为反向偏置。电池端同时吸引空穴和电子,内阻增加。因此,没有电子流穿过结,没有电流。只有少数的载体穿过结构很低的逆向饱和电流。电流达到微安的程度。因此,只有当 P 为正极时 PN 结二极管才允许电子流过。这种性能用于交流电(AC)至直流电(DC)的转换,称为整流。

晶体管

晶体管由 3 个黏合在一起的半导体材料组成。PNP 和 NPN 晶体管的图解符号在图 2.5 中所示。晶体管中有三个区域,分别是发射极、基极和集电极。发射极、基极和集电极位于端子上,以 E、B 和 C 为标识。在图解符号中箭头始终指向发射极。箭头表明常规电流方向。在发射区和基区之间的结称为发射结(EB)。集电区和基区之间的结称为集电结(CB)。因此,1 个晶体管主要由 2 个人工结组成单独连接

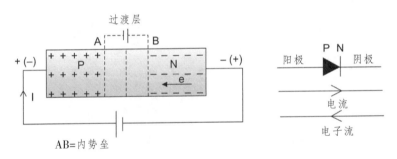

图 2.4 连接二极管和电流。

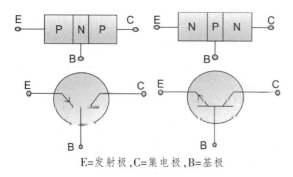

E=发射极，C=集电极，B=基极

图 2.5　PNP、NPN 晶体管图表和符号。

半导体。

发射极构成左侧的晶体管，它的主要功能是向基极提供多数的电荷载体。基极位于晶体管中部，并且很薄。集电极位于晶体管的右侧，它的主要功能是收集多数的电荷载体穿过基极。大多数的晶体管集电极要比发射极大，因为集电极需要更多的能量。

运行原理

在 PNP 晶体管中下列的偏压是必需的：①发射结总是正偏压；②集电结是反偏压。多数的载体（空穴）从发射极至基极弥散造成正偏压，从而使发射区产生电流（I_E）。一旦发射极注入空穴到达基极，空穴和电子重组。由于基极较薄，仅有少数空穴重组为电子。其余的空穴到达集电极，使集电极产生电流 I_C。如果 I_B 是空穴脱离基极产生电流，那么应用基尔霍夫定律，发射极的总电流等于集电极和基极的电流之和，即 $I_E = I_B + I_C$。这适用于任何类型的晶体管，无论什么类型和结构。

晶体管电路的连接都由共同的基极、共同的发射极或共同的集电极构成。共同的基极电路配置能够使晶体管起到功率放大器的作用。在这个电路中，集电极电流高于基极电流，集电极电压高于发射极电压。同理，共同的发射极电流能够使晶体管起到电流放大器的作用。晶体管增益是集电极电流和基极电流之比，约为 100。

晶体管的应用

晶体管运用很小的电流控制更大的电流，应用于开关与放大器等。大多数晶体管与电阻器和电容器一起整合入单一的硅片中，称为大规模集成化（LSI）和超大规模集成化（VLSI）电路，并在医学和工业中应用较多。

电容

导体容纳电荷的能力称为电容。电容定义为电荷与电势之比。如果 Q 为导体中电势为 V 时的电荷，那么电容 C 为：

$$C = Q/V$$

电容也指单位电势改变时可被转移的电荷量。电容的单位是法拉（F），一个电容器带 1 库仑电量时，两极板间电势差是 1 伏特，这个电容器的电容就是 1 法拉。常用单位为微法、皮法。

1 法拉=1 库仑/伏特

1 微法（μF）=10^{-6} 法拉

1 皮法=10^{-12} 法拉

电容器

电容器是增加导体电容的装置。电容器通常由 2 个导体组成，1 个带电，另 1 个接地。两极板之间充满绝缘材料称为绝缘体。为方便理解其原理，参照图 2.6 导体 A。当它为负电荷，负电势增强，电容很小。当第 2 个导体 B 靠近第 1 个导体时，B 中的正电荷由电感应激发。正电荷减少了 A 中的负电势。因此，对于相同

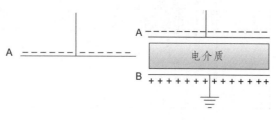

图 2.6　电容器的原理。

的电荷 Q，电势 V 下降。因为 $C=Q/V$，所以第 1 个导体的电容增加。

电容器的电容取决于：①两极板之间重叠的区域；②极板间的距离；③电介质的性质。电容器有不同的类型，最常用的一种是平行板电容器。

电容器的作用：①存储电荷；②测量不同的电势和小电流；③减少电压波动，产生振荡，为多种电流提供延迟时间；④获得所需电场。

当电容器并联接入电路时，电路中的总电容为单个电容的总和。如果 3 个电容 C_1、C_2 和 C_3 为并联接入电路，总电容 C 有如下关系：

$$C=C_1+C_2+C_3$$

如果电容器串联接入电路时，总电容有如下关系：

$$1/C=1/C_1+1/C_2+1/C_3$$

平行板电容器

平行板电容器由两个面积为 A 的导体（电极）组成，两电极距离为 d（图 2.7）。一个薄层电介质介于 2 个电极之间。1 个电极带正电荷，另 1 个带负电荷。

平行板电容器的电容与电极的面积成正比，与电极间的距离成反比，其关系如下：

$$C=\mathrm{k}(A/d)$$

其中，k 为常数称为介电常数，k 在自由空间中等于 8.84×10^{-12} F/m。通常在自由空间中，

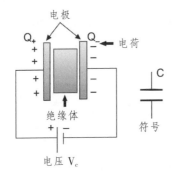

图 2.7　平行板电容器。

电容器导电板由空气或一些绝缘材料或胶化材料分隔，而不是真空。

电流

导体中电荷的流动称为电流。电流等于 1 秒内通过已知点的电荷总和。电荷可能通过固体、液体和气体或真空。电流的单位称为安培（A）。如果 1 库仑的电荷在 1 秒内流过导线，那么该导线的电流就为 1 安培。1 安培电流由 6.281×10^{18} 电子/秒构成。实际上，毫安（mA）和微安（μA）为常用单位，1 mA=10^{-3} A，1 μA=10^{-6} A。

电流的方向

首先，物理学家认为电流是某种物质从正极向负极流动产生的。这仅仅是一种假象，就是现在所知的传统电流。在电子发现之后，认为电子是电流产生的原因，并且从负极至正极。但是，电流的方向为传统的电流方向，并且总是与电子流方向相反（图 2.8）。

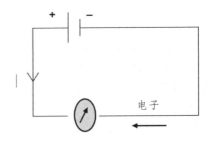

图 2.8　电流方向。

欧姆定律

欧姆定律为通过金属导体的稳定电流与其两端的电势差成正比，产生的温度是恒定的。如果 I 代表电流(A)，V 代表电势差(V)，那么在恒温时 $I\propto V$，即 $I=V/R$，R 是常数，是导体的电阻。欧姆定律只应用于金属导体。

电阻

电阻是导体阻碍电流通过的性质。电阻(R)被定义为导体两端的电势差(V)与通过导体的电流(I)之比，

$$R=V/I$$

提供电阻阻碍电流的装置称为电阻器。在导体中，原子是振动的，电子可任意移动。当在导体两端施加 1 个电压，电子便向正极移动。在这个过程中，电子与振动的原子发生碰撞，从而产生电阻。电阻的单位是欧姆(Ω)。当导体两端电压为 1 伏特，通过的稳定电流为 1 安培，此时导体的电阻为 1 欧姆。实际上，千欧($k\Omega$)和兆欧($M\Omega$)为常用单位，1 $k\Omega$=1000 Ω，1 $M\Omega$=10^6 Ω。

当电阻为串联接入，电路中总电阻等于单个电阻之和。如果 3 个电阻 R_1、R_2、R_3 串联接入电路，那么总电阻 R 为：

$$R=R_1+R_2+R_3$$

如果电阻并联接入，则总电阻为：

$$1/R=1/R_1+1/R_2+1/R_3$$

电阻率

电阻器在给定温度时的电阻取决于材料与其容积。电阻(R)与材料长度(L)成正比，与横截面积(A)成反比，关系如下：

$$R\propto\frac{L}{A}, \; R=\frac{\rho L}{A}$$

其中，ρ 为恒定值，称为电阻率或电阻系数，单位是欧姆米。电阻率公式如下：

$$\rho=RA/L$$

公式显示粗导线的电阻小于细导线的电阻。导线越长，电阻越大。电阻率的倒数($1/\rho$)称为导电率(σ)，单位是欧姆/米(Ω/m)。

超导电性

在很低的温度下，一些材料(金属、化合物或合金)电阻系数为零。具有此种状态的材料称为超导体。在一般的导体中，将其变为超导体的某一温度称为超导转变温度(T_c)。在缺乏电势差的情况下，在环形超导体中的电流被观察数年后，可测电流并未减少。

超导体主要应用于产生很强的磁场，因为超导体有承载强大磁场和传输大电流的能力。在超导状态下的材料不需要能量便可传输强大电流。因为在超导状态下的材料电阻为零，在强大电流通过时无热量的损失。

金属合金，例如，铌–钛在 10 K 以下形成超导体。它应用于磁共振成像设备中，但需要液氦作为冷却系统。金属陶瓷氧化物在较高温度下混合形成超导体，例如，钇钡铜氧化物为 93 K，铊钙铋铜氧化物为 125 K。由于在较高的温度下运行，与液氦相比，廉价的液氮可用作有效的冷却剂。

电功率

电功率(P)是电能消耗的比率，电功率等于电路中电势差(V)和电流(I)的乘积，即 $P=VI$。电功率的单位是瓦特，1 瓦特等于 1 焦耳每秒(J/s)。实际上，千瓦和千瓦时(kWh)是电功率的常用单位，1 kWh=3.6×10^6 J。

电流的热效应

当电流通过有电阻的导体时，一定量的电能被转化成热能。热能将提高导体的温度。上述热能由自由电子在导体中产生移动。换言之，电子与原子频繁地碰撞，并提供给原子自身的一部分动能，获得动能的原子便在导体中产生热。

热量的焦耳定律

载流导体中的热量(H)与通过导体的电流(I)的平方成正比，与导体的电阻(R)成正比，与电流通过的时间成正比，即：

$$H=I^2Rt(J)$$

如果电流变为 2 倍，产生的热则为 4 倍。

这个概念被应用于保险丝，当电流过高时，电路中所产生的热量足够熔断保险丝。保险丝材料的熔点选择非常关键。

磁性

磁性是物质的基本属性，它是由电荷的运动产生的。众所周知，电子在物体内部是随机运动的。每个原子和分子内都有成对的电荷，物体的净磁场为零，从而磁场消失。然而，当不同的原子层中含有未成对的自旋原子时，便会出现净磁场。1 块磁铁有两个磁极，即南极和北极(图 2.9)。磁极指的是 1 块磁铁的末端，是磁铁上所有磁性集中的地方。磁铁在地球的作用下指向北方的一端称为北极，另一端称为南极。在电荷的作用下，相同极性的两极相互排斥，不同极性的两极相互吸引。当 1 块磁铁被分为两部分时，每一部分都会成为一块同时具有南极和北极的磁铁。在原子级别中最简单的磁铁是磁偶极子。

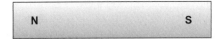

图 2.9　磁偶极子。

两个磁极之间的吸引力(F)的关系如下所示：

$$F=\frac{m_1 m_2}{4\pi\mu r^2}$$

其中，m_1 和 m_2 是指 2 个磁极的强度，2 个磁极间的距离为 r，μ 是介质的绝对磁导率，用亨利每米(H/m)表示。在真空中，绝对磁导率 μ 为 1.26×10^{-6} H/m，磁极强度的单位是韦伯(Wb)。

磁场和磁通密度

一个磁极会对周围空间中的另一磁极产生力的作用，这个空间称为磁场。磁场可以用虚构的磁力线(图 2.10)表示。磁力线是由独立磁极的北极发出，从北极指向南极的一条线。所有用来表示磁极强度的磁力线的数量总和称为磁通量。磁通密度定义为单位面积上的磁通量，单位是 Wb/m²。磁通量的国际单位是特斯拉(T)，1 T=1 Wb/m²，以前的磁场强度单位为高斯(G)，1 T=10^4 G。地球磁场强度的变化范围为 0.5~1.0 G。

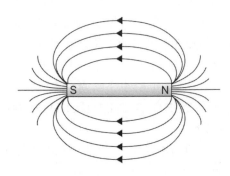

图 2.10　磁和磁力线。

磁感应

如果 1 个物体置于 1 个磁场中，磁场力可以使物体感应产生磁性。物体中的原子会趋向磁场力的方向，从而使物体磁化。如果物体在磁场力 H 的作用下产生磁感应强度 B，则：

$$B=\mu H$$

其中，μ 是材料的磁导率，$\mu=\mu_r\times\mu_0$，其中 μ_r 是相对磁导率，μ_0 是真空磁导率。

磁性

物质的磁性是由于电子的运动导致原子和分子结构改变而产生的。磁化率是物质的一种性能，当置于磁场时，用于描述物体被磁化的难易程度。根据磁化率的不同，物体可以被分为反磁性物质、顺磁性物质和铁磁性物质。

反磁性物质

它们对磁场有着负面的易感性，例如，钙、

水和有机材料。在这些物质中,轨道电子没有分布在既定的平面上,且净磁场小到几乎无法测量。当它们被置于一个外加的磁场中时,电子的运动轨迹会发生改变,从而产生感应电动势。结果产生了相反的磁场,它会与原来的磁场对抗。因此,反磁性物质会减弱原来的磁场。

顺磁性物质

它们有着轻微阳性磁化率,易于从磁场相对较弱的地方向相对较强的地方移动。它们会增强原来的磁场,但不会产生可测量的自身磁场,例如,氧气分子(O_2)、血液降解产物和钆对比剂。顺磁性物质内含有不成对的电子(奇数),它们有着各自的磁场。当它们被置于一个附加的磁场中时,电子自身的磁场会与附加的磁场结合,增强原来的磁场。

铁磁性物质

它们是那些能被磁场吸引和磁化的物质,例如,铁、钴和镍。这些物质的磁化率非常高。铁磁性物质通常是一些过渡元素,它们的电子在内轨道未完全填满时已经填补在外轨道层壳内。当自旋随机运动时,通常不产生磁场,会产生更高的磁矩。当它们被置于一个外加的磁场内时,磁极偶子会与外加磁场结合,不再随机运动。因此,铁磁性物质会增强原来的磁场。

电流的电磁感应

当电流通过一条笔直的电线时,会产生磁场。这个磁场呈圆柱形,且磁感线的形状是以导体为中心的同心圆。指南针在非常靠近导体的地方会发生偏转。当电流的方向相反时,指南针也会发生相反的偏转(图 2.11A)。这说明电流通过导体时产生了磁场,从而产生了力量作用于指南针。这是一个电能转换为机械能的例子。这个效应称为电动机效应。

电动机效应也可以从下面的实验验证。首先将导体垂直放进磁场。如图 2.11B 显示,在

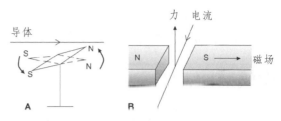

图 2.11　(A)指南针和(B)电动机效应。

已经固定的磁极间会产生一个磁场。当电流通过导体时,会产生一个环绕导体的磁场。这个磁场会与原来的磁场相互作用,形成一个合力。结果,导体会沿着垂直于磁场和电流两者的方向移动。导体运动的方向(力)可由弗来明(Fleming)左手法则确定。

线圈和螺线管产生磁场

当电流通过线圈时,每个电子会产生自己的逆时针磁力线。在线圈内部,磁力线的方向是一致的。然而,在线圈的外部,磁力线的方向是相反的。这些磁力线与一个棒状磁铁产生的磁力线相似。因此,一个通电线圈产生的磁场效应等同于一个棒状磁铁产生的效应。

螺线管是由多个线圈集合而成的,通常是由绝缘铜线包裹着的软铁核心(图 2.12)。螺线管可以被认为是由大量线圈彼此紧贴在一起。当电流通过螺线管时,便会产生磁场,此时螺线管可以看作 1 根棒状磁铁。

螺线管的磁场使软铁磁化。软铁核心的磁场会增强螺线管的磁场。结果可以获得数以百倍计的强磁场。这个装置被称为电磁铁。相对

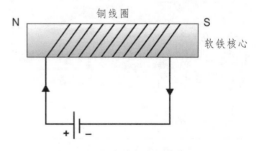

图 2.12　载流螺线管和电磁场。

于顺磁铁,电磁铁的优点是便于控制开关。利用这个原理,在 X 线线路中被称为接触器。

电磁感应

1831 年,迈克尔·法拉第证明展示了电流的产生可以来源于磁场。根据法拉第原理,通过封闭导体的磁通量发生变化即可产生电流。只要磁通量在改变,电流便一直存在。这种由导体产生的电流被称为感应电流。感应电流产生的电动势(emf)称为感应电动势。这个现象称为电磁感应现象。

法拉第实验

将线圈与电流表相连(图 2.13)。当一条棒状磁铁向线圈移动,电流表会向一个方向移动。当磁铁远离线圈时,电流表的指针会向相反的方向偏转。这个实验说明当磁铁变化时,线圈内产生了感应电动势。相反的移动会产生相反的感应电动势。相反的感应电动势会由来回移动的磁铁产生或者相反的线圈绕组产生。如果磁铁以更快的速度向线圈移动,会产生更大的感应电动势。同样,磁性更强的磁铁也会产生更大的感应电动势。如果实验中用更多的线圈也会产生更大的感应电动势。

在上述实验中,当磁铁移动时,线圈内的磁通量会发生改变。因此,线圈会产生感应电动势。当磁铁停止移动时,磁通量没有发生改变,因此没有产生感应电动势。相比磁铁的移动,也可以用电流来完成电磁感应。当用开关控制 1 个封闭电路的电流是否通过时,磁通量会发生改变。结果,相邻的电路中会有感应电流的产生。

电磁感应定律

1. 磁通量的改变与导体产生感应电动势(emf)有关。

2. 感应电动势的大小与磁通量的变化速率成正比,也与电路的面积成正比。

3. 感应电动势的减小总是在抵抗磁通量的变化。

前 2 条定律被称为法拉第定律,第 3 条称为楞次定律。Φ 为磁通量,它与线圈的匝数 N 和感应电动势 e 的关系如下:

$$e \propto -N(\mathrm{d}\Phi/\mathrm{d}t)$$

其中,$\mathrm{d}\Phi/\mathrm{d}t$ 是指线圈内磁通量的变化速率。负号代表楞次定律。感应电动势的方向采用弗莱明(Fleming)右手法则来判断。应用这个法则时,右手的拇指、示指和中指互相垂直。拇指表示导体的运动,示指代表磁场方向,则中指方向代表感应电动势的方向。

自由感应现象

在一个单线圈或螺线管中,如果有磁通量的改变时,就会在这个线圈内产生感应电动势。这个现象称为自由感应现象(图 2.14)。在一个 N 匝的线圈中通过的电流为 I 时,Φ 为线圈的磁通量。则 $\Phi \propto I$,感应电动势 e 与它们的关系为:

$$e \propto -N(\mathrm{d}I/\mathrm{d}t)\text{或}$$
$$e \propto -LN(\mathrm{d}I/\mathrm{d}t)$$

其中,L 是自感系数。自由感应单位为 H。通过线圈的电流在 1 s 内改变 1 A 时,产生自

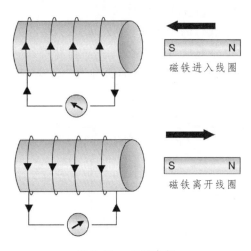

图 2.13　电磁感应。

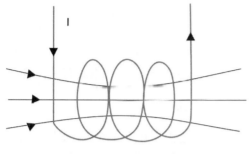

图 2.14 自由感应现象。

由感应电动势是 1 V,线圈自感系数是 1 H。

互感现象

当两个线圈彼此靠得很近时,1 个线圈磁通量的改变会使另外一个线圈中产生感应电动势。这种改变称为互感现象(图 2.15)。

如果两个线圈 P 和 S 相互贴近,当电流通过线圈 P 时,则线圈 P 中的磁通量发生了改变。这会使线圈 P 中产生感应电动势,从而也使线圈 S 中产生感应电动势。其中线圈 P 的磁通量 Φ_1 是由电流 I_1 产生,而线圈 S 的磁通量 Φ_2 是由线圈 P 的磁通量 Φ_1 感应生成的,则:

$$\Phi_2 \propto I_1 \text{ 且 } \Phi_2 = MI_1$$

其中,M 是两个线圈之间的互感系数,如果 e_1 和 e_2 分别代表线圈 P 和线圈 S 中的感应电动势,则:

$$e_2 \propto -N(\mathrm{d}\Phi_2/\mathrm{d}t) \text{ 或}$$
$$e_2 = -MN(\mathrm{d}I_1/\mathrm{d}t)$$

因此,当通过 1 个线圈的电流以每秒 1 A 的速率改变时,两个线圈的互感系数在数值上等于 1 个线圈的感应电动势。这个原理用于变压器。互感单位是 H。

交流电

电流分为直流电和交流电。只在 1 个方向上流动的电流被称为直流电。细胞和电池经常产生少量的直流电。在细胞和电池中,化学能量被转换成电能,但是,产生大量直流电的代价是昂贵的。

另外一种定期改变方向的电流称为交流电。发电站通过利用电磁感应现象产生交流电。产生交流电的机器称为直流发电机或交流发电机。交流电由于价格廉价而广泛使用。

交流发电机

交流发电机利用了电磁感应原理。它由 4 个部分组成,即电枢、磁铁、滑环和刷子(图 2.16)。通过这个方式使导体不停地切割磁力线。在 1 个低功率系统中,永磁铁在 N 和 S 两极间产生一个平行的磁场,电磁铁可作为一个大功率的发电机。

电枢在强磁铁的两极间旋转,切割从北极到南极的磁力线。采用软铁核心主要有两个目

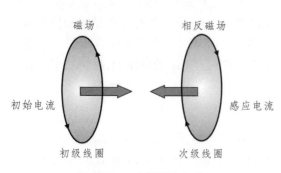

图 2.15 2 个线圈的互感。

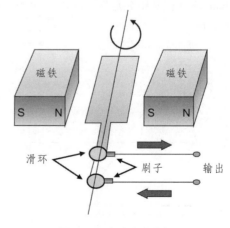

图 2.16 交流电发电机。

的：①用于支撑线圈；②增强磁场。电枢安装在柔软的部分，通过传送带的运输，像滑轮一样不停地转动。两个滑环是金属环，它们在电枢的末端相互连接在一起。这些滑环固定在柔软的部分，使电枢能够旋转，滑环也会随着电枢一起转动。在旋转的滑环上有 2 块柔韧的金属板或碳刷贴紧和固定。在这些碳刷的作用下，电流才能从电枢通过外部电路。

当电枢以恒定的速度旋转时，不同的感应电动势会在线圈的末端产生。当磁力线垂直切割绕组线圈时（90° 和 270°），感应电动势会达到最大。当磁场与绕组线圈平行时（0° 和 180°），感应电动势为零。因此，每旋转半圈电流的方向会改变。

感应电动势的数值可以根据电枢的位置不同绘制成一幅图。由图可以看出感应电动势的数值由 0 开始，达到正向最大值后，下降归零，达到负向的最大值，最后再次归零。这整个系列的变化称为 1 个循环（图 2.17）。这种感应电动势称为交流电感应电动势，产生这种感应电动势的电流为交流电。因为这种感应电动势在旋转过程中呈正弦分布，因此也被称为正弦电压。感应电动势 e 与时间 t 的关系如下：

$$e=E_0 \sin\omega t$$

对应的交流电的公式为 $i=I_0 \sin\omega t$，其中 E_0 和 I_0 分别对应感应电动势和感应电流的峰值，$\theta=\omega t=2\pi\upsilon$，其中 υ 是指交流电的频率。ωt 为相位角。

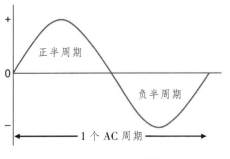

图 2.17　交流电波形。

交流电压的频率是指 1 秒内的周期数。如果电枢在 1 秒内旋转 50 次，则频率为每秒 50 Hz。交流电压或电流的相位位移对应其波形已经运行的部分，代表电枢旋转的角度。

峰值和有效值

因为交流电压在不停地变化，因此电压通常指的是瞬时值。电压和电流的瞬时值仅仅代表了某一刻各自特定的值。但瞬时值在通常的使用中应用受限。峰值 E_0 和 I_0 是最大瞬时值。每个周期内可达到 2 次峰值，交流电的应用相对受限。

交流电中最有用的是有效值，为均方根（rms）。交流电的均方根值，在数值上等于相同值的直流电的电热效应。峰值与有效值的关系如下：

有效电压 (E_{eff})=峰电压 $(E_0)/\sqrt{2}$=E_0×0.707
有效电流 (I_{eff})=峰电流 $(I_0)/\sqrt{2}$=I_0×0.707

通常情况下，电流和电压的值都是指有效值。

交流电流表和电压表校准的是各自的电流和电压的有效值。当仪器上的指针指着 220 V、5 A 时，代表着电压和电流的有效值为 220 V 和 5 A。220 V 额定电压意味着其峰值为 220÷0.707=310 V。1 条额定电流为 5 A 的保险丝的限制通过电流的峰值是 5÷0.707=7.07 A。

交流电路的功率

在交流电路中，感应电动势和电流在不停地改变，其中它们之间有着明显的相位差 (θ)。获得某一时刻的功率就能计算出整个回路的功率。在只有电阻的回路中，平均功率的公式如下：

$$P_{\mathrm{av}}=E_{\mathrm{eff}}\times I_{\mathrm{eff}}$$

在 1 个电感系数为 L，电阻为 R 的电路中，1 个完整周期内交流电的平均功率 P_{av}=$E_{\mathrm{eff}}\times I_{\mathrm{eff}}\times\cos\theta$，其中，$\cos\theta$ 是已知的交流回路的

功率因子。

$$\cos\theta=R/\sqrt{R^2+(L\omega)^2}$$

其中，$\omega=2\pi f$，f 是交流电流的频率。

三相交流电

每个地区需要各种不同的交流电源供应，以满足其要求。要满足这个要求需要超过 1 个相位的交流电源，用于代替单线圈，三线圈用于设计三相交流电发电机。这三个对称绕组彼此成 120°，安装在 1 个软铁上。尽管 3 个线圈安装在 1 块软铁上，却各自在 1 对滑环相连接。如果软铁旋转，每个线圈均在磁场内移动，产生 3 个交流电压。因为每个绕组彼此呈 120°，且拥有各自成对的滑环，因此其产生的交流电压和电流在空间也呈 120°。这样的发电机称为三相发电机，而该发电机产生的电流为三相交流电（图 2.18）。

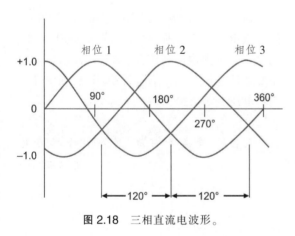

相位 1　相位 2　相位 3

图 2.18　三相直流电波形。

三相发电机提供稳定的电压。当 X 线由三相电源提供电流时，它可以提供很短的曝光时间。但是三相交流电十分昂贵，由于硬件体积庞大，因而也很难安装。

三相供应连接

三相供应用两种方法连接，即星形连接和三角形连接（图 2.19）。星形连接时，3 个绕组线圈的一端均连接于共同的中心点，且每个线圈均接地（中间）。而另一终端均连接于线导体。如果 3 条线上的负荷相等，流向通过中心的一个绕组的电流等于远离中心的其他 2 个绕组的电流之和。在实际情况中，三相中的电路负荷可能不一样，因此，第 4 条线作为常见的回路来中和从其他绕组返回的电流。

在三角形回路中，线圈被连接成 1 个三角形。当三角形与希腊大写字母 Δ 相似时，它被称为 Delta 连接法。星形连接比三角形连接法有以下优势：

（1）生产的成本更廉价，减少电路压力和负荷；

（2）提供两个不同的电压；

（3）减少电力传输所需的导体数量。

阻抗线圈

阻抗圈是由大量绝缘导电线包裹着 1 块软铁叠片铁芯组成。它的自感系数（L）很高，且在交流电下的电阻很高，因此能减少通过的电流。同时它在直流电下的电阻很高，当电压稳定时，它能减少既定电路中的电流，避免能量的损耗。阻抗线圈的电阻为 R，自感系数为 L，则功率因子 $\cos\theta$ 为：

$$\cos\theta=R/\sqrt{R^2+(L\omega)^2}$$

如果使用纯导体（即电阻为 0），则功率因子为 0，且电阻的功率损耗为 0，阻抗等于 $L\omega$。尽管没有能量的损耗，由于感抗 $L\omega$ 的存在，电流会减少。唯一的能量损耗是由于铁芯的磁滞损耗，但相对于 I^2R 的损耗已经非常低了。

阻抗线圈用于低频电流（声频）和高频（射频）电流。一个典型的射频阻抗线圈由 1 个或多个安装在绝缘棒上的线圈组成。1 个单层长螺线管有时也用作阻抗线圈。阻抗线圈用于无线设置、水银灯和钠蒸气灯的交流电路中。

涡流

当导电金属置于变化的磁场中，金属会产生感应电流。电流在物质中以闭合环路流动。

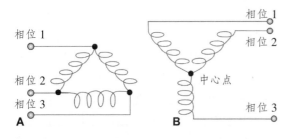

图 2.19 (A)三角形连接和(B)星形连接电路。

这种电流称为涡流或傅科电流。涡流产生热量导致电能的损失。

涡流沿着与磁场垂直的方向流动。涡流不能被完全消除,但可通过使用薄片状的金属导体使其最小化,称为薄层绝缘。发电机、变压器和电动机的核心就是使用层压来减少涡流的形成。

涡流有许多作用:①在电流表中,它可阻止振荡线圈的运动;②涡流刹车用于电动火车的制动;③在感应炉中,产生热量,用于从矿石中融化和分离特殊金属;④在汽车的速度表中也包含涡流原理。

电力传输

在电力传输过程中,变压器起重要作用。发电站通常设置在偏远的地方,电能需要长距离传输,在传输线上会损失部分能量,以高压电的形式传输可将能量的损失降到最低。

假设需要传输的电能为 P,电势差为 V,总电阻为 R,则:

$$电流\ I=P/V$$
$$损失能量=I^2R=(P/V)^2R$$

显然,电压越高能量损失越小。正是由于这个原因,电能通常以高压传输。使用粗电线可以减小电阻。

典型的发电机以 6600 V 的电压输出 1000 kW 的功率。但实际上,在传送之前,电压会被提高到 132 000 V。长距离传输电缆由位于架线塔的钢铁结构上的大型陶瓷绝缘体悬挂起来。来自发电站的主要传输线是构成公共传输系统即输电网的一部分。附近区域发电站的电能被注入覆盖国家大部分区域的输电网。它形成一个可以输出能量的公共电网。输出电网可有效地分布电力,并且在发电机故障时,可确保广大用户提供基本电能。

通过降压器,输电网中的电能以 33 000 V 输入城市。在变压所,再次被降到 6600 V。电能以该电压提供给大工厂,他们再根据各自的需要降低电压。对于普通家庭用户,利用降压器将电压变为 220 V。

(吕媛 李晓强 王骏 刘念 陈峰 刘小艳
吴虹桥 译)

第 3 章　X 线原理

X 线的发现

1895 年,德国物理学家伦琴在研究玻璃球管内低气压电传导时发现了 X 线。他观察到球管内的阳极电子可以发射不可见的射线,这种射线可使荧光屏(球管附近的氰亚铂酸钡屏)发光,并使胶片产生灰雾。这些射线具有很强的穿透力,它可以穿过黑纸,甚至更厚的东西。它们在磁场中不发生偏转。因此,伦琴断定它们不是带电粒子。因为不了解它们的性质,所以将这种射线命名为 X 线;随后,X 线被证明是一种波长很短的电磁辐射。伦琴因这一发现于 1901 年荣获诺贝尔物理学奖。

X 线的特性

1. X 线是短波电磁辐射(纳米级)。
2. X 线以光速沿直线传播。
3. X 线不受电场和磁场的干扰。
4. X 线可穿透不透光的物质。

5. X 线可以使物质产生荧光,例如磷酸钙、碘化铯等。
6. X 线可在胶片上形成潜影。
7. X 线使被其穿透的物质产生电离和激发。
8. X 线使被其穿透的物质发生化学反应。
9. X 线对生物体产生生物效应。由于 X 线的照射,细胞可能损伤或死亡。

X 线的产生

当快速运动的电子受到靶物质阻挡时产生 X 线。运动的电子具有动能,当电子突然被阻挡,其动能转化为热能和 X 线。这种转化发生在靶物质内。因此,电子与靶物质的相互作用是 X 线产生的基础。

电子与靶物质的相互作用

电子与靶物质有以下 4 种作用方式(图 3.1)。

电子间相互作用包括:①电离碰撞;②特

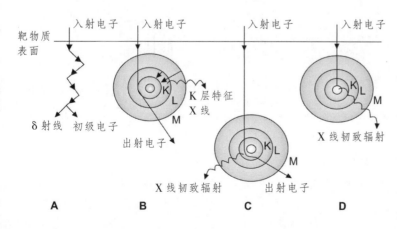

图 3.1　电子与靶原子的相互作用:(A)靶原子电离,(B)特征 X 线,(C)与原子核场的相互作用,(D)原子核的相互作用。

征 X 线;③与原子核场的相互作用;④原子核的相互作用等。

(1)靶原子的电离:快速运动的电子进入靶物质表层并发生碰撞。在这一过程中,入射电子传递足够的能量,并使原子的 1 个电子脱离。这涉及小能量转移,导致靶原子电离。入射电子可能发生大量碰撞,每次碰撞均会导致运动方向的改变。100 keV 的电子在停止运动之前约发生 1000 次这样的相互作用,它的大部分能量在靶物质表面以热能的形式散失。置换的电子也称为二次电子,它可能具有足够的能量使靶原子发生进一步的电离。这部分电子很少且形成自己的径迹,称为 δ 射线。

(2)特征 X 线:这是入射电子与 K 层电子间的相互作用。在这一过程中,入射电子直接撞击 K 层电子,并传递足够的能量使其脱离 K 电子层。外层电子跃迁到 K 层填补空缺。两层电子间的能量差以 X 线光子的形式释放,这就是特征 X 线。出射电子可与其他靶原子产生进一步相互作用。

(3)与原子核场的相互作用:入射电子偶尔会接近靶原子核。由于电子带负电,会受到带正电原子核的吸引。使得电子运行轨迹向原子核偏折,速度降低,能量减少并射出,损失的这部分能量以 X 线光子的形式辐射,称为韧致辐射。X 线光子的能量取决于电子受原子核吸引所减速的程度,可为零至最大值之间的任意值。低能电子束不发生韧致辐射,但却在高能电子束中占主导地位。

(4)电子可能直接撞击原子核,并在单一碰撞中完全停止运动。电子的全部能量均转变为韧致辐射。这种类型的相互作用十分罕见,却可得到高能 X 线。

一般来说,在诊断范围内的电子能量,图3.1 中 B~D 的相互作用十分罕见,因此产生极少的 X 线。而电离碰撞占据主导地位,产生热量。因此,X 线球管将电子能量转化为 X 线的效率低下。

X 线光谱

X 线球管产生的 X 线光子能量是不均匀的。有两种类型的 X 线光谱:①韧致辐射或连续光谱;②特征光谱。韧致辐射光谱由上至最大值的能量连续的 X 线光子构成,也称白色辐射,因为它和白光相似。特征光谱由一部分能量的 X 线光子组成,也称为线谱。特征射线的位置取决于靶物质的原子序数。

X 线强度依据光子能量可在图中描绘(图 3.2)。曲线下面积与发射出的光子总数成比例。最高的 X 线能量由 X 线球管的峰电压(kVp)决定。特征光谱叠加在连续光谱中。未经滤过的线束频谱(理论上),是一条由克莱默数学方程得出的直线。

$$I_E = KZ(E_m - E)$$

其中,I_E 代表能量为 E 的光子强度,Z 为靶原子序数,E_m 是光子能量的最大值,K 为常数。未经滤过的 X 线光谱看起来像一个斜坡。

在实际应用中,X 线是经固有滤过和附加滤过过滤后的射线束。通过吸收 10 keV 以下的低能 X 线使过滤后的 X 线束变硬,这种作用在韧致辐射光谱中非常明显。最初,光子数目随着能量增加而增加,随后线性减少直至最大光子能量。X 线光谱受电压、靶面材料、管电流、曝光时间、韧致辐射过程和滤过的影响。根

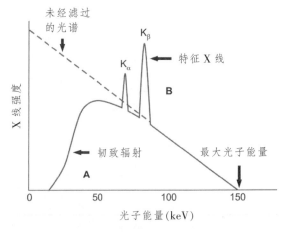

图 3.2 X 线光谱,(A)韧致辐射光谱,(B)特征光谱。

据经验,有效能量为最大 X 线能量的 1/3~1/2,据此可以限定 X 线的质量。

韧致辐射

韧致辐射是一个德语单词,意思是制动辐射。它是指在靶面上电子和原子核之间的辐射碰撞过程(图 3.3)。当电子经过原子核周围时,在库仑引力的作用下会突然转向和加速。结果使得电子损失动能,损失的能量转化为韧致辐射的 X 线。电子可能会产生一次或多次这样的相互作用,从而损失部分或全部能量。

韧致辐射产生的数量取决于轰击电子与原子核之间的距离。当距离非常大时,库仑力较小,只能产生低能 X 线,但发生率较高。当电子与原子核距离很近时,库仑力大,电子损失更多动能,产生高能 X 线,但是发生率较低。当距离中等,电子的相互作用适中,X 线能量也适中。若电子直接撞击原子核,电子将损失全部动能,但这种相互作用的发生率很低(5%)。综上所述,产生的低能 X 线远远多于高能 X 线。

因此,韧致辐射可产生从零至最大值之间的所有可能能量的 X 线。最大能量由入射电子的最大动能决定,韧致辐射的光子发射方向也由入射电子的能量决定。当电子能量低于 100 keV 时,在所有方向上激发相等的 X 线。随着电子动能的增加,X 线的发射方向不断向

前。在诊断放射学中,能获得与电子束方向成 90°,且在靶盘同一侧的 X 线是一种技术优势。

在诊断用 X 线球管中,使用较厚的靶阻挡整个电子束。因此,靶面的各个方向均产生 X 线。向前的 X 线被靶盘吸收。X 线产生的效率为辐射出的 X 线能量与电子输入的能量之比,可表示为:

$$效率 = 9 \times 10^{-10} \times Z \times V$$

其中,Z 代表靶物质的原子序数,V 指管电压,用伏特表示。因此,韧致辐射 X 线的产生随着管电压和靶物质的原子序数的增加而增加。另外,X 线的产生效率可用辐射损失和碰撞损失来表示:

辐射能量损失/碰撞能量损失 $= E_K \times Z / 820\ 000$

其中,E_K 是入射电子的动能。辐射损失是由于韧致辐射,而碰撞损失是由于激发和电离。例如,1 个 100 keV 能量的电子与钨靶(Z=74)相互作用,以上比例 = (100×72)/820 000 = 0.9%。因此,钨靶的效率<1%,剩下的>99%的能量均以热量散失。增加光子的能量,可提高 X 线的产生效率,降低热量的产生。一个 6 MV 的电子,X 线产生的效率可达到 50%以上,同时产生更少的热量。

特征 X 线

作用于靶面的入射电子也能产生特征 X 线。动能为 E_0 的电子可能与靶面原子相互作用,将 K 层的 1 个轨道电子击出。K 层即出现 1 个空穴,原子处于电离状态。原始电子能量变为 E_0-E,E 是指给予轨道电子的能量。外层轨道电子(从 M 到 L)将会跃迁到 K 层的空穴处(图 3.4)。这一过程中,两层电子结合能的差以 X 线光子的方式辐射,称为特征辐射。它的能量仅为离散的能量。因为结合能是 1 个原子特有的性质,因此,发射的 X 线是该元素的特性 X 线。如果在钨靶上 L 层电子跃迁到 K 层上,则发射光子的能量为:

$$h\gamma = E_K - E_L = 69.5\ \text{keV} - 10.2\ \text{keV} = 59.3\ \text{keV}$$

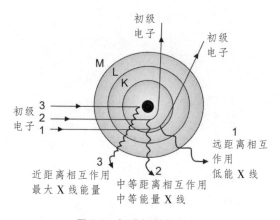

图 3.3　韧致辐射的产生。

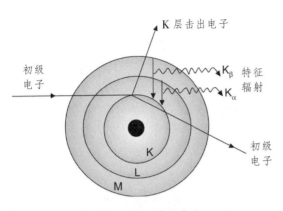

图 3.4　特征 X 线的产生。

其中，E_K 和 E_L 分别为钨原子 K 层和 L 层的结合能。K 层特征 X 线能量稍微低于 K 层的结合能。跃迁的电子可能来自相邻或不相邻的电子层。

能量的转化由捕获电子的电子层加 α 或 β 下标标明。下标 α 是指相邻电子层的转化，例如，L 层电子跃迁到 K 层表示为 K_α X 线。β 射线为不相邻电子层的转化，例如，M 层电子跃迁到 K 层，表示为 K_β X 线。因此，由于给定轨道的亚层不同，能量转化导致特征 X 线细微的能量分裂。在影像诊断中，只有 K 层特征 X 线（$K_{\alpha1}$、$K_{\alpha2}$ 和 $K_{\beta1}$）非常重要。各种不同的靶原子的 K 层特征 X 线见表 3.1。

其他电子层特征 X 线相对于 K 层而言不那么重要，因为它们会被球管窗口和滤线器完全吸收。如果入射电子远高于 K 层电子结合能，则只会产生 K 层特征 X 线。因此，对于钨靶来说，管电压应高于 69.5 keV，钼靶管电压应高于 20 keV，铑靶管电压高于 23.2 keV，这称为阈值能量。在阈值能量之上，入射电子能量增加，特征 X 线的百分数也随之增加。100 kVp 的

表 3.1　K 层特征 X 线(keV)和靶材料

能量转换	钨 (Z=74)	钼 (Z=42)	铑 (Z=45)
$K_{\alpha1}$	59.32	17.48	20.22
$K_{\alpha2}$	57.98	17.37	20.07
$K_{\beta1}$	67.24	19.61	22.72

X 线谱，特征 X 线仅占 10%。

X 线球管的设计

X 线的产生需要：①电子源（阴极）；②阻挡电子的靶面（阳极）；③加速电子的高电压；④真空；⑤球管套（玻璃封装）。电子可由电离气体或热电子发射产生。电子源为阴极，靶盘为阳极。阴极和阳极之间施加高电压。高电压使电子加速，使其达到较高的速度，使电子拥有较大的动能。当电子被靶面阻挡，电子的动能转化为 X 线能量，X 线因此而产生。满足以上所有要求的设备称为 X 线球管。

球管的设计应满足：能承受 20~150 kV 的电压和 1000 mA 的电流。在 X 线摄影中，管电流为 100~1000 mA；在透视检查中，管电流为 1~5 mA。此外，曝光时间必须在较大的范围内变化。

阴极

阴极是钨丝制成的螺旋灯丝，外罩集射罩（图 3.5）。钨丝被用作灯丝是因为其具有以下优点：高熔点，低蒸气压，良好的延展性（容易拉成丝）和低功函数（4.5 eV）。钨的热电子发射远低于其熔点。灯丝由直径约 0.2 mm 的钨丝卷成一个直径 0.2 cm 长 1 cm 的垂直螺旋体。这种线圈为发射电子提供了很大的表面积。

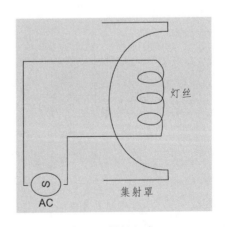

图 3.5　阴极组成。

灯丝电路需要 8~12 V 的电压,3~7 A 的电流。灯丝被加热到很高的温度,通过热电子发射电子。电子的发射率取决于温度,温度可由灯丝电流调节。灯丝中加入钍不仅能提高效率,而且能延长灯丝寿命。如果阴极和阳极之间的电压为零,则电子形成电子云围绕在阴极周围,这称为空间电荷。随着电压的增加,电子朝向阳极加速,有助于产生 X 线。

集射罩控制电子分布的宽度,纠正电子的方向,使其朝向靶面运动。通常集射罩和灯丝有相同的电势,称为无偏转 X 线球管。通常 X 线球管拥有两种长度不同的灯丝。特定灯丝的选择决定了焦点的长度和区域。

空间电荷效应

要想了解 X 线球管的工作原理, 就必须知道对于一个给定灯丝的球管管电流是如何依赖于管电压的(图 3.6)。当电压为零或较小时,电子围绕在灯丝周围形成电子云,产生空间电荷效应。电子云排斥电子使其返回灯丝,因此管电流很小。随着 kVp 的增加(0~40 kV),空间电荷效应不断降低,管电流也不断增加,这称为空间电荷限制区域。在这个区域内,当灯丝电流恒定时,管电流的强度高度依赖电压大小。

当电压超过 40 kVp,空间电荷效应消失,管电流由灯丝电流决定,这称为饱和或发射限制区域。在这一区域内,管电压增加,管电流无变化。在此区域内,管电流比灯丝电流小 5~10 倍。

大多数 X 线球管的使用范围在空间电荷与饱和区域之间。因此,管电流由管电压和灯丝电流共同决定。在空间电荷区域(<40 kV)内,管电流仅受管电压影响。使用空间电荷补偿电路,可以使其达到额定电流。在较高电压(>40 kV)情况下,也可使用补偿电路,纠正管电流的轻微增加。

球管的上述特性受很多因素的影响,包括阴阳极之间的距离、集射罩的结构、焦点的大小和灯丝温度。尤其是集射罩效能的改变,将很大程度上改变曲线形状。

阳极

阳极是靶电极,应保持它的正电势。靶面材料应具备以下特性:①熔点高,能耐受高温;②原子序数高,以提高 X 线的产生效率;③导热系数高,散热快;④在高温下低蒸气压以防靶面材料的蒸发;⑤容易加工成光滑的表面。

钨(W)因其高熔点(3387 ℃)和高原子序数(74),适合作靶而被广泛应用。然而,钨的热传导率低[174 W/(m·K)],因此,钨被嵌入在一块厚铜中。铜的热传导率为 400 W/(m·K),因而热量可以被快速转移到周边。钨的蒸气压较低,为 5000 kPa,在真空中会形成少量蒸汽。在固定阳极,钨靶为 1 个 2 mm 或 3 mm 厚、尺寸大于 1 cm 的正方形或矩形板。然而,旋转阳极被设计为一个带坡口的直径 75~200 mm 的盘。在 CT 和透视检查中使用大直径阳极来增加热容和热耗散。然而,这会增加机械损伤,可通过在阳极使用辐射槽来预防。上述类型的阳极称为消除应力阳极。

在高压下加热,会使阳极产生裂纹。因此,通常使用钨铼合金(90%钨+10%铼),可以使得靶盘更坚硬,减少点状腐蚀。钼(Mo,Z=42)和铑(Rh,Z=45)通常用作乳腺摄影 X 线球管的阳极材料。这些靶面可产生符合软组织对比要求的特征 X 线。

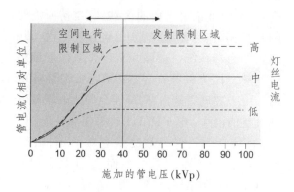

图 3.6 空间电荷效应。

焦点大小

靶盘上吸收电子产生 X 线的区域称为焦点或焦面积。如果焦点很小，半影就会少，图像锐利度好，但散热困难。反之，若焦点较大，散热快，但半影增加，图像锐利度差，这可以通过很好的球管设计取得补偿。

焦点有两种定义，即实际焦点和有效焦点。实际焦点是指阳极被电子击打的区域。有效焦点的大小指发射出的 X 线束向 X 线球管中心轴方向投射的长和宽。有效焦点的长度通常小于实际焦点。两者关系如下：

有效焦点的长度=实际焦点长度$\times \sin\theta$

其中，θ 是指阳极角度。焦点的大小通常用有效焦点的尺寸表示，大小为 0.3~2 mm。放射学中常用的焦点大小为 0.3 mm、0.6 mm、1.0 mm 和 1.2 mm。焦点大小主要影响空间分辨力，尤其是在目标被明显放大时。使用针孔相机、狭缝相机和星型测试卡可测得焦点大小。

线焦点原理

在靶上，X 线球管需要一个专门的焦点区域，这个区域要尽量大以利散热，同时，又要尽量小以作为点光源。点光源可以减小半影影响，以使图像锐利。因此，考虑到入射电子的运动，X 线球管靶面安装需要有恰当的角度（θ），从而使 X 线从小焦点（有效焦点）射出，而电子轰击一个相对较大的焦点（实际焦点）。这样，热量可以快速散去，同时也可保留图像的锐利度。这就是线焦点（图3.7）原理。假设电子轰击的靶面长为 ab，宽为 cd，阳极角度为 θ，则：

有效焦点=实际焦点$\times \sin\theta$

$cd=ab\times \sin\theta$

例：若 $\theta=17°$，$cd=1$ mm，$ab=3$ mm，则：

有效焦点=3 mm$\times \sin17°$=3 mm$\times0.2924$

$=0.877$ mm

在此球管中，电子轰击的矩形区域为 3 mm$\times$1 mm，X 线发出的区域为 1 mm$\times$1 mm。

现获得以下关系式：

负荷系数=实际焦点面积/有效焦点面积

$=3\times1/1\times1=3.0$

如果 θ 角变小，负荷系数会增大，但有效 X 线区域的角宽度会减小。

阳极角度

阳极角度定义为靶面与 X 线野内中心射线所成的角度，如图 3.7 所示。它与焦点大小和可用 X 线野的大小密切相关。阳极角度小，有效焦点就小，但可用 X 线野受到限制。阳极角度大，可用射线野大，但有效焦点也变大。为了优化设计使用较大的阳极角度，小的灯丝长度，可获得较小的有效焦点，较宽的射野覆盖。

最佳阳极角度的选择取决于临床需求。小的阳极角度（7°~9°）用于小视野（FOV）成像，例如，电影血管造影和神经血管造影，FOV 受到图像增强器的限制。在常规 X 线摄影工作中，为了在焦像距（FID）较短的情况下实现较大的 FOV 覆盖，较大的阳极角度是必需的。现在 X 线球管的设计多为 10°~13° 的阳极角度和 0.6~1.3mm 的焦点大小。

球管组合及真空

球管组合或封套是由硅酸盐玻璃（派莱克斯玻璃）组成的。派莱克斯玻璃可承受高温，也是电绝缘体。其内为真空，安装有电极。球管组合：①吸收非出射方向的 X 线；②维持所需要的真空；③作为绝缘体；④也包含从靶盘消除热量的冷却系统。玻璃并不是 X 线球管理想的材料，因为钨蒸气会凝结并形成薄的导电层。由于玻璃会被击穿，可能会导致电弧放电和真空的消失。电子的轰击也易损坏玻璃。因此，封装金属已经发展为低衰减的铍窗（Z=4），有利于 X 线的传输。然而，金属具有导电性可能会使阴阳极短路。为了消除这一隐患，

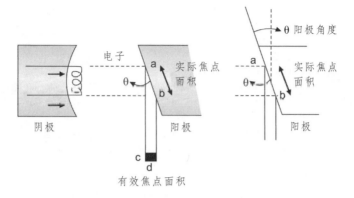

图 3.7　线聚焦原理。

球管末端使用陶瓷或绝缘玻璃。这种封装被称为金属陶瓷或金属玻璃设计。

　　阴阳极之间需要很高的真空,目的是:①避免电子与气体分子碰撞,碰撞会导致电离,降低电子的动能;②防止电极的氧化;③作为绝缘体。真空要求小于 10^{-5} mmHg。

球管冷却

　　在 X 线球管中,仅有低于 1%的电子能量被转化为 X 线。剩余的电子能量(>99%)被转化为热量。巨大的热量可能会使靶面熔化,所以,需要将热量从靶面快速移除。因此,X 线球管需要十分有效的冷却系统。

　　通常情况下,靶盘是由钨层嵌入铜块构成,X 线球管被密封在充满绝缘油的金属盒中。焦点区域产生的热量被快速地传导到阳极盘中,暂时储存,随后辐射到绝缘油中。绝缘油围绕在玻璃罩和铜块周围(静态油冷)。被油吸收的热量通过对流转移到容器(金属盒)中。有些设计用风扇来促进对流和容器散热。

　　旋转阳极中,钼颈太长,阻碍热量传导至转子。将阳极组件涂成黑色,可以加快热辐射进程。热辐射率与阳极温度的四次方成正比。阳极温度越高,散热率越高。为了长时间操作,球管周围的油通过两个管道与装有散热器和泵的油箱相连,油箱中的油再由另外的气流和水冷却(循环油冷)。用于 CT 扫描和血管造影的 X 线球管,油被泵入外部的热交换器中。

　　在一些现代化球管中,阳极接地,水可以通过阳极循环。有时水可另外被氟利昂气体冷却。

X 线球管发展史

气体球管

　　起初,用充满气体的球管产生 X 线。球管由 2 个电极组成:阴极和阳极,分别位于密封玻璃罩的两端(图 3.8)。阴极是一个带有凹铝盘的铝杆。阳极或称靶盘是由铜支持的钨或铂阴极凹槽的半径为其焦点中心,位于靶盘表面。靶面与阴极颈的轴成 45°。用一条疏通管来获得不同程度的真空,球管真空必须一直低于 0.001 mmHg。

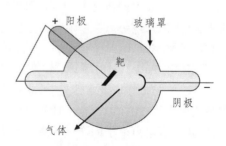

图 3.8　气体 X 线球管。

在气体球管中,总是会有少量空气。当阴阳极间存在高电压,球管内的空气会被电离,产生电子。这些电子向阳极高速运动,与空气分子碰撞形成电子雪崩效应。阳极离子被阴极吸引移向阴极,通过碰撞释放更多的电子。

当电子束轰击靶面时,即发射 X 线。管电压与发射出的 X 线的最小波长的关系可由杜安–亨特定律得出:

$$\lambda_{\min}=12.4/kVp$$

波长的单位为埃(Å),1 Å=10^{-10} m

气体球管的缺点

1. 气体的电离潜能取决于球管疏散的程度。有大量气体存在的球管在较低电压下即可产生 X 线。如果电压超过电离潜能,管电流会剧烈增加,可能会使靶物质熔化。整个球管被靶材料蒸气充满形成球管瓦斯。

2. X 线能量与 X 线强度有关。为了增加穿透力,必须增加疏散同时提高电压。因此,在操作中需要真空泵,仪器需要更多的操作技巧。

3. 随着球管的使用,离子逐渐减少,会获得更高的真空。此时需要使用气体再生器为球管注入新鲜气体。由于这些不足,气体球管如今已经过时。

库利基管

弗莱明和理查森指出,当金属在真空中加热时会发出大量电子,这种通过加热发出电子的现象称为热电子发射。

这些电子可由另一个带正电势的电极收集。事实证明,发射的所有电子均可被特殊电势收集,称为饱和电势。进一步提高电势,电极间的电流不增加。

运用上述热电子发射原理,库利基(1913年)设计出一种新型 X 线球管,这就是所谓的热阴极或电子管(图 3.9)。这个球管是完全真空的,因此没有电离电子的产生。螺旋线圈作为热阴极,由 10 V 电压、4 A 的电流加热。灯

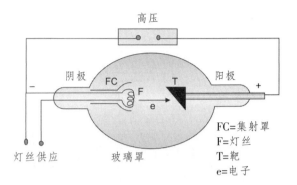

图 3.9　库利基 X 线球管。

FC=集射罩
F=灯丝
T=靶
e=电子

丝通常用钨制成。靶与气体球管的靶相似,位于阴极的对面。

在阴极与阳极之间施加高压,使电子流从阴极流向阳极。当电子到达靶面即产生 X 线。球管通常在饱和电势下运行。通过改变管电压可以控制 X 线波长。管电流可以通过改变灯丝的温度来控制。因此,管电压与管电流相互独立,可分别控制,这是这种球管的优势所在。所有现代 X 线球管都基于库利基原则。

现代 X 线球管

固定阳极 X 线球管

早期使用气体球管产生 X 线。但是这种球管有明显的不足。因此,库利基根据热电子发射原理提出了一个 X 线球管原型。以库利基球管为基础,几种球管先后诞生。固定阳极 X 线球管是阳极被固定的现代 X 线球管之一。

固定阳极 X 线球管由装在真空玻璃罩中的 1 个阴极和 1 个阳极组成(图 3.10)。阴极位于浅集射罩中,由钨丝线圈组成,低压电提供电流用来加热灯丝。

阳极是由一个嵌入一小块钨片的铜块组成,用钨片做靶面。为了提高实际焦点面积与有效焦点面积的比值,靶面根据线焦点原理定位。阳极倾角通常为 15°~20°。阴阳极之间施

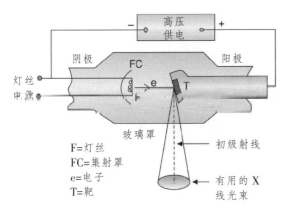

图 3.10　固定阳极 X 线球管。

加高压来加速电子。球管中要维持 10^{-5} mmHg 的真空。

当灯丝被加热至发出白光时即可发射电子。集射罩(由镍制成)产生 1 个电子野(负极),将电子集中到焦点区。集射罩也会保护管壁邻近的部分、免受电子轰击的损坏。如果阳极相对于灯丝为正电势，电子会被吸引到阳极。电路中会形成逆时针方向的电子流。管电流用 mA 表示。

因为阴阳极之间为高度真空,电子从中穿过不会与气体分子发生碰撞,从而获得很高的速度。被电压加速过的电子具有很高的动能。当它们忽然被靶面阻挡时,X 线从各个方向辐射。约半数被靶盘本身吸收,剩下的部分作为可用原发 X 线束。X 线产生的同时靶面也会产生大量的热量。所以球管需要合适的冷却系统从而快速散热。

固定阳极球管的靶面小,限制热量的散发,也限制了 X 线的输出,但它们体积小、重量轻。牙科 X 线设备(口腔断层扫描)、便携式 X 线设备,以及便携式透视系统均使用固定阳极 X 线球管。

旋转阳极 X 线球管

1993 年,旋转阳极 X 线管诞生,其阳极在电子发射前旋转。这增加了热负荷,并有更高能量的 X 线输出。在这些球管中,电子转移的

能量覆盖在旋转靶的一个较大的区域上。旋转阳极球管体积变大,但原理和功能与固定 X 线管相似。

原理

旋转阳极的半径 R 和周长 L，如图 3.11 所示。电子轰击 1 个高为 ab，宽为 cd 的区域。长度的范围和周长($L=2\pi R$)相关,依赖于曝光时间。但是,X 线总是从 1 个 $cd \times cd$ 的焦点面积射出。

假设固定阳极的焦点面积为 7.3 mm× 2 mm,旋转阳极 R=30 mm,长度为 7.3 mm,那么:

负荷增益=旋转阳极实际焦点面积/固定阳极实际焦点面积

$$=2\pi \times 30 \times 7.3 / 7.3 \times 2 = 94.2$$

因此,旋转阳极的设计使热负荷提高至 100。旋转阳极的结构是卓越的工艺技术的发展。钨盘的直径决定了靶轨道的总长度,明显影响阳极最大允许热负荷。

阴极

旋转阳极 X 线管包括一个阴极和一个位于玻璃灯泡中的阳极(图 3.12)。阴极是从 X 线管的长轴到对面阳极盘外围附近的靶的钨

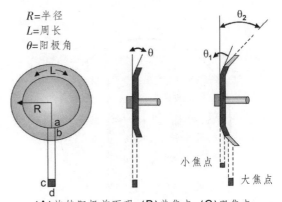

R=半径
L=周长
θ=阳极角

(A)旋转阳极前面观;(B)单焦点;(C)双焦点

图 3.11　旋转阳极的构成:前面观和侧面观。

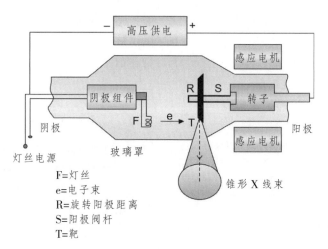

F=灯丝
e=电子束
R=旋转阳极距离
S=阳极阀杆
T=靶

图 3.12　旋转阳极 X 线球管。

丝。通常,旋转阳极管装有 2 根丝(图 3.13),在阴极组件中,1 根较大和 1 根较小的灯丝并排设置。其中 1 根灯丝在阳极的 1 个较大区域聚焦电子,其加重球管负荷。另一根灯丝在靶的 1 个较小的区域聚焦电子。当要求高分辨率时会使用这种类型。2 根灯丝在阳极的相同部分聚焦电子。以便两种操作方式的焦点是同一点。一些球管为 2 根灯丝提供 2 个靶角,以便每根灯丝有 1 个独立的焦点。较小的角用于较小的焦点。

集射罩

集射罩(阴极块)围绕灯丝,控制电子束宽度。其在阳极的 1 个小区域上聚焦电子 (焦点)。有 2 种方式可以为集射罩充能, 即不施加偏转电压和施加偏转电压(图 3.14)。在不施加偏转电压的装置中,给集射罩和灯丝提供相同的电压。这种类型电子扩散更宽,且焦点宽度更大。在施加偏转电压的 X 线球管中,使用绝缘的集射罩,并给予其比灯丝更大的负电源(−100 V)。这造成更紧密的电子区域,减少电子扩散,并得到较小的焦点宽度。因此,集射罩宽度决定了焦点宽度,而灯丝长度决定了焦点长度。

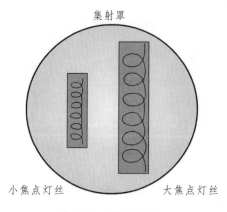

图 3.13　双灯丝阴极。

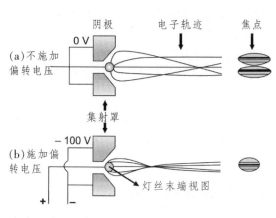

图 3.14　(A)不施加偏转电压的集射罩电势为 0 V, 与灯丝有关,(B)施加偏转电压的集射罩,电势为−100 V,与灯丝有关。

阳极

　　阳极由大盘状的钨，或者蝶形钨合金构成。靶轨道靠近靶盘的外周，以最大化长度。轨道是 90% 的钨和 10% 的铼（Z=75）的混合物，减少了因温度应力所致的裂纹效应。现代旋转阳极由固体钼制成，其表面覆盖 1 薄层钨-铼。钼的比热容量比钨的高[250 比 130 J/(Kg·K)]。由于钼的密度较低，其阳极的质量也较低。一些高输出的 X 线球管沿径槽切入阳极靶盘，以减少重复的加热和冷却所致的热应力。重负荷 X 线球管在阳极靶的背面有石墨层（碳）。阳极靶盘有一斜边，具有 6°~20° 不同的倾斜角。斜面是为了遵守线焦点原理。

阳极杆

　　阳极靶盘安装在一根杆上，杆与转子连接。阳极组件靠轴承旋转。杆由钼制成，其熔点高（2620℃），热传导性能差。由于钼杆的横截面较小，它阻断了从钨到阳极组件轴承的热流。因此，轴承免于受热导致的膨胀和固定。杆越长，钨靶盘的惯性越大，轴承承载的负荷越大。因此，杆应尽可能的短。

转子

　　阳极靶盘与转子相连，转子是由铜条围绕柱形铁芯构成。有电磁铁围绕转子，在玻璃罩外称为定子（图 3.15）。定子和转子都称为感应电动机。当定子线圈获得能量时，产生 1 个旋转的磁场，在转子铜条上产生感应电流。感应电流产生 1 个相反的磁场，导致转子旋转。

　　转子以 3000~9000 转/分钟（rpm）的速度旋转。这有利于电子轰击靶面上连续变化的区域。由于铜的导电率较高，有利于感应线圈产生强感应电流。为了在辐射的过程中增强散热，转子的表面被涂成黑色。转子支架由钢制成，而正极高压电源是在玻璃罩外的转子支架的末端产生。

　　低速转子由 60 Hz 能量（单相）带动，且转数约为 3000 rpm。对于毫秒级别的短曝光时间来说，这个速度太慢。高速转子由 180 Hz 能量（三相）带动，且转速约为 9000 rpm。如果转速增加，那么焦点产生的热会传播到一个较大的区域。现代 X 线球管采用频率放大电路增加定子供应的频率，从而获得更高的转子速度。因为 X 线机的设计，阳极达到最大速度之前，不能为球管提供能量。延迟时间（1~2 s）合并在曝光按钮中。供应给感应线圈的能量，产生涡电流会导致转子产热。

轴承

　　阳极组件在钢珠圈制成的轴承的帮助下旋转。轴承在高真空环境运作，且需要特殊的热不敏感和不挥发的润滑剂。铅或银可覆盖于轴承上做润滑剂（金属润滑剂）。通常可用的润滑剂是油，而油脂不能用作润滑剂，因为受热会令其蒸发，并破坏真空。干燥的润滑剂（石墨）会损耗成粉末并破坏真空。

　　当 X 线开启，发动机先单独充能几秒，直到转子达到其运行速度。然后，给需要曝光的 X 线管提供高电压。曝光之后，转子靠动态制动迅速减速，以避免轴承损耗。由于电子撞击整个阳极的范围，不会出现局部阳极达到非常高的温度的状况。钨靶盘的热量通过真空辐射至管壁，然后辐射至周围的油和球管空间散热。

　　由于电子不断轰击阳极表面会造成点蚀，所以旋转阳极 X 线管的寿命是有限的。这类改变是由热应力造成的。此点缩小了 X 线

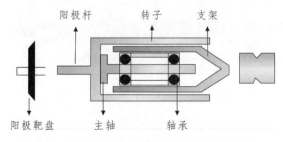

图 3.15　旋转阳极 X 线管和阳极组件内部视图。

野,也改变了 X 线的光谱分布。由于输出的降低,将会导致过多的 X 线发生散射,同时也会使靶本身对 X 线的吸收增加。点状阳极将影响阴极与阳极之间的电场,从而改变焦点的大小。

栅极控制 X 线管

栅极控制 X 线管,包含 3 个电极,分别是阳极、阴极和集射罩。集射罩的作用就像是 1 个第 3 电极(栅极),控制着由灯丝向靶运动的电子流。相对于灯丝来说,栅极为电负性。灯丝栅极间的电压产生电场,这个电场沿着电子束的路径,迫使电子集中。如果电压足够大,管电流可完全断开,没有电子从灯丝到达靶面。施加于集射罩和灯丝间的电压就像是 1 个控制着管电流的开关。由于集射罩和灯丝靠得很近,所以切断管电流所需的电压并不大。

例如,1 个 0.3 mm 焦点的球管,在 105 kVp 的环境下运行,则需要在灯丝和集射罩之间施加大约 -1500 V 的电压。这类由栅极控制的 X 线球管,用于某些涉及快速开关和短时间曝光的程序,例如,电影心血管造影和脉冲透视检查。

足跟效应

足跟效应指的是 X 线场阳极端的 X 线束强度降低(图 3.16)。在阳极端发射的 X 线光子相对于阴极端的 X 线光子需要穿过更大的厚度。这导致 X 线场阳极端的强度降低。足跟

效应的大小取决于阳极的角度、焦-片距(FFD)和照射野的大小。由于焦-片距较大时,胶片对应的照射角较小,所以足跟效应的作用并不明显。为了减少足跟效应,应当增大阳极角,同时缩小照射野大小。为了更好地平衡透射 X 线,应当将患者较厚侧置于阴极端,较薄侧置于阳极端。

离焦辐射

离焦辐射是在焦点面积之外,由 X 线球管中的高速电子与阳极表面互相作用产生的。离焦辐射的主要来源是靶上的散射电子。它们在焦点外加速回到阳极。离焦辐射在阳极表面产生一些低强度 X 线。离焦辐射会使患者的曝光量、几何模糊和背景灰雾增加,从而使图像质量下降。为了减少离焦辐射,应当在靠近 X 线球管的位置放置小的铅准直器。接地的阳极 X 线球管(阳极和金属球管外壳电势相同)可以通过金属外壳吸引散射电子,以减少离焦辐射。这类球管用于乳腺 X 线摄影。

X 线球管和外壳

球管外壳的作用是支撑、绝缘和保护球管(图 3.17)。球管外壳内部隔离层是由铅构成的,目的是吸收射向窗口外其他方向的 X 线。防护装置需要具备 4 个功能:①辐射防护;②电

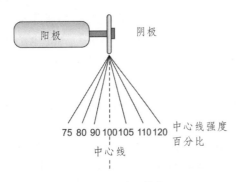

图 3.16 足跟效应。

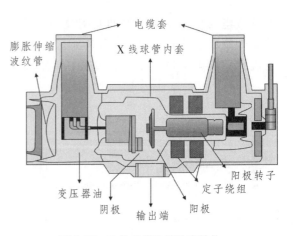

图 3.17 X 线球管及其外壳结构。

的防护;③热的防护;④物理防护。铁壳内衬铅,目的是防止 X 线向各个方向辐射。有机玻璃/铍窗口有向上的凸面,通过油来减少 X 线束的滤过。防护装置通过采用接地的方式来防止电击。无论在什么情况下,高压电缆接入防护装置,都需采用绝缘套。防护装置里面充满无机油,无机油的作用是绝缘和防止球管产生电火花。

绝缘油还起着冷却媒介的作用,同时在高温时会膨胀。膨胀后的绝缘油能触发一个微小的开关,以便保护球管使其可以进一步使用。绝缘油的膨胀作用还可以防止空气进入球管内部。防护装置还可以保护球管,避免产生由敲击和撞击造成的意外损害。

球管外壳限制辐射泄露的效力必须遵循由原子能管理局(AERB)制定的规范。当球管在厂商规定的各种等级中运行时,距射线源 1 m 处测量的辐射泄露量应当不超过 115 mR(1 mGy 空气比释动能)。

滤过器

滤过器是为了减少患者剂量而引入 X 线传输通路上的 1 个金属薄片。诊断 X 线包含了低能 X 线和高能 X 线。当 X 线穿过患者时,只有高能 X 线能够穿透患者并且形成放射学图像。而低能 X 线在穿透组织时,在最初的几厘米处便被吸收,从而增加了患者辐射剂量。引入滤过器可以吸收这类低能 X 线,减少患者的剂量。通过引入金属薄片来消除低能 X 线的程序,称为滤过(图 3.18)

滤过分 2 部分:固有滤过和附加滤过。通过 X 线球管及其外壳吸收 X 线的滤过称为固有滤过。这通常在等效 Al 0.5~1.0 mm 之间变化。附加滤过是将滤过器置于 X 线束通过的路径上吸收低能 X 线。

总滤过=固有滤过+附加滤过

放射诊断学中常用的材料是铝和铜。附加滤过器中铝的厚度在 1.0~1.5 mm 之间变化。

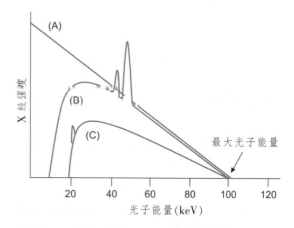

图 3.18　滤过器效果,(A)无滤过器光谱,(B)施加固有滤过器滤过的光谱,(C)施加附加滤过器滤过的光谱。

对于低能 X 线来说,铝(Z=13)是优秀的滤过器材料。对于高能 X 线来说铜(Z=29)是较好的滤过器材料。铜常与铝组合使用形成一种复合滤过器。复合滤过器通常由 2 层或多层不同的金属构成。层面的分布通常是高原子序数层面面向 X 线球管的方向。

对于>100 kVp 的诊断用 X 线装置,推荐总滤过为 2.5 mm 铝。装有合适滤过器的 X 线装置可显著减少患者剂量,可达 80%。滤过器相当的简单和便宜。滤过器虽然显著减少 X 线束强度,但并没影响 X 线频谱的最大能量。

重金属滤过器(Gd、Ho)也应用于普通的 X 线摄影中。当成像过程应用对比剂时,这类滤过器应用 K-边缘,增加 X 线的吸收。重金属滤过器提高了碘和钡的对比效应,减少了患者剂量,增加了球管的负荷。

推荐线束滤过遵循以下原则:
(1)普通 X 线摄影:
<70 kVp,采用 1.5 mm Al
70~100 kVp,采用 2.0 mm Al
>100 kVp,采用 2.5 mm Al
(2)乳线 X 线摄影:
——Be 1 mm+Mo 0.03 mm(钼靶)
——Be 1 mm+Rh 0.025 mm(铑靶)

在乳腺 X 线摄影中，通常采用钼靶加铑滤过器。然而，钼不能作为滤过器与铑靶混合应用于乳腺 X 线摄影的 X 线球管中。

散射辐射

患者成像中有三类辐射，分别是初级辐射、散射辐射和泄漏辐射。无须讨论，泄漏辐射对图像形成毫无帮助。而初级辐射和散射辐射对图像形成和图像质量均有影响。空间分辨率和对比分辨率是影响图像质量的两个至关重要的因素。空间分辨率主要由焦点决定，对比分辨率则由散射辐射和噪声控制。散射辐射由康普顿效应产生，从而产生噪声。因此，需要减少散射辐射以获得良好的图像质量。这便是准直器与滤线栅应用于患者成像的原因。

散射辐射主要由峰电压、照射野大小和患者体厚决定。当电压增加时，X 线的能量也随之增加。结果康普顿效应增加，光电效应减弱。因此，增加峰电压会导致散射辐射增加并使图像质量下降。所以，X 线成像应当使用最低 kVp，以获得最低散射。但峰电压低会使 X 线传输百分比更低，可采用增加 mAs 补偿。增加 mAs 会使患者剂量增加，因此，需要选择最佳的 kVp 和 mAs。

照射野增大会增加散射辐射。随着照射野增大，散射辐射也会增加，使得图像的对比下降。减少照射野大小可以减少散射辐射并降低光学密度。为了维持光学密度，在小照射野中必须采用更高的曝光技术。

散射辐射会随着患者体厚的增加而增加。在较厚的身体部位和肥胖的患者中会出现更多的散射辐射。肌肉、脂肪、骨骼和充满液体的体腔（病理学）都是散射辐射的主要来源。腹部 X 线产生的散射线是四肢 X 线的 3 倍。压迫可以降低患者体厚，同时可以使患者更靠近胶片。这不仅仅可以提高空间分辨率和对比分辨率，也可以降低患者剂量。除了乳腺 X 线摄影，患者的体厚是不可控因素，只有选择合适的技术才能取得良好的图像质量。

限束器和准直器

X 线限束器是一个为了调整 X 线束大小和形状而安装在 X 线球管外壳上的装置。限束器可以分为 3 大类：①遮线板；②圆锥形和圆柱形（图 3.19）；③准直器。

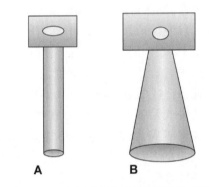

图 3.19　（A）圆柱形和（B）圆锥形限束器。

遮线板由一个中央带孔的铅片组成。孔的大小决定了 X 线束的大小和形状。遮线板的构造十分简单，并且孔可以变成任意大小和形状。遮线板的缺点是会产生较大的半影。使遮线板远离 X 线靶可以减少半影产生。遮线板附加矩形的准直器可应用于牙科的 X 线摄影中。此外，遮线板还应用于创伤和胸部 X 线摄影中。

应用圆锥形与圆柱形限束器可以有效地减少半影。同样拥有可扩大的金属结构来限制有用的圆形 X 线束达到所需的大小。远端的位置和大小决定了照射野的大小。如果 X 线源、圆锥形和胶片没有排列成一条直线，则胶片的一边可能不会曝光，这称为锥切。圆锥形是理想的 X 线束限束器，但是圆锥形的光斑要比 X 线束的光斑大。这些系统只提供有限数量的照射野的大小。

准直器是最佳的 X 线束限束器。准直器限定了由 X 线球管发出的 X 线照射野的大小和形状。准直器装配于球管外壳的近球管端。一个准直器由 2 套百叶窗组成,均可以独立地移动。每套百叶窗都由 4 个或更多的 3 mm 厚铅板组成,铅板可以完全吸收 X 线,从而提供一个轮廓清晰的 X 线照射野。当百叶窗关闭时,百叶窗会在 X 线照射野的中央相遇。

准直器也有光源和镜子装配其中,用来照明 X 线照射野。光源的位置位于后方,镜子则以 45°安装于 X 线光源的路径上(图 3.20)。靶与灯泡与镜子中心的距离应当相等。准直器提供各种矩形 X 线照射野,光束则显示 X 线照射野的中心。光束与射线束的照射野应当恰好互相匹配。TFD 的变化必须在 4%以内。光束与射线束应当定期校准是否对齐。良好的准直射线应尽可能小地覆盖患者,以达到降低患者剂量的目的。应用准直器同时也可以减少散射线的产生,以提高图像质量。

准直器自动限制 X 线照射野大小到探测

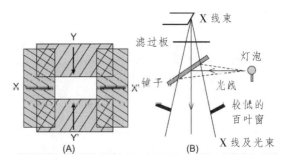

图 3.20 (A)准直器百叶窗,(B)光线与镜子组合使射线束与光束同野。

器的有效范围内也是可行的。这称为积极的线束限制准直器(PBL)。暗盒中有调整准直器开放的传感器,其大小等于暗盒的大小。因此,PBL 准直器限制辐射量并减少患者的剂量。

(史中青 王骏 胡玉川 陈峰 刘小艳 孙睿
吴虹桥 译)

第 **4** 章　　X线的发生与控制

X线发生器通过变压器和整流器向 X 线球管提供适宜的直流电压。同时,发生器还配有操作控制台,kVp 和 mA 控制器、曝光时间选择器、千状和毫安表、初级和次级开关、灯丝变压器、自动曝光控制电路、空间电荷和电压补偿电路及曝光计时器。X线发生器类别有单相、三相、恒压、高频逆变发生器等。

变压器

变压器这一电子设备根据互感原理,在线圈之间输送电能。变压器通常由缠绕在一个铁芯上的初级线圈和次级线圈组成 (图 4.1),交流电压输入初级线圈, 此时铁芯产生磁通量。铁芯中磁通量的改变导致次级线圈感应电动势能(emf)的改变。线圈中的感应电动势能与线圈匝数成正比。

N_p 和 N_s 分别代表初级和次级线圈的匝数,V_p 和 V_s 分别代表初级和次级线圈中的电压,I_p 和 I_s 分别表示初级和次级线圈中的电流,则:

$$V_p \propto N_p$$
$$V_s \propto N_s$$
$$或\ V_p/V_s = N_p/N_s$$

在变压器中,线圈匝数比等于电压比。初级线圈中的输入功率 $P_p = V_p \times I_p$,次级线圈中的输出功率 $P_s = V_s \times I_s$。根据能量守恒定律,输入功率等于输出功率。

$$V_p \times I_p = V_s \times I_s$$
$$V_p/V_s = I_s/I_p = N_p/N_s$$

由此可得,各线圈中的电流与其对应线圈的匝数成反比。

变压器的类型一般分为 3 种,分别是升压变压器、降压变压器和隔离变压器。其中,将电压升高,电流减小的是升压变压器,在此变压器中,次级线圈的匝数多于初级线圈,即 $N_s > N_p$;降压变压器将电压变低,电流加大,此变压器中次级线圈匝数小于初级线圈,即 $N_s < N_p$;在隔离变压器中,$N_s = N_p$。

效率

用输出功率除以输入功率,可得变压器的工作效率,即:

$$效率 = 输出功率/输入功率$$
$$= P_s/P_p \times 100\%$$

而在实际应用中,由于能量损耗,变压器的输出功率总是小于输入功率。因此,变压器

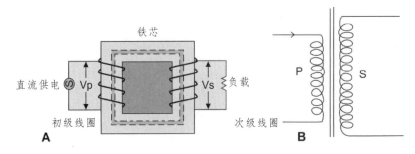

图 4.1　(A)变压器原理,(B)示意图。

工作效率不能总是达到 100%。

变压器额定值

变压器额定值是指可从次级线圈中获得的最大安全输出功率,该额定值可有 3 种方式界定,即:变压器可提供的最高电压、变压器持续工作时可提供的最大电流,以及变压器在 1 s 内可提供的最大电流。

如果超过额定值变压器就会过热,绝缘层和线圈就会被烧坏。在次级线圈中,最大安全输出通常用千瓦表示,例如,三相变压器的额定功率可由如下公式求得:

$$kW=(kV\times mA)/1000$$

例如,1 个三相发生器的工作电压为 100 kV,工作电流为 500 mA 时,其额定功率为:

$$额定功率=100\times 500/1000=50\ kW$$

单项发生器的公式是 $kW=(kV\times mA\times 0.7)/1000$。其中 0.7 是有效电压。在负载状态下,X 线发生器的额定千瓦数是一定的。额定值在对比不同的 X 线发生器起着重要作用。

变压器的损耗

在实际应用中,输出功率通常小于输入功率。因此,变压器的工作效率通常达不到 100%。这表明一些电能以热能的形式损耗。能源损耗的原因通常有铜线圈损耗、涡流损耗、磁滞和漏磁损耗。

铜线圈损耗

当电流 I 流过电阻 R 时,就会有 $(I^2\times R\times t)$ 瓦的电能转化为热能。此类现象在铜线圈和铁芯中均会发生。铜线圈有电阻,当电流通过线圈时就会有 I^2Rt 的电能转化为热能。然而,如果为了减少能耗而减小电流,变压器的正常运行就会受到影响。应该使用低电阻的电线以使线圈电阻降至最低值。所以,变压器线圈应采用粗电线,而最合适的粗细程度取决于材料

的成本,所占空间以及节能性。铜是目前最合适的材料,得到了广泛的应用。

涡流损耗

铁芯由重叠的铁片组成,每 1 个铁片都相当于 1 个单匝线圈。铁芯中磁场变化产生感应电动势能,由此产生的电流称为涡流。涡流使得 I^2Rt 增大,热量损耗增加。用薄的金属片来制作铁芯,并且相邻的金属片间用纸片绝缘,就能消除涡流的产生。这样的铁芯称为叠片铁芯,通常由一种钛合金制成。有的铁芯也由高强度的陶瓷制成。

磁滞损耗

变压器的铁芯是磁性材料。铁芯在每个变压循环周期中都会被磁化 2 次。当交流电方向变化时,磁化也会反向。在这一过程中,一些能量因分子摩擦而以热能的形式散失。因分子摩擦而散失的那部分能量称为磁滞损耗。在实际应用中,适当地选择如低磁滞的高导磁合金等磁性材料,就能降低磁滞损耗。高导磁合金是一种铁磁合金,由 78% 的镍、17% 的铁和 5% 的铜组成,具有很高的导磁性。

漏磁

初级线圈的磁通量与次级线圈不匹配,称为漏磁。漏磁也会导致电能损耗。选用精心设计的铁芯,例如加壳铁芯,就能使漏磁最小化。

变压器的制作

实际应用中的变压器与理想变压器有很大出入。在制作变压器时应考虑如下几点。

线圈

在变压器中,初级线圈通常只有 1 个,而次级线圈有多个。例如,1 台操纵设备设计的初级线圈输入电压可能是 200 V,而次级线圈可以有 3 个,输出电压可以是较低电流时的 500 V、低电流时的 50 V 和高电流时的 6 V。

初级线圈的导线粗细适中,而次级线圈则为较细线紧密缠绕的线圈。在初级线圈中,导线越粗,电阻越小,允许通过的电流也越大。而次级线圈只需负荷很小的电流,因此,电阻较大的细线能有效地降低成本并减少能耗。

铁芯

变压器铁芯的设计往往是为了形成闭合回路。能形成闭合磁路的铁芯具有良好的导磁性并且富于效率。同时,铁芯中金属片的叠合能够消除涡流损耗。铁芯分为芯式、壳式和十字型(或 H 型)三类(图 4.2)。

芯式铁芯变压器的初级线圈和次级线圈各占一柱,便于装配和散热。另一种芯式铁芯的初级线圈和次级线圈被做成对半分装状,各柱上的次级线圈绕在初级线圈上。这是在 X 线发生器中应用最受欢迎的变压器铁芯类型。

壳式变压器的初级和次级线圈缠绕在心柱上,磁路更短。壳式变压器节能效果最好,工作效率最高(可达 98%),所以应用最广泛。

十字型或者 H 型铁芯由互成直角的 2 个壳式铁芯组成,故而也可以说是壳式铁芯的变形。在此类变压器中,铁芯为 4 个柱所环绕,中央铁芯是 4 个柱的 4 倍大,线圈绕在中央铁芯上。此类铁芯散热性能良好,因此用于大功率变压器,从而将电压降和成本降至最低。

针对高输出电压(例如 100 kV)特制的变压器,则需要特制的铁芯。次级线圈必须经过特殊处理,以防止因周边空气的电离作用而导致机器故障。这类变压器需要通过油或强制风冷来防止过热。但是不可将变压器置于水中冷却,如果意外进水,须立即将水排出。

绝缘油

高压变压器一般封闭于充满绝缘油的金属容器中,这种绝缘油渗入线圈的内部空间,增强了绝缘效果。绝缘油除了防灰防潮外,同时还有效地起到了冷却剂的作用。绝缘油具有比空气更好的绝缘性,能防止电短路。绝缘油为变压器提供有效的冷却。

自耦变压器

自耦变压器是由单个线圈缠绕在薄片组成的铁芯上制成,其工作原理是自感应(图 4.3)。初级电压来自其中 2 个接线端,次级电压来自 2 个接线终端,其中初级电压和次级电压共用 1 个接线端。故接线端初级和次级回路共用一定数目的线圈。

输入点之间产生的交流电会在铁芯周围产生磁感应,每匝线圈上都会有磁通量及电压。2 个线圈中每匝的电压相同,所以总电压与匝数成正比。自耦变压器中的一部分电流直接从输入端流向输出端,另一部分则转化成感应电流,这样可使变压器更小、更轻、成本更低。

例如,1 个含有 115 匝线圈的自耦变压器

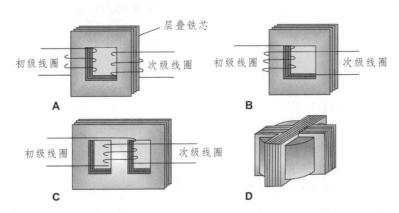

图 4.2　不同类型的变压器铁芯:(A,B)芯式或单孔型,(C)壳式或双孔型,(D)十字型或 H 型。

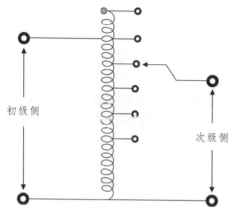

图 4.3　自耦变压器。

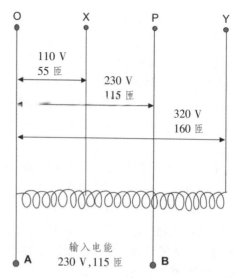

图 4.4　自耦变压器工作原理。

的 A、B 两点间施加 230 V 的电压(图 4.4),那么每匝线圈的电压将是 2 V(230/15)。根据要求进行合理选择,选择合适的匝数,将得到合适的电压。如选择 55 匝线圈,将提供 110 V 电压,同样的,选择 160 匝线圈,将提供 320 V 电压。因此,自耦变压器可以实现升压或降压运行。

广泛应用的这些变压器在初级电压和次级电压之间无须电隔离。自耦变压器在 X 线发生器电路中的作用非常重要。在 X 线发生器中,自耦变压器用于调节千伏以供应初级高压电,其应用具有高效性和方便性。

与传统的变压器不同,自耦变压器不会在线圈之间产生电隔离。自耦变压器线圈之间的绝缘故障可导致输入电压等于输出电压。如果线圈中的一部分有破损,那么变压器会在串联负载中用作感应器。

高压变压器

高压变压器用来将低电压转换为高压电,供 X 线管使用。这就是所谓的高压发生器,提供 20~150 kV 电压,并且电流上升到 1000 mA 供 X 线管使用。这是一个有 2 个绕组和 1 个壳式铁芯的升压变压器。次级线圈的匝数高于初级线圈,由电压比率决定。如果 400 V 电压被转化为 80 000 V 电压,那么电压比率是 80 000/400,要求每个初级线圈需要 200 匝次级线圈。初级绕组由数百匝铜线组成,都是绝缘地缠绕在圆柱上。薄铜片安装在初级绕组上,且接地。这就是所谓的压力保护,当次级绝缘击穿时,保护初级电路(图 4.5)。

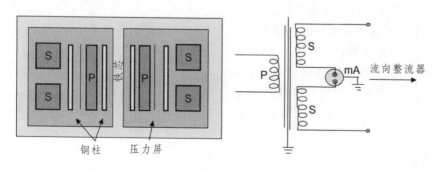

图 4.5　高压变压器。

次级绕组由约 100 000 匝或更多的涂有绝缘清漆的细铜线组成。这是缠绕在 1 个放置在初级绕组的绝缘圆柱上。绕层彼此之间使用蜡制薄纸隔开。任何两层之间的电压差只有 200~300 V。这样的设计方法降低了绝缘故障的风险。高压变压器的铁芯是长方形,接地且层压。

通常,次级线圈平均分成 2 个绕组,且绕组中心通过铁芯接地。次级电缆是从-75 kV 运行到+75 kV,而不是从 0 kV 运行到 150 kV。这样可以降低绝缘尺寸和成本。因为初级线圈中的电流不能精确反映次级线圈中的电流,因此必须测量次级侧的电流。

毫安表连接 2 个次级绕组的内端,变压器接地,也是线圈的中心。这使操作者的电击风险最小化,虽然毫安表连接在这个点上,但也放置在远程控制台上。

整个装置沉浸在 1 个接地的充满油的金属容器内。金属容器用 1 个紧密的盖子密封。在牙科和使用移动 X 线机时,产生的热量非常低,故不使用油冷,而用塑料代替油作为绝缘体。使变压器处于流体状态的塑料中,之后塑料凝固,形成一个固态绝缘体。

整流电路

整流

整流是交流电转变为直流电的过程,产生变化的装置称为整流器。整流器只允许电流在 1 个方向流动,而不允许在其他方向上流动。整流器被连接到 X 线串联电路中。整流器主要分为半波和全波整流器。

如果交流电压直接用于 X 线管,由于无论何时阴极均作为负极,阳极发射电子时,这些电子将流向阴极轰击灯丝并摧毁灯丝,这称为反投影。通过整流直流电压供电可避免此现象发生。因此,整流器在 X 线产生中起着重要作用。

半波整流器

真空二极管或固态(半导体)二极管可用于整流。在半波整流器中,使用单一的二极管,如图 4.6 所示。交流电压被施加到二极管作为输入。横跨电阻 R 获得输出。当金属板为正时,二极管将允许电流流过;当金属板为负时,二极管将不允许电流流过。所以,二极管只允许金属板为正的半个周期内的电流通过。因此,输出电流总是在一个方向上。该电路被称为半波整流器,主要用于移动和牙科的 X 线机中。由于固态的二极管不能在更高的电压中防止反向电流。因此,许多二极管串联放置在 1 个电棒上作为整流。

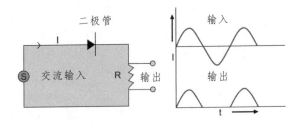

图 4.6　半波整流器。

全波整流器

在半波整流中,输入电压仅利用了半个周期,而另半个周期未被利用,降低了利用率。因此,需要一种能利用整个周期输入的整流器。这可以通过 2 个或更多数目的二极管,如图 4.7 所示。交流电压被施加在 A、B 两端之

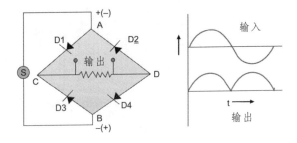

图 4.7　全波整流器。

间,横跨电阻 R 获得输出。

当 A 端为正时,D1 和 D4 将导通,电流流过电阻 R。在下半个周期中,A 端是负极,B 端是正极。此时二极管 D2 和 D3 将导通,电流流过电阻 R。因此,在输入电压的完整周期期间,电流在相同方向流过电阻 R。不管变压器的极性,X 线产生于每个周期的两个脉冲。三相发生器在次级电路中采用多个整流器。全波整流器应用在采用旋转阳极 X 线管的高端 X 线管。

晶闸管

晶闸管是具有 4 层半导体(N-P-N-P)结构的可控硅,用于切换晶体管无法处理的较大电流。它有两个大的终端,即连接在主电路中的阳极和阴极(图 4.8)。第三端子为小型化的门极。最初,在结点 J1 和 J3 是正向偏置,结点 J2 是反向偏置。因此,当小电流流过电路时,晶闸管处于关断状态。

如果正电压被施加在门极端子,空穴流经 J3、J2 两端的势垒解除。这将有利于电子经过接点 J2 的运动,使晶闸管为开启状态。即使门

极电压被移除,也会在电路中持续传导。只有当在阳极和阴极的电势差降到零时,传导才会停止。晶闸管只在一个方向上传导电流,可用于切换交流电。

半波整流 X 线电路

半波整流是最常用的电路,该电路用 2 个整流器集串联在 X 线管上,如图 4.9 所示。变压器的次级绕组的中点接地。在第 1 个半周期中,电子从阴极到阳极流过 X 线管。当电压反转时,在第 2 个半周期中,整流器停止电流流动。由于有 2 个整流器,它们的电路是对称的,并且每个只承受峰电压(V_p)的一半(V_p)。阳极在导电周期的峰值仅仅上升到$+V_p/2$,而阴极上升到$-V_p/2$。X 线管电压、电流和 X 线脉冲为时间函数。

X 线产生的不连续性质表明,X 线管至少有一半时间不工作。这意味着,获得同样的 X 线量需要 2 倍的曝光。这增加了曝光过程中器官运动的机会,从而导致诊断信息的丢失。半波整流的优点在于,它们保护 X 线管避免逆

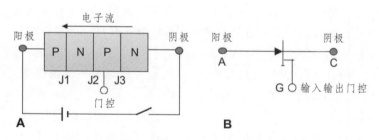

图 4.8　晶闸管整流设备原理图(A)和示意图(B)。

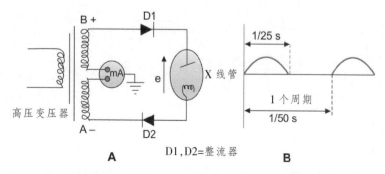

图 4.9　(A)半波整流器 X 线电路;(B)整流器输出。

循环发生的潜在性。

灯丝电路

可以通过改变灯丝发射电子的数量来改变管电流。电子的数量可以通过改变灯丝的温度来改变。为了实现这一点,需要使用灯丝电路来控制、调节流过灯丝的电流(图4.10)。

加热灯丝的供能由1个小的降压变压器提供,称为灯丝变压器。此外,该电路还包括1个可变电阻网和焦点尺寸选择器。相比次级线圈,此变压器初级线圈具有10~20倍以上的匝数。灯丝被直接连接到降压变压器的次级线圈上,降压变压器的初级线圈从自耦变压器获取电压。通常,初级电压为100~200 V,次级线圈的电压则约为10 V,且电流升至7 A。这势必在初级线圈与次级线圈间形成高的电压差。因此,灯丝变压器置于充满油的接地金属箱中充当高压变压器。

对灯丝热量精确地控制至关重要。灯丝电路中一个微小变化都会导致X线管电流发生较大变化。5%的灯丝电压变化会带来20%~30%的管电流改变。通过串联电阻改变降压式变压器的初级电压,来控制灯丝电流的改变。电阻可以由多个独立的电阻组成,也可以由一个可变电阻构成。随着电阻的增加,灯丝中的电压会下降。例如,4 A的电流和1.5 Ω的电阻会降低6 V电压。

当选择器S离开电阻时,变压器的初级电压将会改变。因此,得到了不同的管电流(mA)值。选择器是旋转的开关,也是控制面板上的按钮。电路还有其他的组件以稳定进入灯丝变压器的电压,包括稳压器和频率稳定器,还有的电路可以自动补偿空间电荷效应。

千伏(kV)控制电路

作用于X线球管的千伏电压决定最大能量,因此,决定X线的穿透力。为了获得大范围的X线穿透力,千伏电压必须小幅度变化。通过使用千伏控制电路,使千伏每一步改变2个kVp。简化的千伏电路如图4.11所示。电路有2个变压器,即1个自耦变压器和1个升压变压器。自耦变压器实际是kVp选择器,位于控制面板上。当电压流经升压变压器的初级线圈时,自耦变压器可通过选择线圈的匝数来改变电压。

升压变压器次级线圈比初级线圈匝数多,可以使电压上升600倍。次级线圈的电势可高达150 000 V,所以升压变压器浸入绝缘油中以达到最大限度的绝缘。电路中有2个仪表,1个用于测量kVp(电压表),另一个用于测量mA(毫安表)。仪表盘虽然位于控制面板中,但它们均与高压电路相连。在曝光过程中,它们测量X线球管中的电势和实际流经球管中的电流。

X线管两端的电势差可以在变压器的低压端直接测量。因此,电压表置于自耦变压器

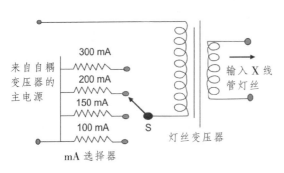

图4.10 灯丝电路。

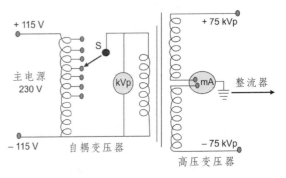

图4.11 千伏控制电路。

与升压变压器之间的电路中。因为在实际曝光之前电压表标明选择峰电压，它通常作为预设电压。如果电压表已校准，那么可以直接读出施加于 X 线管上的电压。由于在初级电路中，电压很低，所以电压表可以置于控制面板上。这就需要优良的绝缘性能，以避免任何电击的风险。

毫安表必须与变压器的次级线圈相连。因为变压器的效率不能达到 100%，在初级线圈中测得的电流并不能正确表示次级线圈中的电流。因此，毫安表应与变压器中次级线圈中心处相连，并保证变压器接地。因为线圈中部接地而达到零电势，所以，这会使操作者受到电击的风险最小化。由于毫安表在此处连接，故可以将其置于控制面板上。

主电源由自耦变压器提供。在自耦变压器上有几个分接头。通过移动选择器到不同的分接头，自耦变压器的输出电压发生改变。这些可变的输出电压供给高压变压器的初级线圈。最终，X 线管的电压亦发生改变。

如果选择器提供的电压范围是 40~100 kVp，每 2 kVp 为一档，那么就必须有 31 个分接头。通常会有 2 个选择器，一个粗略地控制 10 kVp 的电压变化，另一个精确地控制 2 kVp 的电压变化。通过应用可变的变压器，输出电压亦发生持续变化。这类控制技术应用于 X 线透视诊断检查中。

单相 X 线发生器

单相 X 线发生器利用单相交流电作为输入电路。这类发生器使用全波整流器，可以利用电能提供全部电势。图 4.12 表示了全波整流器波的形成和单相 X 线发生器。交流电的两个半周期都被用于产生 X 线。因此，每单位时间内 X 线输出是半波整流的 2 倍。

电路中的电压由升压变压器提供。在第 1 个半周期中（A 不工作，B 工作），电子流由 A 流经 D1 整流器到 X 线球管，然后由整流器 D2 返回 B。在接下来的半周期（A 工作，B 不工作），电子流由 B 流经整流器 D3 到灯丝，然后由整流器 D4 返回 A。因此，由 4 个整流器提供脉冲的直流电通过 X 线管，使电压在零与最大值之间波动。

产生的 X 线在 1 s 内有 100 次短脉冲（2 次脉冲/周期，频率=50 周期/秒），每次 X 线脉冲的曝光时间为 1/100 s=10 ms。当电路中的电压为零时，交流电的波形很容易被关闭。此时，初级电压开关则可以容易地打开。因此，计时器应用于众多的单相 X 线发生器中来测定时间。X 线脉冲通常在施加的电压达到峰值时产生。由于空间电荷效应，当电压低于 40 kVp 时，球管电流与电压呈非线性变化。图 4.13 所示为一个典型的单相 X 线发生器的电路

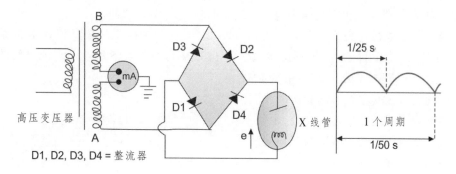

图 4.12　单相 X 线发生器和全波整流器。

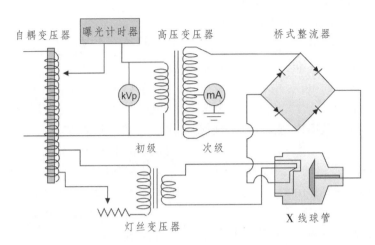

图 4.13　单相 X 线发生器电路。

设计。

　　因此,半波和全波整流器电路只产生脉冲电势。脉冲辐射的主要缺陷是,当电压处于 2 次脉冲间的波谷时,大部分的曝光时间丢失。这会使低能电子轰击靶成为可能,产生热量和低能 X 线。这些 X 线被患者吸收而增加辐射剂量。

　　因此,需要 1 个恒定电压电路,以确保输出更具穿透力的 X 线。为了实现这个目的,电容 C 与 X 线球管并联,其可以存储足够的电能使 X 线球管维持恒定电压。此外,三相 X 线发生器可以提供恒定电压供应 X 线球管。

三相 X 线发生器

　　三相 X 线发生器由三相交流电供电。由 3 条电线组成,每条电线均为单相交流正弦波。每个波在 1 个周期中都占输出相位的 1/3 (120°)。三相变压器用来使低压交流电变成高压交流电。它拥有 3 套初级线圈和次级线圈。这类线圈的布局形式是 2 个连于一处,也就是呈三角形或星形。通常,初级线圈为三角接法,次级线圈则为星形接法。

　　当电压被重新整流,电路中每条线都会产生每周期 2 个脉冲,导致每周期 6 个脉冲。因此,这被称为三相 6 脉冲发生器。也可以通过应用不同变压器和整流器布局来产生每周期 12 个脉冲,这被称为三相 12 脉冲发生器。

6 脉冲三相 X 线发生器

　　这类发生器使用三角接法的初级变压器和星形接法的次级变压器。次级线圈的输出由 6 个固态整流器进行整流。如图 4.14 所示,星形线圈和 6 个整流器连接在一起。整流后每周期输出将有 6 个有效的最大电压。假设,A 相对于 B 是负的,电子流由 A 流经整流器 R3 到达 X 线球管的灯丝,然后到达球管中的靶,再经整流器 R2 回到线圈 B 处。在接下来的半个周期中,B 相对于 A 是负的,电子流由 B 流经整流器、X 线球管、整流器 R4 再回到 A。采用该方法,三相全波整流每周期将会产生 6 脉冲。

　　X 线管的电压从未降到 0,脉冲系数很低 (13.5%),如图 4.15 所示。直流电压的纹波系

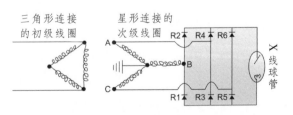

图 4.14　6 脉冲三相 X 线发生器电路。

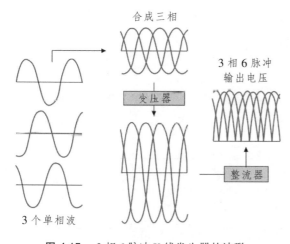

图 4.15　3 相 6 脉冲 X 线发生器的波形。

数是指最大与最小电压差与最大电压的比值。

$$纹波系数(\%)=\frac{V_{max}-V_{min}}{V_{max}}\times100\%$$

　　纹波系数是指作用于 X 线球管上的电压变化，以最大值的百分比来表示。例如，当纹波系数为 13.5% 时，表示在 100 kV 电压时，电压在 86.5~100 kV 间波动。单相 X 线发生器的纹波系数是 100，但在实际操作中由于电容效应则要小于 100。这表示电缆作为电容，使直流电压变得平滑。纹波系数对于高频和恒定电压发生器来说常分别为 4%~15% 和 <2%。

　　三相发生器提供 1 个几乎恒定的电势。相对于单相发生器提供脉冲电势，这是三相发生器的 1 个主要优势。三相发生器在曝光的整个过程都能产生有效 X 线，同时 X 线的平均能量更高，因为没有时间留给低能电子轰击靶面。三相发生器的另一个优点是，在极短 X 线曝光中球管功率更高。由于在次级电路中应用三极管、四极管、五极管，射线的开关可以在短曝光时间内完成。目前三相发生器可以承担 2000 mA 以上的球管电流。这使得 X 线球管可以短时间曝光，并获得高的重复率，这在血管造影中是必需的。然而，三相发生器更贵且难以安装。

恒压发生器

　　发生器提供 1 个恒定的电压给 X 线球管。它由 1 个三相交流电压和 1 个整流电路组成。在阳极和阴极之间由像三极管、四极管这样的真空管成线性排列(图 4.16)。在变压器的高压端它们控制球管电压和曝光时间。比较电路测量设定电压(控制台)和电路中实际电压差，同时调整三极管或四极管栅极。这类真空管非常快地调控电压、电流及曝光时间，以便获得平坦的输出波形。这类发生器也可以在极短的曝光时间(1 ms 内)提供更高的平均 X 线能量。但这类发生器体积笨重、价格昂贵、能源利用率低。

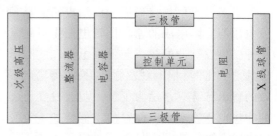

图 4.16　恒压 X 线发生器。

高频发生器

　　高频发生器提供高达 50 000 Hz 的高频交流波形。在整流与平滑后，它将提供恒定的电压。单相和三相线路均可应用于高频发生器。它们可以重复地提供精确的电压和电流。高频发生器传输有效、体积小且成本低。

　　单相或三相交流电输电需经过整流与平滑才能输入换流器电路中(图 4.17)。变流器提供高频交流波形输入变压器中。变压器则输出一个稳定的高压和低电流。在整流和平滑之后，最终输入 X 线球管。同时有 2 个电容从平滑电压中积蓄电能。

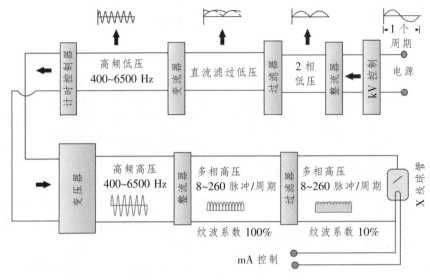

图 4.17　三相高频 X 线发生器。

当 X 线球管被接通后、反馈电路测量预设电压与实际电压的差。比较电路生成触发脉冲，触发脉冲的频率与预设电压和实际电压的差成比例。根据触发脉冲，换流器输出一致的输出脉冲。这是为了进一步改变变压器的输出电压。电容中储存的电能增加了流经 X 线球管的电势。因此，X 线球管获得所需的电压。

反馈脉冲率由球管电流决定，且与自耦变压器的电压控制无关。电流的控制与电压的控制类似。如果实际 mA 较低，则触发脉冲增加灯丝间的能量和热电子发射。反馈电路不需要空间电荷补偿电路，同时可以纠正灯丝老化效应。

曝光开关和计时器

曝光开关

开关是控制 X 线球管高压电开启和关闭的装置。电流必须被迅速地关闭，并将所有能量转移储存于电压平滑网络中。然后，使通过 X 线球管的电压变为 0。不恰当的电流关闭会造成高压峰值，损害设备。X 线发生器有 2 种

类型的开关。一种是转换至高压变压器的初级线圈，另外一种是转换至次级线圈。

在单相低能 X 线发生器中，当转换至初级线圈时，使用的是机械接触器。同时，一个计时控制电路接通与机械接触器相连的电磁铁，使电路关闭。当过了设定的时间，电磁铁断电，接触器接通电路。这样就可关闭通过 X 线球管的电压。这些开关的精确度欠佳，而且不能用于短时间曝光，如小于 8 ms。它们依赖于电路的能量。

三相和恒定电势 X 线发生器使用三极管或四极管转换至变压器次级电路。它们使用电子或能精确至 1 ms 的自动曝光计时器。高频发生器使用电子计时器和变压器初级端的开关。迅速的反应可精确至 2 ms 内完成。栅极控制 X 线球管可以用于任何发生器的曝光。

曝光计时器

曝光计时器控制 X 线曝光的长度。有 2 种基本类型的曝光计时器，即电子计时器和光电计时器（自动曝光控制）。

电子计时器

在电子计时器中，X 线曝光时间长度决定

于通过电阻使电容器充电的时间。当曝光开始,同时也开始使电容器充电。当电容器充电至指定值时,开启相关联的电路,曝光终止。这个时间可以通过改变充电电路中的电阻值而改变。现代发生器为获得非常精确的曝光时间,采用电子计时器。这些计时器可以精确地控制曝光时间从小于 1 ms 至大于 1 s。再后来的数字计时器具有微秒级精度和良好的重复性,代替了电子计时器。

光电计时器(自动曝光控制)

当 X 线接收器(屏/片)接收到一个预选的辐射量时,计时器终止曝光。它们使用任意一种辐射探测器,即电离室、固态二极管、闪烁体光电倍增管。另外,还有放大器、密度选择器、比较电路、终止电路和反馈计时器等。从人体穿过的 X 线落在电离室并被放大,之后作用于比较器和积分器电路。当积分信号与预先选择的值相同时,曝光终止。为了防止失败,反馈计时器使曝光终止。

大部分制造商使用平面平行板电离室,其被安装在患者和胶片之间。由于 X 线可透过电离室,故不会在胶片上留下阴影。为了避免阴影在胶片存留,将固态二极管和闪烁体光电倍增管安装在暗盒后面。一个典型的自动曝光控制(ACE)用于高频发生器,如图 4.18 所示。

为了使胶片速度与曝光计时器所采集的信号相匹配,需进行适当的校准。目前由曝光计时器和多个设置一起完成,以致 X 线曝光量可以增加或减少 10%~20%。这使得操作者改变胶片的密度以完成患者摄片。这是目前最普遍的使用类型,同时消除了人为误差。

X 线的质量和强度

X 线的质量

术语质量描述的是放射线的穿透力。如果一束放射线由单光子组成(单一能量),那么质量可以被描述成光子能量或者波长。但是,X 线束由许多光子能量组成(非均质的),其质量不能用光子能量来描述。因此,X 线束质量常被定义为:半值层、施加的电压(kV)、过滤和有效光子能量。

半值层(HVL)

一束放射线的半值层或半值层厚度是一种材料减少线束强度至一半时所需的厚度。半值层常与所用的电压值和过滤捆绑在一起。铝和铜是常被用来指定半值层的材料。

强度

强度是放射线质量的量度。一束放射线的强度是在单位时间通过单位面积的能量。其等于由每份光子能量相加而成的线束内光子的数量。强度常以伦琴每分钟(R/min)表示。

术语曝光常被用于放射学,与 X 线束的能量影响成比例。其与射线的质量和数量都

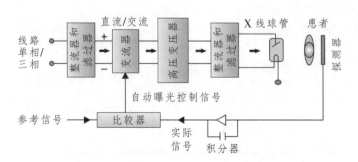

图 4.18　高频 X 线发生器的自动曝光控制。

相关。术语数量表示的是在线束内 X 线光子的数量。

质量和强度的影响因素

X 线的产生效率、质量、数量和强度被 7 个因素所影响,即采用的电压、管电流、过滤、靶材料、曝光时间、发生器波形和距离。

施加的电压(kVp)

施加的电压影响 X 线的质量和强度。从 X 线球管发出的光子的能量依靠轰击靶面的电子能量。电子的能量又由施加的峰电压决定。当施加的电压增加,在轫致辐射中有效光子能量也增加。最大光子能量与施加的电压峰值成比例。此外,X 线产生的效率与所施加的电压相关。强度随施加的电压的增加而增大 (图 4.19)。辐射量的产生与千伏的平方相关:

$$X 线曝光量 \propto (kVp)^2$$

因此,kVp 增加,X 线产生的质、数量和效率也增加。

管电流(mA)

X 线产生的数量依靠撞击 X 线球管靶面的电子数量。电子的数量直接取决于使用的管电流(mA)。mA 越大,产生的电子越多,从而获得更多的 X 线。管电流仅影响强度,而不影响 X 线的质量。当管电流增加时,强度也增加:

$$强度 \propto 毫安(mA)$$

为维持相同的曝光量,当管电流降低时,必须增加千伏来补偿。mAs 的比等于 kVp 的比的 5 次方:

$$(kVp1/kVp2)^5 = mAs2/mAs1$$

过滤

过滤器是一些材料(铝、铜、钼)构成的薄片,对低能光子有较强的衰减作用。使用过滤器的目的是减少患者皮肤上的曝光量。过滤器通过选择性地消除光谱上低能光子来改变 X 线的质量和数量。这减少了光子的数目 (数量)和通过增加质量使平均能量增加。一束过滤后的射线由更高能量的光子组成,即射线被硬化(图 4.20)。

靶材料(Z)

靶材料的原子序数影响 X 线的强度。强度随原子序数的增加而增加。如果靶材料的

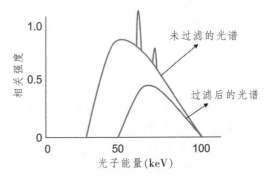

图 4.20 过滤器对 X 线光谱的影响。

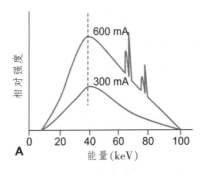

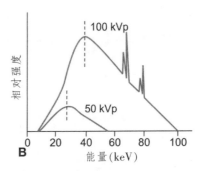

图 4.19 管电流(A)和 X 线光谱上的千伏(B)的影响。

原子序数增加,X 线的产生效率也增加。例如,如果使用相同的 kVp 和 mA,钨(Z=74)相对于锡(Z=50)会产生更多的轫致辐射。

靶材料的原子序数也决定特征 X 线的能量(质量)。因此,靶材料的原子序数决定轫致辐射的强度和特征 X 线的质量。

曝光时间

曝光时间决定 X 线产生的长度。X 线的总数量直接与管电流和曝光时间乘积(mAs)相关。

发生器的波形

由于通过 X 线球管的平均电势差不同,使得发生器的波形(单相、三相或恒定电压)直接影响发出的 X 线光谱的质量。例如,单相发生器提供的平均电势差低于三相发生器。

距离

因为 X 线束的分散,X 线束的强度随离靶面的距离增加而减小。强度的减小与靶面距离的平方相关。强度对距离的非线性衰减称为逆平方律。一般来说,如果离 X 线源的距离从 x 变为 y,那么 X 线束的强度改变至 $(x/y)^2$。如果 $x=1$ m,$y=2$ m,那么强度减少至 1/4。因此,离 X 线源的距离增加 1 倍可以使 X 线束强度减少至原来的 1/4。

总之,X 线的强度(I)如下公式所示:

$$I \propto kVp^2 \times mAs \times Z/d^2$$

其中,d 为靶面与测量点间的距离。

发生器的额定功率和热负荷

X 线球管为了特殊应用类型所设计的,因此,需格外注意其负荷。第一,焦点不能超出其特定的功率输入。第二,阳极不能超出其特定的负荷而连续曝光。最后,不能期望机架可以在超出特定值之下驱散热量。

如果 X 线球管超负荷,会产生巨大的热量。因此,靶材料的表层可能会蒸发。蒸发的钨会覆盖在玻璃管的内面,增加了固有的过滤并减少 X 线球管的输出。沉积的钨同时造成 X 线球管内不规则的传导路线,导致电流的不稳定和损耗。

额定功率

术语 X 线球管的功率即最大负荷,指应用在 X 线管上不会对其造成任何损耗或破坏。额定功率与 1 s 供应在 X 线球管的能量相关。公式如下:

$$功率(kW)=100\ kVp \times A_{max}(0.1\ s)$$

因此,额定功率是在 100 kVp 和最大管电流在 0.1 s 内所传递的平均功率。高额定功率可见于短曝光、大焦点、高阳极旋转、小阳极角和大直径阳极。额定功率表明可以使用 kVp,mA 和时间组合的最大值。

热负荷

额定热功率表明在给定的时间内的曝光次数。为了了解这些,必须计算沉积在靶材料的能量,用热单位 HU 表示,公式如下:

$$能量(HU)=kVp \times mA \times s$$

上面的公式适用于单相发生器,不能用于三相发生器和高频发生器,因为它们的纹波系数低。因此,上面的公式乘以 1.35 用于三相发生器,乘以 1.4 用于恒电压发生器。额定热功率 HU 是人为规定的,因此,SI 系统提出用焦耳表示能量。它们的关系如下:

$$能量(J)=kVp \times mA \times s$$

在单相系统中 kVp 不是恒定的,平均电压是峰电压乘以 0.7 的均方根值:

$$能量(J)=0.7 \times kVp \times mA \times s$$

功率 HU 和焦耳的关系为:HU=1.4 J。

因此,X 线球管的功率给出了对于 X 线管安全操作的所有必要的信息。功率图简要列出了允许的 X 线管的操作(图 4.21)。这些包括了单次曝光的图表和血管造影系统的多次曝光的图表。透视检查采用连续的射线,需要阳极热量输入和冷却的图表,以及机架热量输入和冷却的图表。功率图表受 X 线球管的设计和发生器类型的影响。图表适用于特定的 X 线管,且不能更换。

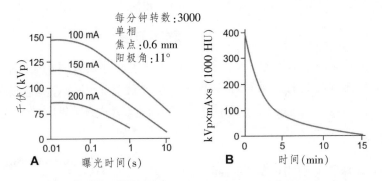

图 4.21　模型 X 线功率图(A)和阳极冷却图(B)。

(张惠峰　王骏　李振辉　陈峰　刘小艳　孙睿　吴虹桥　译)

第 5 章 辐射单位与介质的相互作用

辐射单位

辐射单位是用来表示物理实体的量,以数值表示便于比较。物理实体的量化是通过评估一个物理实体的可测量的物理效应,例如,在材料中产生的热是在膨胀的基础上量化。量化的条件是大量的物理实体且其效应应呈线性关系。

在放射物理学中,感兴趣的物理量是:①单位时间内发生的核衰变数量;②一个区域内的电离光子;③由射线传递至组织的能量;④组织吸收的能量;⑤能量吸收的生物效应等。1981年,国际辐射单位和计量委员会(ICRU)发布基于 SI 单位,解释如下。

流量和通量

通过单位面积的光子数量称为流量(Φ),其单位为/cm。光子通过单位面积的率称为通量。通量是每单位面积每秒的光子流量,其单位是/(cm·s)。通过单位面积能量的数量称为能量流量(Ψ),其单位为 J/m^2。

放射活度

放射活度是指单位时间内通过放射性衰变重新达到稳定状态的不稳定核子的数量。这一概念非常重要,因为从放射性材料释放的放射线数量直接与放射活性成比例。放射活度定义了每单位时间内从放射源释放的放射线的数量(衰变率)。

放射性同位素的衰变率是通过单位居里(Ci)测量的。1 居里是 1 克镭(^{226}Ra)每秒衰变的数量(dps),其数值为 $3.7×10^{10}$ dps。较小的单位,例如毫居里(mCi)和微居里(μCi),也用于测量放射活度。

$$1 \text{ mCi}=3.7×10^7 \text{ dps}$$
$$1 \text{ }\mu\text{Ci}=3.7×10^4 \text{ dps}$$

贝克勒尔(Bq)是放射活性的 SI 单位,其等于 1 dps。实际上,兆贝克勒尔(MBq)和千兆贝克勒尔(GBq)是常用单位。1 MBq=10^6 Bq、1 GBq=10^9 Bq。日常应用中,1 mCi=37 MBq 是有用的关系。因此,

$$1 \text{ Ci}=3.7×10^{10} \text{ Bq}=37 \text{ GBq}$$

因此,放射活度涉及核辐射,其在诊断放射学中没有任何实际应用。这些单位并不能表示传递到生物系统的剂量。因此,定义了如曝光量和吸收剂量等新单位。

曝光量-伦琴

曝光量表示某一区域内电离光子的数量。电离产生的带电粒子的数量与电离直接相关。因此,电离光子在给定的介质中产生总电荷的基础上被量化。空气是用来测量曝光量的常见介质。光子在空气中产生电离需要的平均最小能量约为 34 eV。

曝光量(X)是指空气中某点周围的一小块空间内测量出的电离辐射量。曝光量是与放射源相关的术语。X 线源的曝光量遵循平方反比定律。曝光量的单位是伦琴(R)。

1 伦琴(1928)被用来量化 X 线和 γ 射线在每 0.001 293 g 空气(标准条件下 1 mL 干燥的空气)中释放的相关的微粒,电离带有 1 esu 信号电子量的离子(STP 指标准温度和大气压下:273 K 和 760 mmHg)。如果使用开放的气室,气温和压力变化可改变气室内存在的空气分子的数量。因此,气温和压力的校正是必要的。

在 SI 单位中,这些实际的困难得以避免,因为空气的体积被空气的质量代替,空气质量不会随气温和压力的变化而改变。1 个曝光量单位被定义为在 1 kg 空气中产生 1 库伦电荷的光子数量,其大小等于 1 库伦/千克(C/kg)。伦琴单位根据 SI 单位被定义为:

$$1 \text{ R} = 2.58 \times 10^{-4} \text{ C/kg}$$

实际上,常使用下面的亚单位:

$$1 \text{ 毫伦(mR)} = 1/1000 \text{ 伦琴} = 10^{-3} \text{ R}$$

$$1 \text{ 微伦(}\mu\text{R)} = 1/1000 \text{ 毫伦} = 10^{-3} \text{ mR 或 } 10^{-6} \text{ R}$$

放射监控通常用伦琴和毫伦(mR)计算,过去常用来测量 X 线机的输出。X 线机的输出常用 mR/mAs 表示,如带有 1 个 2 mm Al 滤过的 75 kV 的 X 线机在 100 cm 的距离可能产生 5 mR/mAs 的输出。在一个充满空气的电离室中,测量空气中曝光率是容易的,因为空气的有效原子序数等于那些软组织。因此,测量的曝光量与诊断性 X 线中的软组织剂量成比例。

伦琴作为测量单位有一些困难:它不是剂量单位,是 1 个吸收能量的测量单位;它仅适用于最高 3 MeV 的光子能量;它仅对于空气中的 X 线和 γ 射线适用。

比释动能

比释动能表示从介质中释放的动能,描述的是光子与介质中 1 个原子的初始作用。当 X 线和 γ 射线通过 1 种介质时,它们将动能转移至带电粒子(电子和质子)。比释动能(K)测量的是转移至带电粒子的动能。其定义为由 1 个单位质量介质中的光子释放的所有带电电离粒子的初始动能的总和。比释动能的单位是焦耳每千克(J/kg)。SI 单位是戈瑞,其专用单位是拉德。当参考物质是空气时,称为空气比释动能。

$$1 \text{ 空气比释动能(Gy)} = 114 \text{ R}$$

质能转换移系数

对于 X 线和 γ 射线,比释动能可以用材料的质能转移系数(μ_{tr}/ρ_0)和能量注量(Ψ)来计算。质能转移系数是质量衰减系数乘以转移至带电粒子的光子能量占比释动能的百分比。质能转移系数总是小于质量衰减系数。散射光子对带电粒子的比释动能没有影响。组织中 20 keV 的光子,质能转移系数和质量衰减系数的比值是 0.68,因为康普顿散射增加,在 50 keV 时减少至 0.18。如果 Ψ 是能量注量,$(\mu_{tr}/\rho_0)_E$ 是能量为 E 时的质能转移系数,那么比释动能(K)如下:

$$K = \Psi(\mu_{tr}/\rho_0)_E$$

吸收剂量—戈瑞/拉德

辐射曝光导致能量从放射线转移至与之相互作用的介质(比释动能)。转移能量不会完全被介质吸收,因为部分能量以轫致辐射的形式辐射出去了。因此,吸收剂量等于比释动能与轫致辐射之差。

吸收剂量(D)指的是每单位质量的物质吸收的能量。吸收剂量的单位是拉德(r),是辐射吸收剂量的缩写,1 rad = 100 ergs/gram。此单位不受辐射类型和介质的影响。吸收剂量的 SI 单位是戈瑞(Gy)。

$$1 \text{Gy} = 1 \text{ J/kg}$$

$1 \text{ Gy} = 10^7 \text{ erg}/10^3 \text{ g} = 10000 \text{ erg/g} = 100 \text{ rad}$(因为 1 rad = 100 erg/g)。因此,单位拉德–戈瑞的关系为 1 Gy = 100 rad。实际上,戈瑞的亚单位如下:

1 mGy=1/1000 Gy=10^{-3} Gy

1 μGy=1/1000 mGy=10^{-6} Gy

因为 1 Gy=100 rad，1 mGy=100 mrad 和 1 μGy=100 μrad。

单位拉德或戈瑞是在介质中能量传递的基础上定义的，因此，它适合于描述生物效应，用于量化放射治疗患者的辐射剂量。

质能吸收系数

转换至带电粒子的初始动能被组织吸收，称为吸收剂量。其中，一部分动能未被体积较小的组织吸收，成为轫致辐射 X 线。初始动能减去轫致辐射 X 线的能量，为实际吸收剂量。用介质的质能吸收系数（μ_{en}/ρ_0）表示。质能吸收系数总是小于质能转移系数。但是，对于低原子序数的材料，在诊断性 X 线能量范围中，两者几乎相等，因为轫致辐射的损失非常小。

伦琴—拉德转换因子

吸收剂量（D）与曝光量（X）的关系如下：

$$D = f \times X$$

其中 f 是伦琴-拉德转换因子。在诊断性 X 线能量中，空气、肌肉和其他软组织的 f 因子接近 1。骨骼的 f 因子是 4，因为更高的光电吸收。不同光子能量的伦琴-拉德转换因子见图 5.1。

空气中曝光量与剂量的转换

D 为空气中的剂量，单位为 Gy。X 是曝光量，单位为 C/kg，那么 1 伦琴 X 线的曝光为：

$$1 伦琴(X) = 2.58 \times 10^{-4} \text{ C/kg}$$

空气中每个离子对的平均能量沉积是 33.97 J/C，总能量与 1 伦琴曝光量的关系是：

$$
\begin{aligned}
1 伦琴(X) &= 33.97 \text{ J/C} \times 2.58 \times 10^{-4} \text{ C/kg}\\
&= 0.008\ 76 \text{ J/kg}\\
&= 0.008\ 76 \text{ Gy}（因为 1 Gy=1 J/kg）\\
&= 空气中的剂量（D）
\end{aligned}
$$

空气中的剂量（D）=0.00876 Gy/R

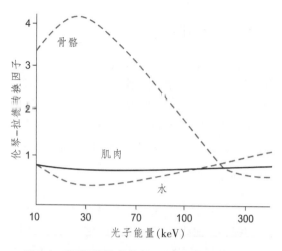

图 5.1　伦琴-拉德转换因子与光子能量的关系。

因此，空气中的剂量等于 0.00876 Gy/R 或 8.76 mGy/R。基于上述内容，以下公式可用于表示剂量与曝光量之间的关系：

空气中的剂量（mGy）=8.76×曝光量（R）

空气中的剂量（μGy）=8.76×曝光量（mR）

相对生物效应（RBE）

所有放射线都可能产生同样类型的生物效应，但每单位剂量的影响程度不一样。换而言之，相同剂量的不同射线产生不同的生物效应。为了评估不同放射线的效应，引入了"相对生物效应"（RBE）的概念，其定义如下：

$$RBE = \frac{产生某种效应所需的 250\,kVp\ X 线剂量}{产生相同效应所需参考放射线的剂量}$$

最终效应包括染色体变异、白内障形成和急性损伤等。RBE 依赖放射线在介质中的线性能量传递（LET）。LET 是描述入射放射线每单位长度径迹的平均能量沉积的参数，其单位为 keV/μm。RBE 同时受总剂量和放射线的剂量率的影响。不同放射线的 RBE 数值如下：

X 线、γ 射线、电子束	1
热中子	5
快中子，质子	10
重粒子	20

等效剂量和有效剂量

放射线的曝光可以是全身曝光或者身体的部分曝光。这意味着曝光可以是均匀的或不均匀的。对于放射线曝光,人体不同组织的放射敏感性有所不同,因而损伤程度也不同,取决于损害的严重程度和治愈的可能性。

等效剂量

单位剂量的所有放射线不能产生相同的生物损伤。为此,国际辐射防护委员会(ICRP)(60号报告,1990年)引入了辐射权重因子(W_R)。W_R通过对剂量进行修饰/调整,用于反映导致生物损伤的不同类型放射线的相对效应。吸收剂量和辐射权重因子的乘积称为等效剂量(H):

$$H=D \times W_R$$

其中,D表示吸收剂量,W_R是放射线的权重因子。X线、γ射线和所有能量的电子束的权重因子是1。高LET放射线可能会导致更高的生物效应,因此,有更高的放射权重因子。不同放射线的权重因子见表5.1。

等效剂量的SI单位是希沃特(Sv),1 Sv=1 J/kg。当吸收剂量用rad表示时,Rem是等效剂量早期使用的专用单位。Rem是人体放射等效剂量的缩写,100 rem=1 Sv。实际上,mSv最常用。

 1 Sv=1000 mSv

 100 rem=1000 mSv(因为1 Sv=100rem)

 100 000 mrem=1000 mSv(1 rem=1000 mrem)

因此,100 mrem=1 mSv或100 mR=1 mSv(如果权重因子为1)。

有效剂量(H_T)

考虑到不同组织的不同放射敏感性和放射线曝光的非均匀性,ICRP给出的组织权重因子(W_T)如表5.2所示。一个特定组织或器官的权重因子是相同剂量的放射线照射组织或器官产生随机效应的风险与照射全身产生的随机效应的总体风险的比值。各受照组织等效剂量(H_T)和组织相应的权重因子的乘积的总和称为有效剂量(E)。

$$E=\Sigma W_T \times H_T$$

其中,W_T是组织T的权重因子,H_T是组织T受到的等效剂量。E表示的是受照组织

表5.1　放射权重因子(W_R)

放射线类型	W_R
光子(所有能量)	1
电子束	1
中子,<10 keV	5
中子,10~100 keV	10
中子,100 keV~2 MeV	20
中子,2~20 MeV	10
中子,>20 MeV	5
质子	5
α粒子	20

表5.2　组织权重因子(W_T)

组织	W_T(ICRP 2005)
骨髓	0.12
乳腺	0.12
结肠	0.12
肺	0.12
胃	0.12
膀胱	0.05
食管	0.05
性腺	0.05
肝	0.05
甲状腺	0.05
骨皮质	0.01
脑	0.01
肾	0.01
唾液腺	0.01
皮肤	0.01
剩余部分	0.10

的整体损害,并考虑到每种被照组织的放射敏感性。其用于评估低剂量时的随机效应的可能性。

ICRP(1990 年)已指出,睾丸和卵巢是对于放射线最敏感的组织。但是,在 ICRP(2005年)中,认为骨髓和乳腺组织是对放射线最敏感的器官。较高敏感性的器官对于给定的剂量有更高的风险。权重因子的总和是统一的。有效剂量的单位是希沃特(Sv)。组织权重因子是从性别比例相同且年龄范围较广的参考人群中得到的。有效剂量单位可以用相同的单位 Sv 测量。

放射线与物质的相互作用

当 X 线或 γ 射线穿过一种介质,其与 1 个原子相互作用并产生运动电子。这些电子在介质中运动,与其他原子相互作用并产生电离和激发。结果能量在细胞中沉积,造成细胞部分损伤或完全损伤。此外,产生大量的热量。总之,X 线或 γ 光子将能量转移至电子,电子将能量转移至细胞并产生生物效应。这就是为什么称之为间接电离辐射。

上面的相互作用具有波粒二象性。X 线和 γ 射线与其波长相似的结构发生相互作用。低能量光子趋向于与原子相互作用,中等能量光子与电子相互作用,高能量光子与原子核相互作用。以上结构的相互作用可能有 5 种机制:①相干散射;②光电吸收;③康普顿散射;④电子对产生;⑤光核反应。康普顿散射和光电吸收在诊断性放射学中是 2 种最重要的相互作用。

衰减

衰减是吸收和散射的结果。由于吸收和散射,光子从射线束中被移除。如果射线束通过 1 个厚度为 x 的吸收体,则吸收和散射都发生(图 5.2)。结果,透射的射线束中光子数量将减少,其关系如下:

$$I=I_0e^{-\mu x}$$

其中,I 是出射光子的数量,I_0 是入射光子的数量,e 是自然对数,μ 是吸收材料的线性衰减系数。

线性衰减系数

线性衰减系数是指单位长度的射线强度减少,其单位为 cm⁻¹。其表明从单色辐射束中光子减少的百分数。以上方程可简写为:

$$\mu=-\frac{1}{X}\log_e\frac{I}{I_0}$$

I/I_0 代表通过每单位厚度的介质光子减少的百分数。因为是对数关系,在吸收体的初始厚度,更多的光子被吸收,在后来的厚度吸收光子较少。这解释了为何为指数关系,且放射线强度从不会减少至 0。线性衰减系数由光子的能量和材料的密度所决定。因此,线性衰减系数随相同材料的密度的不同而

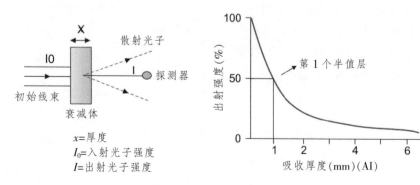

图 5.2　通过吸收体的衰减。

变化。

在诊断性能量的范围中(30~100 keV),线性衰减系数随能量的增加而减小（除了 K 边缘）。软组织的 μ 值范围是 0.16~0.35/cm。

质量衰减系数

质量衰减系数是线性衰减系数除以密度(ρ),其符号为 μ/ρ,单位为 cm^2/g。质量衰减系数与密度无关。其用来量化物质衰减,而与其物理状态无关。ρ 与 X 的乘积称为质量厚度,其单位为 g/cm^2。

例 5.1

1.88 mm 厚度的材料,计算射线强度减少至 50%时的线性衰减系数。

$x=1.8$ mm,$I/I_0=1/2=0.5$,$\log_e^{0.5}=0.693$

$U=-(1/1.8)\times0.693=0.38/cm$

衰减系数和射线束能量

衰减系数随光子能量的不同而不同。线性衰减系数用于单色辐射束,将其用于多色线束中时则较困难。基本上 X 线是多色放射线束。当射线通过物质时,低能量成分被吸收。因此,射线束的有效能量增加,导致射线束硬化效应。此外,X 线管和过滤器也能硬化射线束。因此,诊断性 X 线是大量滤过的射线束,接近单色线束。

计算机断层摄影术中,CT 值是在线性衰减系数的基础上定义的,因此,X 线束的能量同样影响 CT 值。由于人体厚度的衰减作用,同样的组织位于人体前面和后面会受到不同射线束能量的影响。因此,这些点的衰减系数不一样,导致 CT 值不同。同样的,由于 X 线束能量的不同,不同 CT 机的 CT 值也不一样。

半值层

半值层(HVL)是减少射线束强度至初始强度一半时所需的厚度。线性衰减系数与半值层的关系如下:

$$HVL=0.693/\mu$$

HVL 为光子能量的间接测量方式。在窄束几何中,它表示的是射线束的质量。窄束几何与散射光子未被探测器计数的实验类似。在宽束几何的情况下,由于射线束是宽的,总会出现散射的光子。如果测量是在宽束几何下完成,那将会低估衰减。大多数患者成像的条件是宽射线束几何。如果 1 个衰减体有 n 个 HVL 厚度,那么,射线束强度减少的关系是 $(1/2)^n$。表 5.3 列出随着半值层(对于大量滤过的 X 线束)的增加,放射线强度的减少。

HVL 是在诊断性 X 线下用铝的厚度测量出来的,并给予其有效能量。对于诊断性 X 线束能量,软组织的 HVL 的范围为 2.5~3.0 cm。

有另外一个术语叫作 1/10 值层(TVL),即使一 X 线束衰减 90%的材料的厚度。这个数值在房间屏障或屏蔽计算时非常有用。TVL 和 HVL 的关系用方程表示如下:

$$TVL=2.303/\mu$$
$$=2.303/(0.693/HVL)$$
$$=3.32\ HVL$$

例 5.2

计算一 X 线束通过一个线性衰减系数为 0.35/cm 的吸收体的半值层。

$\mu=0.35/cm$

$HVL=0.693/0.35=1.98$ cm

表 5.3　半值层与透射率之间的关系

半值层的层数	透射率(%)
0	100.0
1	50.0
2	25.0
3	12.50
4	6.25
5	3.12
6	1.56

例 5.3

一 X 线束通过 2 mm 厚的吸收体,透射率为 25%,计算射线束的 HVL。

在此,x=2 mm 或 0.2 cm,I/I_0=1/4=0.25,

μ=–(1/0.2)×log 0.25=6.93/cm

HVL=0.693/μ=0.693/6.93=0.1 cm

相干或雷利散射

光子与一个原子的电子相互作用并使原子处于激发态。当散射 X 线与入射光子的波长相等时,激发的原子以散射 X 线的形式释放多余的能量。出射的 X 线将与入射光子有相同的能量。但散射光子的方向与入射光子的方向不同。因此,在相干散射中,光子方向发生变化,但波长不改变(图 5.3)。在这一过程中,没有能量转移且没有电离出现,大多光子向前散射。当 X 线的能量减少,散射角增大。这个相互作用主要发生在低能量光子,可能发生于乳腺 X 线摄影中(15~30 keV)。

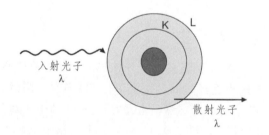

图 5.3　相干散射、入射光子和散射光子有相同的波长。

康普顿散射

在康普顿散射中,1 个光子与 1 个原子的 1 个自由电子(价电子)相互作用,并获得一部分能量而发生散射(图 5.4)。另一部分能量转移到从原子发射出的价电子。发射出的电子由于组织中原子的电离和激发失去能量,从而导致患者的剂量。散射光子在介质中运动,与介质发生或不发生康普顿散射或光电吸收。与入射光子相比,散射光子有更长的波长。入射光

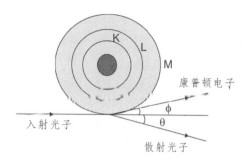

图 5.4　康普顿散射。

子的能量(E_0)等于散射光子能量(E_{sc})和出射的电子的比释动能的总和。

$$E_{sc} = \frac{E_0}{1+[E_0(1-\cos\theta)/511 \text{ keV}]}$$

其中,θ 是散射光子的角度。当入射光子的能量增加,光子和电子都是向前散射。对于 1 个给定的散射线角度,转移至散射光子的能量分数随入射光子能量的增加而减少。

如果光子直接撞击电子,电子会向前移动(φ=0),而散射光子会发生反向散射,θ=180°。在此碰撞中,电子将获得最大的能量,同时散射光子的能量最小。如果光子与电子发生掠入撞击,电子会以直角发射(φ=90°)而散射光子将向前辐射(θ=0)。在此撞击中,电子获得最小能量,而散射光子获得最大能量继续向前。

康普顿散射涉及 1 个光子和 1 个自由电子的相互作用,导致原子电离。入射光子的能量转移至散射光子和出射的电子。发生康普顿散射的可能性取决于介质中的电子密度(每克电子的数目×密度)。除了氢,组织的电子密度是常数,且与原子序数(Z)无关。康普顿作用的发生率随 X 线能量的增加而减少,且其关系为 $\propto 1/E$。每单位体积发生康普顿散射的可能性与材料的密度成正比。氢发生康普顿散射的可能性更大。

在组织中,康普顿散射出现在所有能量范围,这对于 X 线成像有重要意义。其在软组织的诊断性能量范围(100 keV~10 MeV)中起主要作用。散射的 X 线提供无用的信息,减少了

图像对比度，在 X 线摄影和透视检查中产生放射危害。在透视检查中，大量的放射线从患者身上散射出来，并产生职业性辐射曝光。

光电效应

在光电效应中(PE)，1 个能量 E 的光子与 1 个原子发生撞击，并从 K 层或 L 层发射出 1 个束缚电子(图 5.5)。发射出的电子称作光电子，其动能等于 E−轨道结合能。在此过程中，所有入射光子能量转移至电子。入射光子能量必须等于或大于电子的轨道结合能，才会发生光电效应。

发生光电效应后，原子被电离，且在壳层上有 1 个空穴。空穴被 1 个从更高的轨道跃迁来的低结合能电子填补。这会导致从外层轨道到内层轨道的电子级联跃迁。结合能的差异值以特征 X 线或俄歇电子的形式释放。光电效应涉及紧密的结合电子。紧密束缚的电子最可能在 K 层，因此，大多数光电作用发生在 K 层。

每单位质量的光电截面的概率与 Z^3/E^3 正比，其中 Z 是原子序数，E 是入射光子能量。当 X 线光子能量提高，整体对比下降，(当原子序数增加，整体对比增加，)这就是为什么钡(Z=56)和碘(Z=53)被用作对比剂。

尽管光电效应随能量的增加而减少，但有例外。当入射光子能量从低于 K 层结合能增加到高于 K 层结合能，光子的吸收明显增加。这就是 K 边缘吸收。光电吸收概率与光子能量的关系如图 5.6。元素表现出陡然中断称为吸收边缘。例如，碘的 K 层结合能是 33.2 keV，

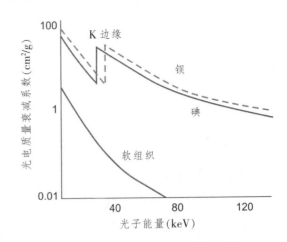

图 5.6　以光子能量为函数的光电吸收。

而 K 边缘吸收则高达 6 倍。

与吸收边缘相关的光子能量随原子序数的增加而增加。软组织中元素 H、C、N 和 O 的吸收边缘都低于 1 keV。碘、钡和铅的吸收边缘分别是 33.2 keV、37.4 keV 和 88 keV。光电效应在光子能量小于 50 keV 的软组织成像中非常重要，可区别两种原子序数差别不大的组织间的衰减。

电子对产生

当一个能量大于 1.02 MeV 的光子从原子核附近经过时，将受到强大核场的作用(图 5.7)。光子会突然消失，然后变成正负电子对。每个粒子能量是 0.511 MeV，而其超出 1.02 MeV 的能量将作为电子对的比势动能。事实上，

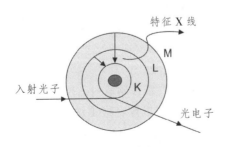

图 5.5　光电效应。

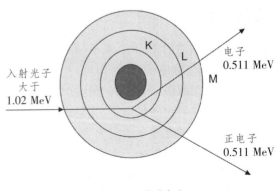

图 5.7　电子对产生。

这是一个光子和核场的相互作用。这个过程是爱因斯坦预测的能量转为质量的一个例子。电子对产生的阈值能量是 1.02 MeV。对于一个给定的物质，产生电子对效应的可能性随能量增加而增加，同时也随原子序数(Z^2)的增加而增加。这对于能量大于 5 MeV 的光子非常重要。

　　电子因为激发和电离损失能量，并填补轨道层的空穴。正电子在介质中运动，在电离、激发和韧致辐射的过程损失能量。最后，正电子和一个自由电子结合，并产生 2 个光子，每个光子的能量为 0.511 MeV，2 个光子向相反的方向发射，遵守动量守恒定律。电子对效应是真正的吸收，因为原始光子所有能量都被转移。

正电子湮灭

　　电子对产生之后，结合在原子中，电子进入稳定状态。正电子因为和 1 个电子结合进入稳定状态，且 2 个粒子各自湮灭。2 个粒子全部的质量转化成 2 个光子形式的能量。2 个粒子全部的质量是 1.02 MeV，被 2 个光子平分。因此，每个光子的能量是 0.511 MeV。上述过程称为正电子湮灭。这是一个质量转化为能量的例子，且是正电子发射断层扫描的基础。

衰减过程的相对重要性

　　对于一个给定的能量，组织总衰减系数是组织从 X 线束移除光子的能力，其与光电吸收系数(τ)，康普顿衰减系数(σ)和电子对产生系数(π)有关。组织总线性衰减系数($\mu_{总}$)的公式如下：

$$\mu_{总} = \mu_{\tau} + \mu_{\sigma} + \mu_{\pi}$$

　　图 5.8 表明各软组织的质量衰减系数和总的质量衰减系数，是能量的函数。在低光子能量(<26 keV)，光电效应在软组织中的衰减占主要地位。随能量增加光电吸收减少。光电效应随 Z^3 的改变而改变。因此，在高原子序数物质和低能量的 X 线光子中，光电吸收比康

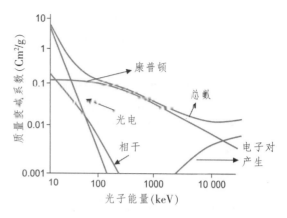

图 5.8　光子能量为函数的软组织质量衰减系数。

普顿效应重要。这是与骨、对比剂和屏上的荧光相互作用的主要模式。

　　康普顿效应出现在所有能量范围，且其对于低原子序数物质和高能量 X 线光子，比光电吸收重要。在 30 keV 能量的空气、水和软组织中，在 50 keV 能量的骨以及 300 keV 能量的碘和钡对比剂中，两个效应同样重要。电子对效应在诊断性放射学中不重要，但在兆伏放射治疗中重要。

　　总的来讲，在诊断性 X 线能量中，康普顿在空气、水和软组织中起主要作用。光电吸收在对比剂、铅和屏-片系统中起主要作用。两者在骨中都重要。

组织中相互作用的重要性

微分吸收

　　当 X 线穿过人体时，部分与人体发生康普顿散射、光电效应，部分直接穿过人体，没有与人体发生相互作用。康普顿散射的 X 线对于图像信息无用。但其产生噪声，模糊诊断图像。因此，应使用适合的技术降低透射到探测器的散射线。

　　光电效应给出诊断信息，并帮助探测器获得图像信息。骨骼是不透射线的解剖结构，并有高吸收的特性，在 X 线图像上导致亮区(白色)。穿过人体且与人体没有发生相互作用的

X线到达探测器,在X线图像上导致暗区(黑色)。解剖结构在X线上似乎可透过射线。

因此,因为光电吸收和射线穿过且没有发生相互作用的X线,导致X线吸收不同,从而产生X线图像的这种不同称为吸收差异。kVp的减少增加了吸收差异和图像对比,但给患者带来高剂量的辐射。

原子序数

光电吸收的发生率与软组织的原子序数的3次方成正比。骨骼和软组织的原子序数分别是13.8和7.4。光电效应发生在骨骼的概率比软组织高7倍$(13.8/7.4)^3$。发生率随能量的增加而降低。因此,在高能X线中,很少有相互作用出现,而更多的X线穿过且没发生相互作用。

康普顿散射与组织的原子序数无关。在骨骼和软组织中,康普顿散射发生的概率相等,此效应随入射光能量的增强而减弱。伴随入射光能量的增加,康普顿散射减弱的速度较光电吸收更为缓慢。因此,在高能量光子入射时,康普顿散射占主导地位。

物质密度

对于任何类型的相互作用,X线与物质的相互作用均与物质密度成正比。物质密度是指单位体积内物质的质量,常用kg/m^3表示。物质的密度与其原子质量有关,并且可显示原子是如何紧密束缚的。表5.4中给出

表5.4　组织的物质密度及其对比

物质	有效原子序数(Z)	物质密度(kg/m³)
肺	7.4	320
脂肪	6.3	910
软组织,肌肉	7.4	1000
骨骼	13.8	1850
气体	7.6	1.3
钡剂	56.0	3500
碘剂	53.0	4930

原子序数和各种组织的物质密度。如果物质密度增加,电子的数量相应增加,其相互作用更强。

光电效应除了与原子序数有关外,物质密度也会导致不同的吸收效应。骨骼对X线的吸收和散射是软组织的2倍(1850/1000=18.5)。物质密度有助于肺部X线成像。例如,空气(Z=7.6)和软组织(Z=7.4)的原子序数几乎相同。但是,一旦空气填充软组织腔就可以成像,这主要是由于不同物质之间密度的差异所致。

对比剂钡与碘的原子序数和物质密度均相当高。因此,它们可以应用低kVp技术,用以观察内部器官。相反,使用高kVp技术,有助于观察空腔脏器。在这种情况下,X线穿透对比剂,有助于勾画出器官的轮廓。

光子能量

在诊断X线摄影中,千伏电压的范围是20~150 kVp,有效光子能量的范围是15~100 keV。相互作用的相对重要性发生了变化,并超出了这个范围。在低能量时,光电吸收是造成衰减的主要原因。因此,软组织和骨骼在X线胶片上分别表现为黑色和亮色。组织的厚度在衰减的过程中也起着很重要的作用。厚层软组织和薄层骨骼具有相同数量的衰减。不过,使用低能量的光电效应可以区分以上相同数量级的衰减,克服厚度的影响。

在高能量时,康普顿散射占主导地位,软组织和骨骼的差异有所减小。尽管康普顿散射取决于组织密度,组织间的差异仍可以用高kVp技术来区分。

总体而言,低千伏X线摄影,如乳腺X线摄影,软组织的衰减约有75%是由于光电吸收所致,这个能量范围内康普顿散射处于次要地位。在更高的能量级别,光电吸收所致的软组织衰减仅占15%~20%,而此时康普顿散射起着主导作用,如胸部X线摄影或γ成像。

粒子的相互作用

粒子辐射包括 α 粒子和 β 粒子、质子、电子、正电子和中子。与电子和正电子相比，α 粒子和质子是重粒子。重粒子的运行状态不同于轻粒子。

带电粒子与物质的相互作用是以电子间作用力和能量损失为介质而导致电离和激发。在这种类型的相互作用下，带电粒子与轨道电子相互作用而失去能量。在激发过程中，带电粒子将能量传递给轨道电子，使其跃迁至更高的轨道。这种传递的能量应小于电子的结合能。激发的电子通过发射特征 X 线和俄歇电子回到较低的能量轨道。带电粒子约 70% 的能量用于激发。

如果粒子的能量超过电子的结合能，电子将从原子中发射出来，从而发生电离。在电离过程中，产生电子和正电荷原子，称为离子对。有时，发射的电子产生进一步的电离，称为二次电离。这些二次电离产生的电子称为 δ 射线。在软组织中产生离子对所需要的能量是 34 eV。

电离和激发沿着介质中带电粒子的路径而产生，离子对形成的速度取决于入射粒子的电荷和能量，以及介质的原子序数。

比电离

每单位路径长度的带电粒子所产生的初级离子对和次级离子对的数目称比电离，用 IP/cm 表示。比电离随粒子电荷量增加而增加，随粒子速度增加而减少。更大的粒子与更大的库伦场相互作用，损失能量且速度变慢，从而有更多时间发生相互作用。因此，α 粒子的比电离比质子高，约为 7000 IP/mm。

比电离作为粒子在介质中的函数关系如图 5.9 所示。随着粒子速度减慢，比电离达到一个最大值，称为布拉格峰。超过峰值，粒子获得电子成为电中性，比电离迅速降低。这种粒子的特性适用于癌症患者的放射治疗。粒

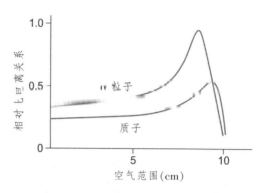

图 5.9 质子和 α 粒子的布拉格曲线。

子提供给定深度的最大辐射，而没有出射剂量。在精确放射治疗中，质子可作为良好的外束粒子。

路径长度和范围

电子发生多次偏转和相互吸引，因此它们的路线并非直线，而是曲折的。较大的带电粒子是密集的直线路径，如图 5.10 所示。粒子的路径长度是粒子在介质中行进的实际距离，范围是在介质中实际渗透深度。电子的路径长度总是比范围更大。若是重离子，路径长度等于其范围。

线性能量传递

每单位路径长度沉积的能量称为线性能量传递（LET），用 eV/cm 表示。带电粒子的 LET 与其电荷的平方呈正比，与其动能成反比。这是特征电离的结果，并且平均能量沉积于每个离子对中。LET 说明了能量沉积的密度，并且很大程度上反映了辐射的放射生物学效应。α 粒子和质子属于高 LET 辐射，而 X 线、电子和正电子属于低 LET 辐射。高 LET 辐射比低 LET 辐射对生物系统的损伤更大。

散射

散射是指粒子偏离其原始轨道。在散射中，碰撞粒子总的比释动能保持不变的称为弹性散射，有动能损失的称为非弹性散射。在电

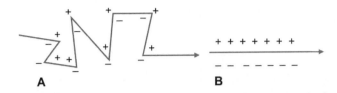

图 5.10 带电粒子的路径和范围。(A)电子路径,路径大于范围;(B)α 粒子路径,路径=范围。

离中,若结合能是可忽略的,则电离可认为是弹性碰撞;若结合能不能忽略,则电离是非弹性碰撞。

电子相互作用

　　电子进入到一个介质中,发生弹性碰撞和非弹性碰撞。通过激发、电离和辐射损失能量。当电子被带正电的原子核偏转时, 损失动能,表现为电磁辐射。当电子减速时,则发生轫致辐射。当电子能量较低时, 相对于电子轨道 60° 和 90° 发生轫致辐射。当电子能量较高时,它向前方发射。每个原子发生轫致辐射的概率正比于吸收体原子序数的平方(Z^2),反比于粒子质量的平方。因此,α 粒子和质子的轫致辐射是相当低的。轫致辐射射线具有所有可能的能量,多个电子相互作用并发出连续光谱。

中子相互作用

　　中子不带电,且不与电子相互作用。因此,它们称为间接电离粒子。中子与轻原子核相互作用(如 H、C),通过激发和电离产生失去能量的反冲核。在组织中,中子与水中的氢相互作用,产生反冲质子。中子也可随 γ 射线发射被原子核俘获。中子相互作用在放射诊断和成像中毫无意义。

（吴志军 刘小艳 王骏 姚志峰 姚建新
陈峰 吴虹桥　译）

第 **6** 章　辐射检测和测量

辐射检测

辐射通常无法被常规感官察觉，如视觉、感觉和嗅觉。因此，需要一个合适的设备去检测和测量辐射能量的多少。通常，这些设备有一个检测粒子相互作用的检测器，还有一个记录这种相互作用的测量装置。检测辐射的原理是基于一些重要的效应：电离、发光、照相效应、热发光、化学效应和生物效应。

电离

这一效应指将电子从初始中性原子或分子中移除，由此产生正离子和负离子。正离子和负离子称为离子对，可以通过施加电场来收集，产生电流或脉冲。气态和固态介质被用于电离。电离室、正比计数器、盖革－米勒(GM)计数器和闪烁探测器属于这一类。

发光

发光这一过程指辐射使得材料中原子激发，其能量转化为可见光闪烁。利用光敏感光电倍增管(PMT)，光闪烁转化为电脉冲，电脉冲可采用电子电路进行检测和记录。利用这种效应制成的辐射检测探测器称为闪烁体。耦合到 PMT 的闪烁体可以形成闪烁探测器。

照相效应

如同光一样，辐射也会影响 X 线胶片。如果胶片用 X 线或 γ 射线曝光，通过与卤化银反应而形成图像。黑化度可以用光学密度测量，其与辐射剂量呈正比。

热发光

材料(如氟化锂、硫酸钙)可接收辐射传递的能量并长时间储存。通过加热的方式，储存于这些材料中的能量可以以光或荧光的形式释放出来。这些释放光的量与辐射剂量有关，可以被测量。测量用的设备称为 TL 剂量计。

化学效应

电离辐射可以引起化学反应，如将硫酸亚铁氧化为硫酸铁。这种效应被确认为与辐射剂量相关。其中一些化学反应可以与指示器结合，用于辐射暴露人员的测量。辐射也可引起某些塑料颜色的变化。这种颜色的变化也可被测量，与辐射剂量有关。

生物效应

人体的辐射曝光可通过一些生物学方法测量，如分析人体曝光在 10~1000 rem 辐射剂量范围血液的染色体畸变。当没有其他可用于评估辐射曝光的信息时，这也许是唯一的剂量测定方法。

探测器类型

辐射与探测器材料相互作用，通过电离和激发储存能量。通过单次相互作用储存的能量非常少，因此，所有的探测器都需要将信号放大。此外，探测器系统需要在电子电路的辅助下执行信号处理和信号存储。信号处理可以在脉冲模式或电流模式下完成。在脉冲模式下，每次相互作用的信号被单独处理。在电流模式下,每次相互作用的电信号被平均,并得到净电流信号。

在脉冲模式下,两次相互作用必须间隔一定的时间,使得它可以产生两个不同的信号。这个时间间隔称为探测器的死时间。如果相互作用发生在死时间,那么在之前的相互作用产生的信号将丢失或失真。死时间取决于检测器系统的构成,例如,GM 计数器中的多通道分析仪。不同探测系统的死时间差异很大。

在电流模式下,所有独立的相互作用信息都会丢失。但是,每个相互作用的电信号进行积分可得到净电信号,其与探测器的剂量率成正比。因此,电流模式适用于相互作用率高,可避免死时间丢失。

探测器效率

探测器效率是其检测辐射能力的量度。在脉冲模式中,指从源发射的粒子/光子被检测到的概率,是几何效率和固有效率的乘积。几何效率是指到达探测器的被发射的光子百分数。

$$几何效率 = \frac{到达探测器的光子数量}{从源发射的光子数量}$$

固有效率是被检测到的粒子或光子函数。

$$固有效率 = \frac{被检测到的光子数量}{到达探测器的光子数量}$$

固有效率常被称为量子检测效率(QDE),由光子能量、探测器厚度、原子序数和密度决定。探测器效率的变化范围为 0~1。当源更靠近探测器时,探测器效率增加。若是一个点源置于平面探测器表面,探测器效率将是 0.5。若是井型探测器系统,探测器效率为 1。辐射探测器基于其探测方式,分为气体填充探测器、闪烁探测器和半导体探测器。

气体填充探测器

气体填充探测器在施加电压的两个电极间有大量气体。X 线曝光时,气体发生电离并形成离子对。正离子移向负极,负离子移向正极。电子在电路中运动,到达负极与正离子重新结合。这形成了可被计量器计量的电流。

有 3 种类型的气体探测器,即电离室、正比计数器和 GM 计数器。这些探测器是基于外加电压分类的。图 6.1 展示了在电极间施加不同电压可得到探测器电流。当电压为零时,辐射产生的离子对发生复合,电路中没有电流通过。若施加一个较小的电压,电路中开始有电流流过。随着电压的进一步增高,电流也增大,使电荷重组减少。这个区域叫曲线复合区。

当电压进一步增加,电流并没有增加,这是达到了饱和。这在图中用一段平稳期表示,说明所有游离电荷均被收集。这个区域称为电离室区,电离室的操作在此区域。

当外加电压进一步增加,电流也进一步增大,这个区域称为正比区。在该区域中,电子移动具有高动能,引起额外电离。这称为气体倍增,放大了探测器电流。电压增加时,放大位数也将增加。在这个区域中,收集到的电荷正比于沉积于气体中的能量。

在正比区后,无论沉积于气体中的能量怎样变化,收集的电荷量相同。这个区域称为 GM 区,气体倍增传播至整个探测器。GM 计量

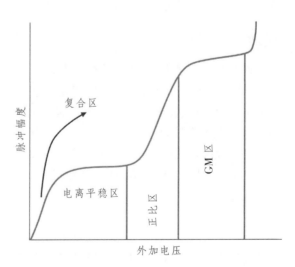

图 6.1 气体填充探测器:外加电压与脉冲幅度之间的关系。

器不能辨别辐射的能量。如果电压进一步增加,探测器会发生放电反应,此时不能进行进一步操作。

电离室

电离室通常由内壁涂有石墨导电层的圆柱形外壳和与室壁绝缘的中心电极组成(图6.2)。气腔内充满空气或合适的气体,用于辐射交互和探测。空气需要 34 eV 产生 1 个离子对,100 eV 光子可以产生约 3000 个离子对。

当电离室进行 X 线曝光时,离子对形成并通过电极收集。离子流通过电路,产生电流信号。信号幅度取决于形成离子对的数量,而与外加电压无关。从单一相互作用获得的信号是非常小的,需要放大。因此,电离室应在电流模式中使用,而不是脉冲模式。其无死时间损失,并且工作电压范围较广。

如果该电离室填充有空气且室壁材料的有效原子序数等于空气,则产生的电流量与曝光率呈正比。因此,可以测量电离室能量损失的平均速度。这种测量方法通常称为剂量率或曝光率测量。可测得最小电流约为 10^{-14} A。电离电流是辐射强度的量度。这种电离室在放射治疗时可作为剂量仪和测量仪。然而,因为较低的空气密度,其固有效率较低。

除了空气,高原子序数气体,如氩气(Z=18)、氙气(Z=54)以及加压气体都能使用,以增加对 X 线和 γ 射线的敏感度。这种电离室用于同位素测量,并作为 CT 扫描的探测器。

电离室的优点包括:①室壁可采用组织等效;②所有类型的辐射均可测量;③可以校准所有能量。缺点是信号电流较小需要放大,且敏感度有限。

正比计数器

正比计数器由特殊的气体介质设计而成,需要较高的工作电压(1000 V)。工作电压随气体介质而变化。通常使用一些惰性气体,如氖气、氩气。氪气和氙气也常在高能时使用,且具有更高效率。丁烷是一种廉价的高密度气体,但需要经常更换。气压使气体密度增加,并使量子检出效率增高。

较高的电场使电子加速,使比释动能增加,能够产生二次电离。每个初次电离产生 $10^3 \sim 10^5$ 次二次电离。这称为放大,每次作用可产生 100~1000 倍更高的电荷。上述二次电离正比于初次电离,因此称为正比计数器。其可以在脉冲模式或光谱仪中工作。正比计数器表面积较大,在 CT 扫描中用作探测器(氙气)。它们也可用于健康体检及工业。

GM 计数器

GM 计数器由沿其轴线的细金属丝阳极和圆筒状阴极组成(图6.3)。该设备用特殊的混合气体填充,并在 10 cmHg 压力下运行。当 X 线或 γ 射线通过计数器时,光电子从金属阴极射出。这些电子通过较大的正电压加速并获得能量。最终,电离室内的气体原子释放出大量电子,产生大量离子对。因此,产生 10^{10} 倍的放大信号。

单次相互作用产生上亿离子对,因此几乎

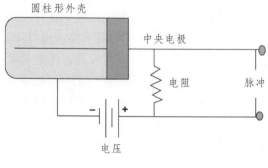

图6.2 电离室。

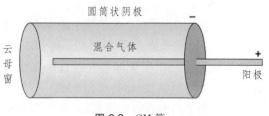

图6.3 GM管。

不需要进行放大。盖革计数器需要较高的外加电压(900~1200 V)。平稳期电压为 150~200 V,且与外加电压无关。通常以平稳期中间的电压操作计数器。

GM 计数器对带电粒子具有更高效率,并分别记录每个粒子。然而,β 粒子不能穿过窗口。因此,它们设有开放的窗口,用于检测 β 粒子和低能量光子。但对 X 线和 γ 射线效率较低。GM 计数器电压脉冲的幅度与辐射能量无关,如 1 keV 和 5 keV 的辐射脉冲,电压脉冲幅度相同。因此,它们不能被用作光谱仪和剂量率仪。电离产生的放电必须被终止,这样计数器才能恢复初始状态,并开始下一步。GM 计数器在放电完全终止前不够灵敏,这段时间称为死时间。GM 计数器的死时间约为 100 ms,不适合精确测量。GM 计数器在高辐射场不能运行,读数显示为零。

闪烁探测器

当 X 线曝光时,闪烁晶体发出可见光或紫外线(UV)。这种光可被眼睛看见,是暗采集。然而,信号需要放大,因此所有的闪烁晶体配有 PMT。闪烁材料类型包括:有机化合物和无机晶体。在有机化合物中,分子结构决定闪烁特性,也可以液体形式存在。在无机晶体中,晶体结构决定闪烁特性。它们具有较高的平均原子序数和较高的密度,被广泛用于放射。大多数的无机晶体常含有微量的杂质元素,称为激活剂,如 NaI:TI。

闪烁探测器包括:①发光材料;②收集光的光学器件;③发光材料和 PMT 之间的光学耦合;④PMT;⑤记录 PMT 输出端脉冲的电子电路(图 6.4)。

当光子与晶体作用,电子处于激发态。受激发的电子回到低能态,发射可见光和紫外线。这称为发光,每次发光都有其各自的衰减常数。发光会持续一段时间,称为余晖。

这些光子向所有方向辐射。氧化镁膜向窗

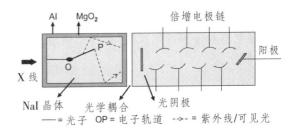

图 6.4 含有光电倍增管的闪烁探测器。

口处反射光子。低能光子被倍增管的光阴极收集,并发射出一些光电子。这些光电子被施加在管内负极和倍增电极间的电压加速。

最终,PMT 在输出电容器产生电压脉冲,其耦合到外部脉冲放大电路。因此,单个电离粒子的初始能量,被转换成一个单独的电压脉冲。整个系统被封闭在一个密封的盒子,以屏蔽入射电离辐射之外的其他效应。

光阴极发射的电子数量正比于照射到光阴极的光量。光量又正比于晶体从光束中吸收的能量。因此,阳极产生的脉冲大小正比于晶体中入射光子的能量。所以这种探测器能区分不同能量的光子。由于晶体和 PMT 内的统计涨落,峰值脉冲出现扩展。

闪烁探测器在脉冲模式工作,该模式下余晖不太重要,而且电子电路可以识别每次的交互作用。若在电流模式工作,每次的相互作用则不能被电子电路识别。闪烁晶体通常用于 γ 相机和 CT 扫描仪。

放射性闪烁体

碘化钠(NaI:TI)应用在核医学中的各个方面,如 γ 相机,甲状腺探头以及于脉冲模式下工作的 γ 计数器。碘化钠具有高密度(I,Z=53),其对 X 线和 γ 射线具有较高的光电子吸收概率。它有相当高的转换效率(13%),能迅速发光,衰变常数约为 230 ns。它可以被制成很大的晶体,约长 59 cm×宽 44.5 cm×厚 0.95 cm。但其易碎,易潮湿,需要密闭紧封。

锗酸铋($Bi_4Ge_3O_{12}$)被用作 PET 扫描仪的

探测器。它具有高原子序数(Bi,Z=83)和高密度,为正电子 γ 射线提供高的固有效率,其衰变常数为 300 ns。

钨酸钙($CaWO_4$)被用于 X 线摄影的增感屏。取而代之的是钆的硅酸盐以及铽和铕铽矿激活剂。碘化铯和铊激活剂应用于数字 X 线摄影的薄膜晶体管技术。

在图像增强器方面,碘化铯和钠激活剂,以及硫化镉和银激活剂被用于输入和输出磷光体。

对于 CT 扫描仪,使用闪烁体耦合光电二极管。由于 X 线通量非常高,要求电流模式操作以避免死时间损失。高分辨率 CT 以亚秒级工作,故需要余晖少的晶体。钨酸镉和钆陶瓷通常用作这种 CT 扫描仪的闪烁体。表 6.1 总结了放射学中使用的各种闪烁体及其物理性能。

PMT

PMT 主要将可见光和紫外线转换为电信号,并将信号以百万量级放大。PMT 主要由包含光电阴极、10~12 个倍增电极和阳极间的真空玻璃管组成(图 6.5)。光电阴极是玻璃窗内的一个薄电极。当可见光入射时,光电阴极将发射电子。每射入 5 个光子,将射出 1 个电子。电源提供 1000 V 的电压,串联电阻将其平分。与光电阴极相连的分第一倍增电极的电压为+100 V。其他的倍增电极相连并且电压以 100 V 递增。光电阴极发射的电子被第一倍增电极收集,获得加速。其获得的动能等于光电阴极和倍增电极间的电位差。增加的电子(每个入射电子增加 5 个出射电子)在倍增电极中产生,类似的过程同样也发生在第二倍增电极等。若是 10 个倍增电极的 PMT 系统,总的倍

表 6.1　放射学中的闪烁体

材料	密度(g/cm^3)	原子序数(Z)	转换效率(%)	衰变常数(μs)	余晖(ms,%)
NaI:Tl	3.67	11,53	100	0.23	0.3~5
$Bi_4Ge_3O_{12}$	7.13	83,32,8	12~14	0.3	0.1
CsI:Na	4.51	55,53	85	0.63	0.5~5
Cs:Tl	4.51	55,53	45	1.0	0.5~5
$CdWO_4$	7.9	48,74,8	40	5	0.1
$CaWO_4$	6.12	20,74,8	14~18	0.9~20	—
$Gd_2O_2S:Tb$	7.34	64,8,16	—	560	—

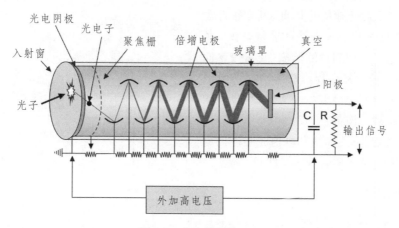

图 6.5　光电倍增管。

增大约是 5^{10}。闪烁体和 PMT 被光学材料耦合在一起，以减少光子反射损失。

光电二极管

光电二极管是将光转换成电信号的半导体装置。其接在反向偏压处，在电路中没有电流流过。当光电二极管曝光时，产生的电流正比于入射光的量。电信号不放大，但会有噪声。光电二极管可以在没有 PMT 的情况下单独与闪烁体使用。光电二极管和钨酸镉被用作 CT 扫描的探测器，也可用作数字 X 线摄影的薄膜晶体管。光电二极管具有体积小、价格便宜的特点。

热发光剂量计

热发光(TL)探测器是有机闪烁体，用于工作人员剂量监测和患者的剂量估算。当暴露于电离辐射时，价电子被升高到导带，并在禁带被捕获。室温下，电子陷阱恰好位于导带下方。荧光体内部的能量不足以将捕获的电子升高到导带。一旦受热，内部能量升高，一些俘获电子会移向导带。这些电子回到基态，同时发光。发光的量正比于 TL 材料吸收的能量。

发光的强度随温度的升高改变。显示发光强度相对温度变化的图被称为发光曲线。峰值光强度正比于接收的辐射剂量。测量峰值光强度是热发光剂量计(TLD)的基础。

氟化锂是有用的 TLD 材料，几乎不褪色。其有效原子序数接近组织。因此，发光正比于组织剂量，超过 X 线和 γ 射线的能量范围。其可以有效地用于组织剂量的监测。它可用聚四氟乙烯(PTFE)浸渍氟化锂以粉末、棒、圆盘或芯片的形式组成。它可以由个人佩戴，也可插入到体腔或粘贴在设备上。

通常 X 线曝光后，加热和峰值光强度的测定通过称为 TLD 读出器的特殊器件来完成。

光激励荧光体

光激励荧光体是闪烁体，用于成像板技术。曝光时，小部分激发态电子因吸收能量被俘获。这些电子通过激光束扫描成像板而释放(700 nm)。激光激励俘获电子并释放可见光。该光可以通过一个光纤导向管来收集，并通过 PMT 传递。PMT 产生一个电信号。发光量正比于 X 线曝光量。信号可以被数字化并存储。发射光的颜色不同于激光。

成像板面积由 85% BaFBr 和 15% BaFI 组成，由铕(Eu)来激活。铕在晶体中存在缺陷，允许电子俘获。当暴露于 X 线中，铕原子中的电子被激发。这使得二价铕(Eu^{2+})被氧化为三价铕(Eu^{3+})。被激发的电子可以移动，其中一小部分与 F 中心相互作用(图 6.6)。F 中心捕获电子，将它们储存一段时间。至于成像板，数以亿计的电子被 F 中心捕获。俘获的电子数量正比于该位置的曝光强度。

当成像板被红色激光扫描时，F 中心吸收能量并将其转移给电子。电子得到足够的能量移至导带，在导带上它们可以移动。它们到达价带并发射出蓝光和绿光。三价铕吸收电子，变为二价铕。

这是计算机 X 线摄影(CR)中使用的原理。荧光体如 Gd_2O_2S、BaFBr 和 BaFI 可以被用作 CR 的光激励荧光体。成像板可以通过清除全部被俘的电子来重新使用。当暴露于亮光中，亚稳态电子可能回到价带。

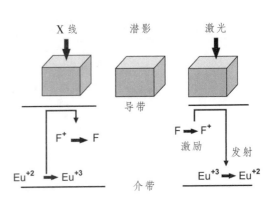

图 6.6 光激励荧光体的原理。

半导体探测器

将反向偏置电压施加于半导体二极管可用于检测可见光和紫外线。当二极管曝光于光子中，低能电子(价带)在耗尽区被激发，可从低能状态(导带)。空穴向 P 型极半导体移动，电子移向 N 型半导体。这将在电路中产生一个瞬时的电流并形成电压信号。

当二极管暴露于电离辐射中，如 X 线和 γ 射线，它们产生电离和激发，使电子从价带升至导带。接下来的环节类似于光子的照射。灵敏容积就是耗尽区，类似于气体在电离室的容积。因此，半导体就像一个平行板电离室。需要 3 eV 能量产生 1 个电子空穴对，在电离室则需 34 eV。

相互作用产生的电荷的量与沉积在探测器中的能量成正比。这意味着，产生电压脉冲的大小正比于沉积在探测器中的能量。电压脉冲比电离室大，其幅度是光子灵敏度。脉冲上升时间较短，因为电子和空穴移动迅速。因此，它们可被用于光谱仪。

固有噪声较高，是因为：①半导体电阻；②热能产生的电子-空穴对；③表面电荷泄漏。基于硅的 P-N 结二极管降低噪声效果明显比在室温下的锗显著。它们必须用液氮冷却，以避免热能造成的电子激发。尤其是基于锗半导体必须冷却到−190℃，以减少噪声。固有噪声随探测器体积增加而增加，因此对体积较大的探测器进行冷却是非常必要的。

脉冲比电离室狭窄，因此能量分辨率要比电离室和闪烁探测器好。其效率是 100%，其响应呈线性曝光。其不受辐射类型影响，并且输入窗口的吸收能量更低。

它们可以被制成小尺寸，可以测量 1 μGy～16 Gy 的测量。其剂量率响应是线性的，从 5 μGy/h～3 Gy/h，而且校准要优于 5%。它在很宽的温度范围(−20℃～80℃)内稳定，也不受潮。硅的有效原子序数不同于空气，它不是组织等效。

半导体探测器被应用于 kVp 计，数字袖珍剂量计(Si)、γ 射线光谱仪(Ge)以及 X 线和 γ 射线的剂量测定。也可被用作平板探测器中的光探测器。

实用剂量计

自由气体电离室

自由气体电离室是根据其精确度测量 X 线曝光的仪器。其最初是辅助仪器的校准标准。

自由气体电离室由一盒空气组成，如图 6.7 所示。来自源极 S 的 X 线束，射入一个屏蔽盒，它有 2 块平行板。已知质量的空气由 X 线束曝光，电荷通过 2 块金属板收集。高的外加电压被施加在板间，以收集指定体积的空气所产生的离子。电压应该足够高，在电荷重新结合之前以便收集空气中产生的电荷。

收集到的全部电荷通过静电计来测量。整个电离室用铅防护，以防止外部辐射进入室内。

光束大小通过准直 D 来控制。电离通过量取收集板 C 的长度 L 来测量。力线是直的，并通过保护环 G 垂直于集电极。如果 Q 代表收集的电荷，ρ 代表密度，那么在准直的曝光 (E_D) 为：

$$E_D = \frac{Q}{\rho \times A_D \times L \times 2.58 \times 10^{-4}} \times R$$

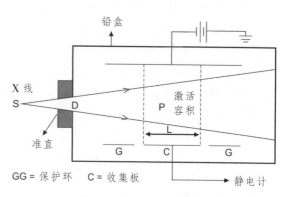

图 6.7 自由气体电离室。

其中,A_D 代表准直孔径面积,$\rho \times A_D \times L$ 表示特定体积的气体质量(密度×体积)。因此,曝光测定仪需测量 Q、L 和 A_D。为了满足 X 线的特性,需要在指定体积达到电子平衡,也就是说,指定体积内,电子离开的数量必须和进入的电子数量相等。同时,光束在距离 L 的变化不能过大,以便造成光束衰减。另外,指定体积内,X 线束的强度应均匀。电子平衡决定电离室的大小。

在检测过程中,应测量温度和压力,这会影响气体密度。当它们偏离了标准的温度和压力时,需要进行校准。

温度和压力校准

离子室的反应受空气温度和压力的影响,因为气体的密度取决于温度和压力。电离室气体密度或质量随着温度降低而增加,随压力增加而增加。结果,对于给定曝光,电离室的读数将增加。电离室通常在标准大气压条件(760 mmHg,22℃)下被校准。以校准因子 $C_{T,P}$ 为条件,不同于校准条件:

$$C_{T,P} = \frac{760}{P} \times \frac{(273+t)}{295}$$

其中,P 是压力,单位为 mmHg;t 是摄氏温度。温度比用开尔文表示,绝对温标。

例 6.1

一团气体体积为 1 L,密度为 1.18 kg/m³,收集的电荷为 10 μC,计算其曝光。

$$\text{质量}(m) = \rho \times V = 1.18 \times 1 \text{ L} = 1.18 \times 10^{-3}$$
$$(1 \text{ L} = 1000 \text{ cm}^3 = 10^{-3} \text{ m}^3)$$
$$= 1.18 \times 10^{-3} \text{ kg}$$

电荷$(Q) = 10 \text{ μC} = 10 \times 10^{-6} \text{ C}$

曝光$= Q/m$
$$= (10 \times 10^{-6} \text{ C})/1.18 \times 10^{-3} \text{ kg}$$
$$= 8.47 \times 10^{-3} \text{ C/kg,除以 } 2.58 \times 10^{-4},$$
$$\text{相当于 } 1 \text{ R}$$
$$= 32.8 \text{ R}$$

指型电离室

指型电离室基本上是一个小体积的气体电离室。使用气体等效材料,在尺寸上小于自由气体电离室。气体等效壁确保电子在指型壁释放的能量谱类似于气体。外电极是由气体等效壁材料制成的。这种材料的有效原子序数等于空气,但密度高。

通常,胶木或塑料用作壁材料。这使得电离室成为能容纳大量气体的容积室。内壁由如石墨的导电材料涂布。石墨用作一个外电极,并参与电荷收集。中央电极是由薄铝制成的阳极,石墨接地。中央电极被绝缘密封,也紧贴着电离室。施加一个合适的外加电压,以在气孔中收集离子(图 6.8)。

当辐射穿过电离室,气孔以及电离室壁在电子平衡下产生离子对。为实现电子平衡,壁厚必须等于或大于电子的最大范围。这些离子对被电极收集,其单位是电离电荷量(Q)。通过了解腔内气体的体积(v),可以计算每单位质量的电荷。然后即可算出曝光(E):

$$E = Q/(\rho \times v)$$

其中,ρ 代表气体密度。

指型电离室体积较小(0.6 mL),非常适合医院的常规测量、校准 X 线、远距离钴治疗和直线加速器。作为二级标准剂量计,指型电离室需要依据主标准进行定期校准(每 3 年 1 次)。它们可以在剂量模式或剂量率模式下被

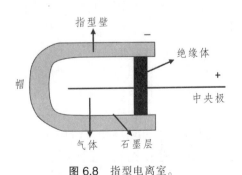

图 6.8　指型电离室。

使用。在剂量模式中,电荷被收集一段时间,存储在一个电容器中。总电荷量可以被测出,并在液晶显示器(LCD)上显示。在剂量率模式中,它测量每个单位时间的 X 线曝光,每单位时间测量的电荷量在 LCD 上显示。这种模式适用于透视测量。读数可以用伦琴(R)或 μGy 表示。

这种电离室容易在温度、压力、湿度变化时发生错误,因此需要适当的校正系数。

电离室灵敏度

在静电计帮助下,电离室完全充电。将中央电极的电位定为 V_1。现在,让电离室暴露于辐射中,在气腔中产生离子。曝光期间,电离产生的电荷向中央电极泄漏。结果,中央电极的电势降为 V_2,压降为 (V_1-V_2)。由辐射释放的电荷量(Q)等于 $C(V_1-V_2)$,C 是该系统的总电容。这是测量辐射曝光的方法。

电离室灵敏度定义为每伦琴压降。例如,可以表示每伦琴压降(V/R)为 $3.33×10^{-4}$ V/C,其中,V 是电离室容积,C 是总电容。因此,电离室灵敏度与电离室容积成正比,与电离室电容成反比。电离室被广泛用于 X 线发生器的校准。其中最常用的是 Victoreen R 测量计。

袖珍剂量计

袖珍剂量计是具有在充满空气的电离室中悬挂线框架上的石英纤维的离子室,如图 6.9 所示。它有 1 个内置电容,可以通过外部电位(充电器)进行充电。正电荷通过充电器被置于线架上。受到库仑斥力的影响,石英纤维被弯曲并远离线架。这些可以通过光学透镜系统所见,在其上的曝光规模被叠加。

这些剂量计应在使用之前充分充电,使剂量计的初始读数设为零。当 X 线曝光时,在气体中产生离子对。其中的部分离子对与正电荷中和,降低库仑斥力,并使纤维运动。因此石英纤维移向线架,可以看作发线纤维在曝光表上(刻度)下移。石英纤维的移动正比于 X 线曝

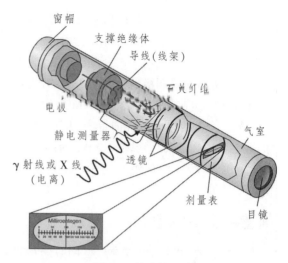

图 6.9　袖珍剂量计。

光,用伦琴(R)来衡量。1 R=$2.58×10^{-4}$ C/kg。气体中的剂量通过曝光测得,1 R =8.76 mGy(0.876 rad)的气体剂量。

剂量计有不同的量程, 有 0~200 mR、0~500 mR、0~5 R、0~20 R、0~200 R、0~600 R,来测量 X 线和 γ 射线。它可以检测 20 keV~2 MeV 的光子能量。这些剂量计在模拟型和数字型都可用。数字剂量计使用 GM 管或二极管,还有固态电子设备。数字袖珍剂量计的测量范围为 10 μSv~100 mSv。

对于工作人员监测,应当使用最小范围 (0~200 mR)的类型。其主要优势在于能够即时提供工作人员接受的辐射剂量。胶片和 TLD 不会立即显示累积曝光量。除了常规的胶片式射线计量器,放射工作人员接受辐射剂量可以通过佩戴袖珍剂量计来评估,可以得到瞬时辐射曝光剂量。这在非例行工作中非常有用,其中辐射水平有很大的不同,有可能相当危险,例如心导管实验室。及时采取适当的保护措施,使今后的曝光降到最低。工作人员可以在工作时或工作后直接读出剂量大小。

袖珍剂量计的精确度约为±10%。袖珍剂量计体积小,使用方便,不提供永久记录。突然的机械冲击可能导致错误的读数。因此,袖珍剂量计应当小心使用,以获得可靠的读数。

如今,数字袖珍剂量计已经可以方便地显示即时辐射量。目前,以半导体二极管设计的具有数字显示功能的袖珍剂量也已出现。它们有良好的能量响应和极性响应、可靠的读数,与 TLD 相匹配。它们每 15~30 min 发出一次哔哔声。声音的频率随着剂量率的增加而增加,并在高辐射场变为连续的声音。剂量计的能量范围为 45 keV~6 MeV,其读数可用 mR 和 μSv 显示。

剂量–面积乘积仪

当线束是 ON 时,电离室可以同时测量辐射强度和照射野。它基本上是一个平板,可透射线的气体电离室,装配在 X 线装置的准直器上。当气体被当作介质时,衰减很小。因为其测量气体剂量和辐射场区,故给出剂量–面积乘积(DAP),因此:

剂量–面积乘积=剂量×面积(cGy·cm²)

剂量取决于 kV、mAs、HT 波形和滤过。通常,由技师或放射科医师确定每位患者的照射野。它表明了患者多少照射野于给定的辐射剂量中。这使得辐射的危害和相关生物效应的评估变得容易。其应用于透视(血管造影)或心导管实验室检查,其中的程序很长,辐射水平有很大的不同。它对曝光率、透视时间和所用线束的照射野敏感。还可用于儿科成像,评估患者剂量。

然而,DAP 剂量计不会记录源皮距、放大模式和 kVp 的改变等,这些都会影响患者的剂量。DAP 剂量计也称为伦琴–面积乘积仪(RAP)。

区域监测

在辐射装置附近的不同地点的辐射水平的评估被称为区域监测或辐射测量。这些测试会对装置的辐射状况给予评价。通过测量数据,可以判断现有的辐射防护状况是否足够。

如果辐射被发现超过允许值,可采取适当的补救措施。因此,上述测量的目的是确保辐射安全和减少人员的曝光。一个理想的监测器应对 X 线和 γ 射线在 15 keV~3 MeV 范围内辐射具有均匀的响应。其应涵盖广泛的曝光率,从 0.25 mR/h 到数十 R/h。也应该能够评估 β 辐射水平,并用蓄电池操作。

用于上述目的的仪器被称为辐射测量仪和区域监测器。通常,任何检测计/区域监测器应当由两部分组成,即:①检测放射线的装置;②测量辐射的显示系统。这些仪器在发生响应介质中彼此不同,也随探测和定量其响应的手段的不同而变化。以下列举了通常用于辐射测量和区域监测的探测器类型:

1. 电离型(气体);
2. 盖革–穆勒型(氖和卤素);
3. 闪烁探测器型[NaI(TI),ZnS(Ag)]。

特定探测器的选择取决于探测辐射的类型和定量测量的不同因素,探测器对辐射能量和类型的不同响应等。它们可以用作便携辐射测量仪,能够测量辐射计数率,用 mR/h 或 μR/h 表示。也可用于车载辐射计,区域监测器和门道监测器等。

电离室测量仪

对低级别 X 线监测(曝光/曝光率)的电离室使用气体等效材料制作(电木、特氟龙),可用的能量范围为 7 keV~2 MeV。一个典型的测量仪包括 1 个 500 mL 的连到 1 个电池操作的静电计的电离室,可以测量从几 mR/h 到约 10 R/h 的曝光率。其中的一些还具有薄聚酯膜的端口,用于 β 射线的辐射探测。

用于放射治疗的电离室具有 200~350 mL 的容积,并选用酚醛做墙体材料,可以在剂量模式和剂量率模式下工作。特别推荐使用加压电离室[8 个大气压或 125 磅(约 862 kPa)]用于放射治疗。它们具有更高的灵敏度,能够提高剂量测量和剂量率测量的能量响应。对辐射泄漏、散射线和针孔具有快速响应时间。此外,为了快速的背景稳定时间,低噪声室提供了偏置电源。它能够测量>25 keV 的 γ 射线和>1 MeV 的 β 射线的能量。

电离室可用于任何精确测量。它们接近于伦琴定义下的条件。电离室可用于 X 线机输出的测量, 评估近距离放射治疗的辐射水平,监测放射性核素治疗的患者,研究放射性活性物质的峰值。电离室受温度、压力、光子能量和曝光率的变化所影响。这些情况在医学应用中不太重要(每 10 R/h 的曝光率损失 5%)。

电离室可在不同的范围:0~5 mR/h,0~50 mR/h,0~500 mR/h,0~5 R/h,0~50 R/h 监测更高的辐射曝光率水平。它们对快速变化的曝光率反应很慢(2~8 s),因此需在测量前进行预热使其稳定。

如今,测量仪具有很多特殊的功能,如自动量程和自动调零,选择 β 层,剂量和剂量率同时测量,两个 9 V 电池操作,检查电源,基于 Excel 加载项用于数据记录窗口的通信接口,可编程闪烁 LCD 显示器和能发出声光报警的剂量当量能量响应(SI 单位)。

GM 型检测计

GM 型仪器灵敏度高,对于低级别辐射监测有用。由于不必将电子放大,GM 的电子电路与电离室相比非常简单 (图 6.10)。这种特性使得 GM 仪器十分耐用,且成本更低。GM 计数器用于辐射监测时通常使用混合气体(氩、氖和氯/溴)。它能够检测并提供辐射场的半定量评估,也可以每分钟的计数(cpm)进行测量。它还提供了 mR/h 的近似测量,因为它

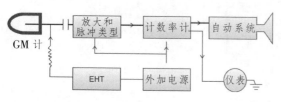

图 6.10　GM 型检测计方框图。

不能在确定的曝光下重现其状态。但是,cpm 和 mR/h 之间的关系是一个关于光子能量的复杂函数。

GM 计数器用于 X 线和 γ 射线的监测,使用铜或铬作为阴极使其更有效率。初级光子与阴极材料相互作用产生次级电子。由于 GM 仪具有脉冲特性,它们应该只用于发射连续 X 线的 X 线装置, 而不应该用于发射脉冲 X 线的 X 线装置上(如直线加速器)。

GM 型仪表主要应用于放射性活性污染监测,具有薄窗(1.5~2 mg/cm^2)和大的表面积。其会对 α 射线(>3 MeV),β 射线(>45 keV),X 线和 γ 射线(>6 keV)辐射做出响应。GM 探测器对粒子辐射敏感,但对 γ 射线辐射不敏感。它适合于测量 50~100 cpm 的自然背景辐射。其主要用于在核医学中的低级别污染调查。GM 计数器有长的死时间(100 ms),在 100 000 cpm 的测量中导致约 20%的损失。高强度辐射场或需要精确的曝光率的情况不能应用。

虽然 GM 检测计常以 mR/h 显示读数,但这并不是曝光率的真实值,是一个较准确的近似值。因此,需要精确的辐射测量时,还是应优先选择电离室。盖格计数器有不同种类,即:平面和薄窗(扁平)计数器,它们适用于放射性活性污染和低级别辐射的测量。其在诊断能量范围内具有峰值灵敏度,因此,可用于泄漏的测量。

专业人员监控系统

使用专业人员监控系统的目的是:①定期监测并控制个人剂量以确保符合剂量限制值的规定;②报告和测定过量曝光,并提供必要的紧急补救措施;③保留用户终身累积剂量的记录。因此,所有放射工作人员在工作期间的辐射应被定期检测并应保存有完整的剂量记录。专业人员监控通常采用膜标记、TLD 标记或袖珍剂量计。

专业人员监控设备提供:①职业的吸收剂

量信息;②保证剂量不超过其限量;③工作实践中的服务曝光趋势的校对。在印度,国内的专业人员监测服务由孟买巴巴原子研究中心(BARC)认证的私人机构提供。

热释光剂量计

薄膜剂量计或热释光剂量计(TLD)是作为专业人员的监控设备。薄膜剂量仪具有一定的劣势,如在高温和高湿度会衰退,对光、压力和化学变化具有高敏感性复杂的暗室操作和自身限制等情况下会发生衰退。因此,目前在印度通常使用TLD徽章剂量计,而不是薄膜剂量计。它是基于热释光的发射现象,当X线曝光后,特定材料被加热发光。它是用来测量X线、β射线和γ射线的个人剂量。在极端气候条件下观察无衰退,可提供十分可靠的结果。典型的TLD徽章剂量计由1个塑料盒组成,其中放置有镀镍的铝(Al)卡,如图6.11所示。

TLD 卡　三硫酸钙;TLD卡的DY聚四氟乙烯盘由0.8 mm厚和13.2 mm的直径组成,且机械地夹着3个对称的圆形孔,每个直径12 mm,镀镍的铝板(52.5 mm×29.9 mm×1 mm)。一个不对称的V型切口在卡的一端,以确保在TLD盒中卡的方向固定。该卡用纸包裹密闭,其间写上用户的个人数据及使用期。包装纸的厚度(12 mg/cm²)使测量等效于皮肤表面下10 mm深度。为了防止TLD盘不好操作,卡包裹密封在1个薄的塑料(聚乙烯)袋中。此袋也防止打开源工作时卡受到放射性激活污染。

TLD 盒　TLD盒由高压塑料组成。盒中有3个滤过器对应于每个磁盘,即铜+铝,有机玻璃和开放窗。当TLD卡恰当地插入盒中时,第1个盘(D_1)被夹在一对1 mm铝和0.9 mm铜所组合的滤过器之间(厚:1000 mg/cm²)。铜过滤器接近TLD盘,而铝应该面对X线。第2个盘(D_2)被夹在一对1.5 mm厚的塑料滤过器之间(180 mg/cm²)。第3个盘(D_3)位于1个圆形开放窗下。徽章剂量计夹于用户的衣服或手腕。

金属滤过器用于γ辐射,有机玻璃用于β辐射。过滤器作用是使TLD盘能量不受影响。当TLD盘进行X线曝光时,在晶格中的电子被激发,从价带到导电带。它们形成了一个陷阱正对下方的导带。陷阱中的电子数量与X线曝光成正比,因此它在晶格中存储吸收X线能。

X线曝光后,采用TLD读出器进行剂量测量(图6.12)。读出器由加热器、PMT、放大器和1个记录仪组成。TLD盘置于加热器杯中或模板上,它是1个可重复的热循环加热。加热时,电子返回到其发射光的基态。该发射光被PMT检测,将光转换成电流(信号)。PMT信号被放大,由记录仪测量。读出器计算mR或mSv,以便可以直接评估剂量。

目前,基于计算机控制的TLD读出器窗口可以买到。它们能够分析TLD芯片、色带、

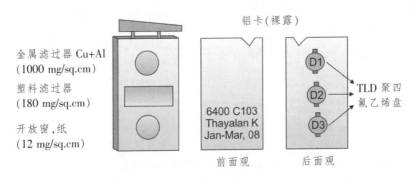

金属滤过器 Cu+Al
(1000 mg/sq.cm)
塑料滤过器
(180 mg/sq.cm)
开放窗,纸
(12 mg/sq.cm)

铝卡(裸露)

6400 C103
Thayalan K
Jan-Mar, 08

D1
D2　TLD 聚四
D3　氟乙烯盘

前面观　　后面观

图 6.11　TLD 徽章剂量计铝卡及其滤过。

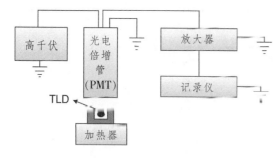

图 6.12 热释光剂量计阅读器。

粉、盘、球、杆和微方。它们显示数字发光曲线和温度曲线,它们可以在任一时间手动或计算机控制 1 个或多个盘。热处理加热程序也可以随着系统买到。印度硫酸钙镝–聚四氟乙烯盘用于全国职业人员监测,精度±10%。

适当的高达 300 倍的热处理后盘可重复使用。热处理过程释放先前曝光存贮的残余能量。一个典型的热处理周期由 1 h 400℃到 3 h 300℃组成。这枚徽章可以覆盖宽范围的剂量,从 10 mR~10 000 R,精度为±10%。

TLD 剂量计不提供永久记录,它用于肢体剂量测定及手指剂量测定(指环剂量计)。LiF 也可以用于 TLD 的荧光粉,具有宽的剂量响应,10 mSv~1000 Sv。它的有效原子序数接近组织,精度为±2%。

TLD 徽章通常佩戴在胸前,因为胸前是预期接收辐射最多的地方。大多数放射人员将徽章佩戴在腰部,这是不正确的佩戴方法。透视时,由于人体遮蔽了大量的 X 线曝光,放射科医生最好佩戴在衣领水平铅围裙内,以测量甲状腺和眼晶状体的剂量。怀孕的放射工作人员应将第 2 个徽章佩戴在腰部水平(铅围裙内),以评估胎儿剂量。其余的手腕徽章建议用于涉及核医学、近距离治疗放射源的操作和介入放射学。

TLD 徽章的应用指南

1. TLD 徽章仅用于直接从事放射工作的人员;管理员、暗室助理、清洁工等不需要佩戴 TLD 徽章。

2. TLD 徽章用于测量辐射剂量。它不保护用户免受辐射。

3. 姓名、工作序号、辐射类型(X 线和 γ 射线)、使用期间、置于人体部位(胸部或手腕)等,用大写字母清晰地写在徽章正面。

4. TLD 徽章仅限个人佩戴,不能用于其他任何人。

5. 每个单位都必须有一个 TLD 卡,装在胸部 TLD 支架作为对照,这是正确的剂量评估要求。还应该放置在一个无辐射的地区,那里没有任何 X 线曝光的可能性。

6. TLD 徽章应强制佩戴在胸部水平。它反映全身等效剂量。如果是用铅围裙,TLD 徽章应佩戴在铅围裙内。

7. 当离开单位时,工作人员应当将其徽章存放在安全的地方,免于辐射。

8. 没有滤过器或滤过器损坏的徽章将不能使用,必须更换。

9. 每位放射工作人员必须确保其徽章不遗留在辐射场所内,并远离热板、干燥炉、反应堆、燃烧器等。

10. 每位新的放射工作人员必须填写个人资料表,必须有 BARC 合格证。

11. 用过一段时间后(每季度),所有使用或未使用的 TLD 徽章必须收回,以便在下个月 10 号再用。

12. 有关 TLD 徽章服务请联系孟买 400094,Anusakti Nagar 街,CT 和 CRS 大厦,巴巴拉原子研究中心,放射物理学和咨询部门职业剂量测量和剂量记录部门的政府主管部门。

(兰恩 王骏 孟庆乐 赵震宇 陈峰 刘小艳
吴虹桥 译)

第 7 章 屏-片X线摄影

放射成像是指在放射诊断科利用 X 线进行 X 线摄影,以产生患者的黑白图像。这将使我们能够观察人体内部结构。这是一种采用 X 线胶片作为探测器(图 7.1)来获得患者解剖的二维图像的方法。它是在放射科所使用的第一成像模式,用于各类诊断,从骨成像到胸部 X 线摄影。在 X 线摄影技术中,从 X 线球管发出的 X 线穿过人体到达胶片。胶片处理后得到 X 线图像。一幅 X 线图像是一个负像。合格的 X 线图像产生需要经过许多步骤,如滤线栅、暗盒、增感屏和 X 线胶片,以及 X 线单元。上述配件的原则将在下面讨论。

本章主要论述以最小的辐射剂量拍摄一幅合格的 X 线图像所需的各个组件。

原始 X 线摄影图像

人体不均匀,主要是由不同密度和不同原子序数的气体、脂肪、水、软组织和骨骼组成(表 7.1)。当 X 线穿过人体时,不同组织对 X 线的衰减不同,导致 X 线穿透不同(图 7.2)。这种变化被称为原始 X 线摄影图像。因为眼睛对 X 线不敏感,因此需将该图像采用 X 线胶片或荧光屏转换成可视化图像。

来自患者的 X 线束包括原发射线和散射线。只有原发 X 线束包含患者有用的信息。因

表 7.1 气体、脂肪、水、软组织和骨骼的物理特性

	原效原子序数(Z)	密度(g/cm³)	每克电子数
气体	7.64	0.00129	3.01×10^{23}
脂肪	5.92	0.91	3.48×10^{23}
水	7.42	1.00	3.34×10^{23}
软组织	7.4	1.00	3.36×10^{23}
骨骼	13.8	1.85	3.00×10^{23}

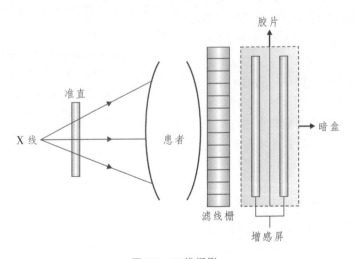

图 7.1 X 线摄影。

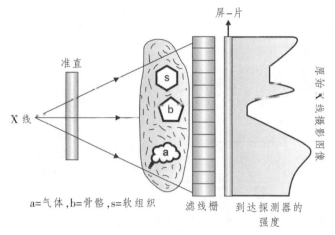

图 7.2 原始 X 线摄影图像。

此,散射辐射必须在到达胶片前去除。在诊断范围内,X 线相互作用主要来自光电效应,其与 Z^3 成正比。为使康普顿相互作用最小,大多采用低原子序数材料。总的来说,在同样的能量水平,光电效应较康普顿散射占主导地位。因此,骨骼、软组织和脂肪对 X 线的衰减不同。结果穿过的 X 线也不同。因此,骨骼、软组织和脂肪可以彼此区分。

对比剂

对比是穿过患者不同部位的 X 线的强度差异。它通常被称为主观对比,受入射光子能量、器官的原子序数和密度影响。低能量光子的光电效应有助于主观对比。当高原子序数(Z)材料(钙、碘、钡)存在时,同样重要。

对比剂用于改善整体对比。对显示人体许多器官及细节是必要的。对比剂吸收 X 线比周围组织或多或少。所使用的对比剂类型有气体、碘类和钡类。气体比组织密度低,吸收相当少的 X 线。因此,很容易区分气道与其他组织。器官充盈钡剂或碘剂,吸收 X 线较多,穿透的 X 线较少,因此能改善整体对比。

钡剂具有高原子序数(Z=56)和物体密度,可作为对比剂。钡的 K 边缘为 37 keV,匹配用于透视的光子能量。碘(Z=53,K 边缘=33 keV)

也是一个优越的对比剂,可以静脉注射,以改善主观对比度。

滤线栅

当一束 X 线穿过患者时,X 线被吸收和散射。吸收后的初级射线用于生成一幅有价值的图像,而散射线会破坏该图像。散射线对于胶片图像产生一个恒定的背景灰雾。这将增加图像的噪声。某一点的散射线能量与初级射线能量之比称为散原射线比(SPR)。SPR 随着患者的厚度和照射野增大而增加。例如,在腹部 X 线摄影中,只有 20% 的光子产生影像信息,而其他 80% 的能量作为散射线发出。因此,为了增加图像对比,散射线必须去除。

散射线可以采用滤线栅去除,滤线栅置于胶片与患者之间。滤线栅由一系列平行的铅或钽条组成,具有一定的厚度"c"(50 mm)、高度"h"和宽度"b"(350 mm)(由低衰减材料间隔),如图 7.3 所示。铝或塑料纤维作为低衰减间隔使用。滤线栅置于患者与探测器之间,使其长轴指向 X 线束。因为透过患者的初级 X 线束方向与滤线栅间隔的方向是平行的,所以初级 X 线束可通过滤线栅之间的间隔到达胶片。散射线的方向与滤线栅间隔的方向不平行,撞击栅条并被吸收。初级 X 线透射与散射

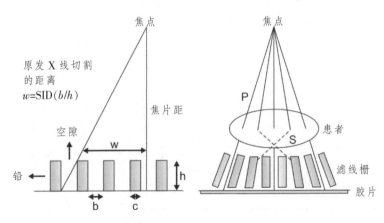

图 7.3　滤线栅设计与原理。

线透射之比称为滤线栅选择性。

栅比

滤线栅防散射线能力的差异用栅比来测量,定义为铅条的高度(h)与铅条之间间隔(b)之比。

$$栅比=h/b$$

随着栅比增加,滤线栅能去除更多的散射线。线密度是每单位长度所含有的线对数(lp):$1/(b+c)$。通常滤线栅的栅比为 4:1~16:1,线密度是 25~60 lp/cm。

滤线栅的性能可以理解为对比度提高因子,即在 100 kVp 时,使用滤线栅的图像对比度与不使用滤线栅的图像对比度的比率。栅比越大,对比度提高因子越大。然而,这增加了患者的辐射剂量,因为采用了更高的曝光技术。滤线栅(曝光)因子(Gustave Bucky,1913)是另一个涉及患者辐射剂量的相关参数。它是使用滤线栅时患者的剂量与不用滤线栅时患者的剂量之比。滤线栅因子随着 kVp 和栅比的增加而增加。

滤线栅的类型

滤线栅可分为平行滤线栅、交叉滤线栅、聚焦滤线栅及活动滤线栅(Potter-Bucky)。在平行滤线栅中,铅条在其纵轴方向上彼此平行。大多数 X 线摄影床采用线性滤线栅。这样

很容易设计,但滤线栅具有切割效应。这意味着原发射线的衰减主要在边缘,并可能部分或全部切割。滤线栅切割的距离可以用源像距(SID)与栅比的比值来估算。

交叉滤线栅是由平行于长轴和短轴的铅条组成。通常由 2 层平行的滤线栅构成,彼此相互垂直。交叉滤线栅的栅比等于 2 层平行滤线栅之栅比之和。交叉滤线栅有效去除散射线,具有较高的对比度提高因子和高栅比。它在高 kVp 和倾斜台面曝光时具有优势。其主要缺点包括难以定位、球管与台面难以对准以及较高的患者剂量。交叉滤线栅也具有滤线栅切割效应。

聚焦滤线栅主要用于减少滤线栅切割效应。铅条呈放射状排列,其中心为焦点。铅条平行于 X 线束。该类滤线栅标记焦距和哪面朝向靶面。若其反置,滤线栅可能发生切割,因此需要格外关注聚焦滤线栅的放置。

活动滤线栅

当使用聚焦或平行滤线栅时,每个铅条会在 X 线图像上呈现纤细的线。这些细线可能会损坏 X 线图像上的信息。尽管如此,可以在 X 线曝光期间通过移动滤线栅而去除这些细线。这就是 Potter-Bucky 滤线器的原理 (Hollis E. Potter,1920)。通常,聚焦滤线栅常采用活动滤线栅方式,其在一个方向上往复运动。通过 X

线机曝光定时控制滤线栅的运动。X 线曝光前滤线栅开始运动,且 X 线曝光结束后滤线栅继续运动。滤线栅的运动周期应大于曝光时间。

活动滤线栅具有两种类型:往复运动滤线栅和振荡滤线栅。往复运动滤线栅由马达驱动,滤线栅在曝光期间前后运动数次。运动距离约为 2 cm。在振荡滤线栅中,滤线栅在 1 个框架内运动,每侧有 2~3 cm 的空隙。曝光前电磁驱动释放滤线栅。振荡滤线栅在框架内做周期运动,20~30 s 后停止。

活动滤线栅增大了患者与胶片之间的距离,导致放大、暗盒移动以及图像模糊。然而,运动模糊不易觉察,因此受到广泛应用。

滤线栅的使用会增加 X 线曝光,因其会吸收一些原发射线。为了减少 X 线曝光,常使用较低栅比的滤线栅。低栅比如 8:1 用于能量达到 90 kVp 的 X 线曝光。高栅比如 12:1 用于高能量 X 线较好。在乳腺 X 线摄影中,常采用 4:1 或 5:1 的栅比。这些滤线栅产生较好的图像对比,但增加患者的剂量。滤线栅通常用于体厚>12 cm 或>70 kVp 时。滤线栅放置不当,容易产生伪影。

空气间隙技术

空气间隙技术是大照射野消除散射线的另一种方法。当 X 线束穿过患者时,会在各个方向上产生散射。散射线的强度在患者的体表最大,且随着与表面距离的增加而迅速下降。如果患者与胶片之间具有足够的距离,散射光子将达不到胶片。

空气间隙技术采用更高的焦-片距,以保持图像的锐利度。因此,相对于滤线栅它需要更大的曝光,但是,患者的曝光量通常较低。空气间隙技术也会产生放大。当散射点接近胶片时,空气间隙技术最有效。空气间隙技术通常用于神经放射学和乳腺 X 线摄影。

暗盒

暗盒是一个不透光的刚性暗夹,含有增感屏和胶片(图 7.4)。暗盒通常一面有铰链(插销),可从另一面打开。有铰链的一面是背面,另一面对着患者是正面。正面由低原子序数材料组成,如塑料或碳纤维。这样能最大化透射,降低衰减。与铝相比,碳纤维(Z=6)仅吸收50%的 X 线。碳纤维暗盒可以进行低剂量 X 线摄影技术,能减少患者接受的剂量。暗盒的背面通常由重金属(铅)组成,具有高的原子序数,以减少背面散射。

在背面有 1 个小窗,标有患者 ID。患者信息可以从闪存卡中读取;接着,传送给 ID 相机,之后 ID 相机光学曝光窗口,并记录闪存卡的图像。暗盒内,有两个永久安装的增感屏,称为前屏和后屏。X 线胶片装在 2 个增感屏之间。增感屏可以有不同的厚度或厚度相同。

可压迫材料,如透 X 线的塑料泡沫,放置在后屏与暗盒盖之间。当装入胶片时,可压迫材料保持良好的屏-片接触。胶片与增感屏之

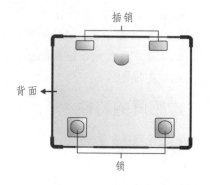

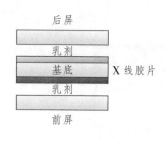

图 7.4　暗盒。

间良好的接触可以避免伪影并获得良好的图像质量。X线通过背面增感屏获得背面散射并到达胶片，产生图像灰雾。胶片在暗室中装入或从暗盒中取出。暗盒具有不同的尺寸。

增感屏

胶片对X线不敏感，需要大量的X线才能产生1幅图像，这将增加患者的剂量。为了避免这种情况，在医学成像中在暗室内使用增感屏。增感屏吸收X线光子并发出更多的可见光或紫外线，使X线胶片更敏感。可见光或紫外线曝光胶片，并得到最终的图像，提高了X线摄影的效率，使患者剂量更少。因此，增感屏具有放大图像信息的效应。通常，增感屏由4层组成：基底层、反射层、荧光层和保护层（图7.5）。

增感屏各层

基底层

基底层由1 mm厚的聚酯组成。基底层作为反射层、荧光层、保护层的机械支撑。基底层材料应干燥，抗辐射损伤和变色、化学惰性，并且灵活方便。

反射层

反射层由一种白色物质组成，如二氧化钛（TiO_2）或氧化镁，是厚度为25 μm的发光材料，使光反射到荧光体并使发射出的光各向同性。因此，反射层使通过的光子数量加倍提高了增感屏的效率。

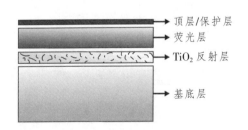

图7.5 增感屏。

荧光层

荧光层是一种无机盐晶体，X线曝光时发光。荧光层的厚度为50~300 μm，单个晶体大小为5~15 μm。常用钨酸钙、硫化锌、碘化铯和硫酸钡锶作为荧光层。荧光层应具有较高的原子序数和转换效率，光谱匹配佳且余晖小。荧光层不受热、湿度和环境因素的影响。

近年来，稀土荧光（Z=57~71）如硫氧化钆（$Gd_2O_2S:Tb$）、硫氧化镧（$La_2O_2S:Tb$）、溴氧化镧（LaOBr）和钽酸钇（$YTaO_4$）用作增感屏的荧光层，可制成感度为200~1200的增感屏。诊断光子能量为35~70 keV时，稀土荧光具有合适的K层吸收边缘。其吸收和转换效率较高。稀土荧光的发射光谱是离散的，中心为540 nm。因此，需要使用感绿胶片才能感光。由于采用较低的X线曝光剂量，这种荧光层可降低患者剂量。它们还具有较小的热应力；因为辐射水平低，需要较少的房间屏蔽。虽然碘化铯（CsI）是用于透视和数字X线摄影，其对湿度敏感且脆弱，因此不用于屏-片X线摄影。

保护涂层

保护涂层（10~20 μm）透光且对着X线胶片。保护涂层防止因操作所致的擦伤和损坏，还可以防止静电的产生，并且表面易清洁。增感屏的总厚度为1.15~1.3 mm。

当X线穿过前屏时，荧光吸收X线，并向各个方向发光。反射层使其向胶片反射，以至光子没有丢失。部分X线经过X线胶片被吸收，经后屏转换成可见光。因此，增感屏将大量的X线光子（95%）转换成蓝光或绿光。由于X线胶片对蓝光或绿光敏感，它吸收了所有的光并生成图像。

增感屏的特性

量子检测效率

量子检测效率（QDE）或增感屏吸收效率

是 X 线吸收的量与 X 线入射量之比。虽然较厚的增感屏具有较高的 QDE，但由于具有侧光扩散，可导致图像模糊，故较厚的增感屏降低了空间分辨率。这就是为什么在 X 线摄影中采用 2 个薄的增感屏，从而降低了光的扩散路径而不损失空间分辨率。当光子能量 >50 keV 时，Gd_2O_2S:Tb 的 QDE 最高。

转换效率

荧光层的转换效率是光的发射量与吸收的 X 线量之比。屏片系统整体效率为吸收率与转换效率的乘积。其取决于荧光体的固有转换效率：绿光发射波长为 545 nm 时，钨酸钙为 5%，Gd_2O_2S:Tb 为 15%。由于吸收光的染料存在，降低了转换效率。

感度

增感屏的感度与产生给定密度所需的曝光量(1/R)成反比。随着增感屏感度的增加，所需要曝光量减少。增感屏通常分为快速、中速或慢速增感屏。高速增感屏(1200)较厚，空间分辨率较低，减少患者曝光。慢速增感屏(100)较薄，但具有更好的空间分辨率。稀土增感屏更快，因为使用相同 X 线剂量时，它们具有较高的吸收效率和转换效率。

当使用增感屏时，可以使患者的曝光大幅降低。测定患者曝光量减少的术语称为增感率。增感率是指不使用增感屏与使用增感屏时，产生给定密度(光学密度 1.0)所需 X 线曝光量的比。它用来衡量增感屏的感度。通常增感率为 30~50。Gd_2O_2S:Tb 的增感率为 50，覆盖诊断 X 线范围。

噪声

噪声出现在 X 线图像上，如同背景上的斑点。当使用快速增感屏和高千伏技术时会产生噪声。增感屏的转换效率越高，噪声越大。但是，吸收效率增加不会影响噪声。提高转化效率，增强量子斑点，导致更高的噪声。这种情况可见于十分快速的增感屏，产生颗粒状和斑点状图像。稀土增感屏比钨酸钙增感屏快 2 倍，但噪声增加不明显。

空间分辨率

空间分辨率是指多大的物体能够被成像，单位为 lp/mm。此值越高，则空间分辨率越好，能够被成像的物体越小。相对于直接曝光的胶片，增感屏具有较低的空间分辨率。快速增感屏的空间分辨率为 7 lp/mm，精细增感屏的空间分辨率为 15 lp/mm，而直接曝光胶片的空间分辨率为 50 lp/mm。人眼可分辨 10 lp/mm。当胶片采用增感屏时，由于光线与胶片大面积相互作用，导致空间分辨率降低。较小的晶体和较薄的荧光层可提高空间分辨率。

增感屏的处理

增感屏处理需格外小心。增感屏上的任何外来物质，如纸、血液、刮擦、毛发、灰尘和污渍将会在曝光时阻碍光子，产生曝光不足的区域，导致伪影及图像质量下降。装片时，胶片不应滑入暗盒，其锋利的边缘可能会划伤增感屏。应倾斜暗盒取出胶片，以便胶片落入技师手中。不应用指甲从暗盒中取出胶片。暗盒不该在暗室中敞开。增感屏可以用含有抗静电化合物或肥皂水溶液定期清洁(每月)。每次清洁后应漂洗并干燥。屏-片应接触良好，必须用一个金属网格定期检查。

X 线胶片的结构

穿过患者的透射 X 线应转换为人眼可见的可视化图像。完成这项工作的装置称为影像接收器，包括 X 线胶片、荧光屏和固态器件。医用 X 线胶片用于采集、显示和存储 X 线图像，由片基、结合层、乳剂层和保护层组成。乳剂层涂布于两面，因此称为双面涂布乳剂 X 线胶片(图 7.6)。

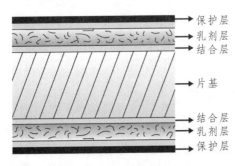

图 7.6 X 线胶片及其组成。

组成

片基

片基是刚性支撑,上面涂布乳剂。片基应柔韧性好、抗断裂、易于处理、无弯曲。片基尺寸稳定,不应产生图像失真。片基应均匀透明,易于光线透过。片基具有惰性,使乳剂的感光性能不受影响。

早期采用玻璃和硝酸纤维素作为片基。后来(1920 年)引入三醋酸纤维素(CTA)片基和聚酯(1960 年)片基。聚酯由聚对苯二甲酸乙二醇酯树脂制成。聚酯片基可抗老化卷积,大尺寸稳定性更强。聚酯片基更薄(175 μm),易于在自动洗片机中传输。

X 线片基通常添加染料,因此胶片看似蓝色。这些胶片称为感蓝胶片,以减轻视觉疲劳。感蓝胶片显示图像的中间密度,可提高诊断的准确性。

结合层

结合层较薄,涂布于片基与乳剂层之间,将乳剂层均匀地黏附在片基上。结合层有助于保持乳剂层与片基良好接触,并在胶片处理过程中保持完整性。

乳剂层

乳剂层(厚 3~5 μm)涂布于结合层,由均匀分布的明胶和卤化银晶体组成。明胶透光、多孔,为化学药品。明胶是卤化银介质,使氯化银均匀涂布。在卤化物中,溴化银(98%)和碘化银(2%)用作胶片晶体。与明胶(Z=7)相比,这些卤化物较平坦且具有较高的原子序数:溴(Z=35),银(Z=47)和碘(Z=53)。卤化物晶体可为扁平状、立方体、八面体、多面体或不规则的颗粒状。扁平状颗粒(厚度 0.1 μm)常用于 X 线摄影。晶体通过以下过程变成黑色:金属银溶于硝酸,形成硝酸银;然后与溴化钾混合,形成溴化银。这个过程需在一定的温度和压力条件下才能完成。在晶体中,原子的排列呈立方体和具有缺陷的晶格结构。这些晶格缺陷具有感光中心,形成潜影。与屏片类型的晶体相比,直接曝光类型胶片的晶体更厚。胶片的感光度是由晶体的大小和密度决定。

当 X 线曝光胶片时,光子与溴相互作用(光子+Br^-=Br+e^-),并释放次级电子(图 7.7)。这些相互作用既有光电效应又有康普顿效应。

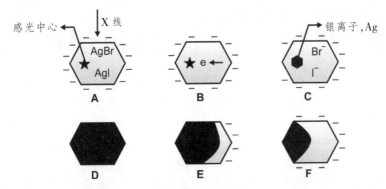

图 7.7 潜影的形成:(A)X 线曝光提供电子;(B)电子移动到感光中心;(C)移动的银原子移向感光中心,与电子结合形成潜影;(D)重复作用,潜影扩大;(E)在作用过程中形成额外的银;(F)最终形成金属银图像。

这些电子迁移到感光中心并被捕获。移动的银离子(Ag^+)被吸引至感光中心处，与电子结合变成金属银($Ag^++e^-=Ag$)。金属银原子形成潜影，但不可见。基本上，溴和碘位于晶体表面，而银位于晶体内。大多数电子由溴和碘原子提供，导致晶体结构缺陷。最终，溴和碘自由移动到明胶区。晶体中没有更多的离子力。

保护层

明胶外面覆有保护层，能够防止乳剂层划伤、挤压、污染和损伤。

胶片的类型

X 线胶片可分为增感型、直接曝光或非增感型、乳腺 X 线摄影胶片、激光胶片和专用胶片。胶片有多种尺寸可供选择。最常见的尺寸是 7 英寸×7 英寸、8 英寸×10 英寸、10 英寸×12 英寸、14 英寸×14 英寸和 14 英寸×17 英寸（1 英寸≈2.54 cm）。

增感型胶片

增感型胶片的选择取决于对比度、感光度、光谱匹配、荧光交迭和安全灯。增感型胶片具有不同的对比度和宽容度。高对比度胶片含有均匀分布的较小晶粒，产生黑白图像；而低对比度胶片含有大小不一的较大晶粒，产生灰度图像。胶片有各种感光度，取决于晶粒的大小和形状。增感型胶片双面涂布有乳剂，其感光度为单面乳剂胶片的 2 倍。一般来讲，感光度反映了胶片与前后 2 个增感屏的结合。精确的感光度要求胶片与增感屏匹配良好。

一个给定增感屏发光会使片基对面的乳剂层曝光，称为荧光交迭。扁平状颗粒可明显减少荧光交迭。减少荧光交迭的方法：增加光吸收染料，增感屏发出较短波长（蓝光或紫外光）。

稀土增感屏的引入需要适合的光谱匹配。稀土增感屏可发出紫外光、蓝光、绿光和红光。胶片对蓝色和紫色敏感，对绿色和红色不敏感。因此，这类有特殊染料的胶片对一定范围的光谱比较敏感。如果所使用的增感屏发出的是绿光，则胶片对蓝光和绿光敏感。这就是所谓的光谱匹配，这类胶片称为感绿胶片或正色胶片。如果不匹配，则会降低感光度，增大患者剂量。

此定律指出总的曝光量与曝光时间不成正比，而是 X 线强度和时间的乘积（mAs）。这适用于 X 线直接照射胶片。在屏–片组合的情况下，上述定律不适用。较短时间的曝光（血管造影）和较长时间的曝光（乳腺 X 线摄影）与光学密度有直接关系。这就是所谓的互易律失效。

安全灯提供暗室内照明，使胶片不被曝光。正确的做法是在距离工作台 1.5 m 处安装 1 个 15 W 的灯泡。感蓝胶片使用琥珀色的光（550 nm），但这种光会使感绿胶片产生灰雾。因此，感绿胶片使用红色过滤（660 nm）。红色过滤可用于感蓝胶片和感绿胶片。

直接曝光胶片

直接曝光胶片的乳剂层较厚，由高度聚集的 AgBr 晶体组成，为单面乳剂。它们主要用于较薄肢体的成像，如手、足等。采用较高的 X 线摄影技术，因此增大了患者的辐射剂量。目前在医学成像中很少使用。

乳腺 X 线摄影胶片

乳腺 X 线摄影胶片为单面乳剂，常用于单面增感屏。目前，使用发绿色光的铽掺杂硫氧化钆增感屏和感绿片。片基背向增感屏的一面涂有吸光染料，以减少来自增感屏的光反射。上述涂层被称为防光晕层，这种效应称为光晕。该涂层在加工过程中被去除，以提高图像显示。

激光胶片

激光胶片用于 CT、MRI、计算机或数字 X 线摄影。一般来说，来自成像系统的数字电子信号调制为激光信号，与图像信号成正比。激光束以光栅形式扫描胶片成像。胶片是卤化银胶片,对激光发射的红光敏感。激光打印机对光敏感,因此需要在黑暗中操作。使用不同类型的激光器,均可提供一致的图像质量。其也可采用不同尺寸胶片,并且每张胶片可采用多种图像格式。

专用胶片

专用胶片包含用于血管造影的电影胶片和用于透视成像的点片。电影胶片 35 mm,每卷 100 英尺或 500 英尺(1 英尺 ≈30.5 cm)。点片宽 70~105 mm,用于相机。它们类似于电影胶片,但尺寸更大,因此可以直接显示。上述类型的胶片处理非常关键,需要专门的处理器。专用胶片为单面乳剂,并在胶片的一侧拐角有 1 个小的切口。由于成像设备数字化,上述胶片目前已很少使用。

胶片处理和存储

X 线胶片应妥善存储和处理,否则会产生伪影。不应弯曲、折叠或粗糙处理。X 线胶片对压力敏感,尖锐的物体如指甲有可能产生伪影。胶片对温度、湿度敏感,应保存于 20℃。高温和湿度大(60%)可导致灰雾,降低图像对比度。

胶片对光敏感,应在黑暗中储存和处理。低水平曝光会增加灰雾。因此,需要一个密不透光的暗室和避光储存箱。电离辐射可使胶片产生灰雾,降低对比度。曝光后的胶片会更加敏感。在第 1 次曝光中,趾部以上光学密度增高。连续的曝光可能会导致更高的光学密度。胶片不应存放在靠近放射性物质和核医学区。

胶片是成盒的,每盒 50 张或 100 张。包装可以由化学处理纸间隔或非间隔排列。截止日期在胶片盒上标明,这是胶片的使用周期。过期后胶片将不能使用。通常为 6 个月。过期胶片灰雾增加,影响感光度与对比度。胶片应竖立放置,以防止彼此粘连,且不易卷曲,几乎没有压力伪影。使用这种方式存放胶片且旧的胶片先使用。胶片可以每月购买,这样存储时间不超过 30 天。

X 线胶片的特性

X 线胶片的特性可以用下列参数讨论,即密度、特性曲线、对比度、宽容度和乳剂吸收。

密度

密度指胶片的黑化程度。当 X 线曝光 X 线胶片时,胶片上的金属银变黑。这就是为什么 X 线片为负片记录。黑化程度与 X 线曝光强度直接相关。它可以通过光学密度(OD)量化,其关系为:

$$OD=\log_{10}(I_0/I_t)$$

其中,(I_0/I_t) 是透光率(T)的倒数,用密度计测量。如果 I_0 为入射光强度,I_t 为透射光强度,则透光率 $T=I_t/I_0$。在放射成像中,有价值的光密度值范围为 0.25~2.0。

特性曲线

X 线曝光量与光密度之间绘制的曲线,即特性曲线或 H-D 曲线,以 Hurter 和 Driffield 命名,他们于 1890 年首次发现这些曲线。曲线纵轴为胶片密度,横轴为胶片曝光量的对数。该曲线呈 S 形,并由 3 部分组成:趾部、直线部与肩部(图 7.8)。曲线趾部为低曝光区,而肩部为高曝光区。片基加灰雾是指没有任何 X 线曝光时胶片的黑化度,通常范围为 0.1~0.2 OD 单位。它指的是背景灰雾及片基的着色(蓝色)。胶片最大密度范围为 2.5~3.0 OD 单位。

所有的 X 线摄影技术产生的密度都应位于直线部分。对比度与曲线线性部分的斜率有关。斜率越大,图像对比度越高。描述胶片对比度的参数称为平均斜率。它是直线的斜率,连接特征曲线上 2 个给定的点。

$$平均斜率=(D_2-D_1)/(\log_{10}E_2-\log_{10}E_1)$$

其中,D_2 和 D_1 是曲线直线部分的光密度,来自曝光 E_2 和 E_1 的常用对数。平均斜率值的范围为 2.5~3.5。斜率是两个特定密度之间的平均斜率。高斜率意味着 X 线摄影胶片

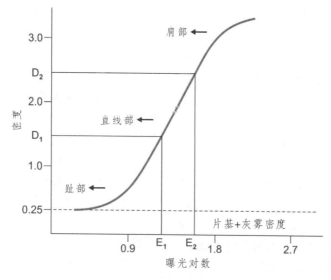

图 7.8　X 线胶片的特性曲线。

的对比度越高。

感光度

感光度是指的屏–片组合的敏感性。快速胶片只需要较小的 X 线曝光量就能达到给定的胶片密度，而慢速胶片则需要更多的 X 线曝光量。有两种类型的感光度：绝对感光度和相对感光度。胶片的绝对感光度定义为片基加灰雾密度产生 1.0 密度所需的曝光量（1/R）。其由 H-D 曲线决定，仅用于性能评价。

相对感光度是相对于标准屏–片组合的测量值。例如，钨酸钙屏–片组合为标准型，给定值为 100。另一种屏–片组合是钨酸钙感光度的 2 倍，给定的速度为 200。依此类推，稀土屏片组合给定的速度为 400，通常用于 X 线摄影。血管造影为短时间曝光，可能需要 600 的感光度。而骨和四肢需要显示更多的细节或慢速胶片。

宽容度

宽容度是指产生可接受的密度（0.25~2.0）所需的曝光量（mAs）范围。宽容度也称动态范围，与胶片的对比度成反比。大宽容度胶片具有较低斜率和低对比度，而高对比度胶片具有较小的宽容度。因此，最佳平衡取决于对比度和宽容度。宽容度较小的胶片可能需要增加重新拍摄图像的次数，因为难以确定精确的曝光技术。

胶片处理

胶片处理涉及一系列的步骤，即显影、漂洗、定影、水洗、干燥。

显影

显影是一个化学过程，从潜影图像产生可视化图像。所用溶剂称为显影剂。显影剂通过还原反应将曝光的银离子还原成金属银：$Ag^+ + e^- = Ag$。显影剂使电子聚集于感光中心。

显影液包含显影剂、促进剂、抑制剂、保护剂、固化剂、螯合剂和溶剂。对苯二酚、菲尼酮或米吐尔为显影剂。对苯二酚是还原剂，反应慢，产生黑色阴影。菲尼酮也是还原剂，反应快速，但产生轻微的灰度。菲尼酮控制曲线的趾部，而对苯二酚控制曲线的肩部。

碳酸钠和氢氧化钠为促进剂，使明胶膨胀，产生碱性，控制 pH 值。因此，其加快显影反应。溴化钾为抑制剂，是一种防雾剂。它能减少灰雾，保护未曝光的晶体。灰雾是未曝光的卤化银颗粒显影，不含有潜影。因此，抑制剂只限制那些曝光 AgBr 晶体中显影剂的反应。

亚硫酸钠为保护剂。保护剂控制显影剂被空气氧化,从而延长显影剂的使用寿命。对苯二酚对空气氧化更敏感。保护剂有助于保持适当的显影速度,维持显影剂各组分的平衡。显影剂在碱性溶液中容易氧化分解,氧化产物形成有色物质污染乳剂层。保护剂能够分解这些氧化产物,并形成无色磺酸盐。

固化剂和螯合剂用于自动洗片机。戊二醛为固化剂,用以控制乳剂膨胀和软化。作为螯合剂,螯合物可以除去金属杂质(铝离子)和可溶性盐。水可作为溶剂,能够溶解所有的化学品。

显影取决于晶粒大小、显影液浓度、显影时间和温度。必须采用制造商建议的浓度、时间和温度,以获得最佳的对比度、感光度和灰雾。否则会降低图像质量。

漂洗

当 X 线胶片从显影液中取出时,应进行漂洗,以除去可溶性化学物质和氧化产物。漂洗一定程度上也阻止了显影反应,并中和剩余显影剂的碱性。因此,漂洗减少了灰雾的形成。用水进行冲洗。漂洗不充分会缩短定影液的寿命,破坏其固化反应。因此,污渍可呈现在胶片上。对于自动洗片机,漂洗过程不是必需的,应为传输的辊轴挤压胶片时可去除残余的显影液。

定影

定影是使图像永久不褪色的过程。所用溶剂称为定影液。其去除未曝光的卤化银而不影响图像质量,使明胶固化并停止剩余显影。

定影液由促进剂、定影剂、固化剂、保护剂、缓冲液、螯合剂和溶剂组成。乙酸为促进剂,中和显液剂并停止其反应。硫代硫酸钠或硫代硫酸铵盐(大苏打)为定影剂。其能溶解未曝光、未显影的卤化银,去除显影的金属银。过量的大苏打可能导致氧化,一段时间后,图像会变成褐色。银与大苏打结合形成硫化银,呈黄棕色。

明矾为固化剂,使明胶乳剂固化,使其免受物理损伤。当未显影的溴化银从胶片中去除时,乳剂开始紧缩。固化剂加速了紧缩过程,使乳剂变硬。此时其适于水洗和干燥。

亚硫酸钠为保护剂,用以维持化学平衡。显影液与定影液混合,导致化学不平衡。因此,保护剂防止定影剂分解。醋酸用作缓冲液,使定影液 pH 值恒定。硼酸和硼酸盐为螯合剂,去除金属离子,如铝杂质。水是常用的溶剂,有助于混合化学物质。

水洗

定影后,胶片必须用水洗,以去除定影过程中的化学物质,特别是大苏打。否则,黑色银会变成棕褐色的硫化银。水洗要求用流动的水,大约需要 20 min。水洗不充分会残留大苏打,可能导致图像褪色,随着时间延长胶片呈棕褐色。在自动洗片机中,水的温度必须保持在 3℃。

干燥

处理的最后一步是 X 线图像干燥。胶片可在无尘的露天区干燥,温度低于 35℃。热风干燥柜装有风扇和加热元件,使热气流动,也可用于干燥。润湿剂如 photo-flo 或乙醇可以缩短干燥时间。在自动洗片机中,当胶片在干燥柜中移动时,干燥的暖风吹在胶片的两面。

温度和时间的影响

显影是一个化学过程,取决于温度和时间。较高的温度增加银的还原,银颗粒数目增多。反之亦然。因此,需要最佳的时间和温度(20℃~22℃)。在较高的温度下(>24℃),乳剂变软,产生化学灰雾。为了克服这个问题,必须缩短显影时间。温度增加 1℃,显影时间缩短 1/4。

在较低的温度下(<16℃),对苯二酚反应停止,导致图像对比度和密度不足。这可以通过延长显影时间来克服。为了达到良好的显影

效果,温度降低 1℃,显影时间延长 1/4。手动显影时,X 线图像曝光在 29℃时至少显影 5 min,在自动洗片机中则需 22 s。上述胶片的处理过程称为时间-温度显影。

补充液

补充液用以保持显影剂原始化学浓度。它还补偿碱性降低,并克服溴积聚。每 40 张 14 英寸×17 英寸的胶片或其等效面积的胶片应加入 1 加仑(4.5 L)补充液。适当补充显影液,每加仑显影液可以显影 125 张 14 英寸×17 英寸的胶片。当胶片正在显影时,不应向显影液中添加补充液。如果添加,则会产生高密度的伪影。

暗室

暗室是胶片处理室,紧邻 X 线机房。暗室必须具有足够的空间, 约 10 英尺×10 英尺×10 英尺(约 3 m×3 m×3 m)。暗室的墙壁必须足够厚,以防辐射。地板要耐用、易清洗、防滑,且抗染色、抗腐蚀。应避免安装窗户,空调是理想的选择。暗室由传递箱连至 X 线机房。传递箱有 2 个不透光的 X 线防护门,可在垂直轴上旋转。曝光和未曝光的暗盒可以通过传递箱传送。

暗室的入口必须不透光,并有互锁门。暗室由安全灯照明, 不产生胶片灰雾。通常,采用<15 W 的红色灯泡作为安全灯。安全灯与胶片之间的工作距离不应小于 1.2 m。安全灯的有效性要定期测试。

暗室的工作区域分为干区和湿区。干区由装片工作台、暗盒、胶片库、备用胶片存储、胶片夹、胶片拌钩及纸篓组成。湿区由化学品处理、两个搅拌棒、温度计、叮钟相处理池组成。最简单的一种由 1 个 3 间隔的槽组成, 即显影、漂洗、定影。为了防止触电,所有的金属物体必须接地。

自动胶片洗片机

目前,胶片处理是自动完成的,提供恒定的和均匀的图像质量。胶片在自动洗片机中运行,依次通过显影、定影和水洗。总的显影时间仅为 90 s。自动洗片机由多个独立但又相互关联的系统组成,包括传送系统、温度控制系统、循环系统、补液系统和干燥系统(图 7.9)。

传送系统

传送系统由进片盘、入口滚轴、微开关、滚轮组件、传输齿轮及驱动马达构成。滚轮组件由传输滚轮、主滚轮和附属滚轮构成。在暗室中,胶片插入进片盘。较小尺寸的胶片将有边控防护,并保持适当的补给率。传输滚轮(直径 1 英寸)是成对的,彼此相对并使胶片在正确的路径上传送。主滚轮(直径 3 英寸)使胶片围绕附属滚轮传送并引导履带。交叉齿轮使

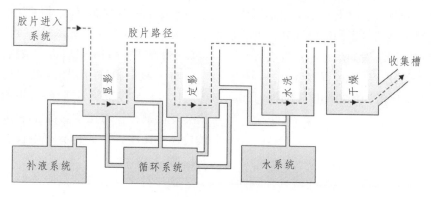

图 7.9 自动洗片机。

胶片从一个槽传送到另一个槽。驱动马达以 10~20 rpm 传输力驱动传输齿轮,通过皮带带动滚轮和滚筒,或链条、链轮或齿轮。传送系统也控制胶片浸入药液中的时间。微开关控制处理药液的补给率。

温度控制系统

显影、定影和水洗的温度应保持精确。显影液和冲洗水应分别保持在 35℃ 和 32℃。因此,在每个槽内,由热电偶对加热元件进行控制。

循环系统

显影剂和定影剂化学药液需通过搅动混合,以维持恒定的温度。循环系统不断地泵出这些化学药液到各个水槽内并搅拌。在显影剂中,循环系统过滤由感光乳剂产生的 100 μm 大小的微粒。因此,这些微粒不会到达滚筒,可以减少伪影。但这样的滤过系统在定影剂池中不需要。在一个开放的系统中,水在水洗槽中循环,将所有加工处理过程中残留的化学药液从胶片中洗去。通常槽的入口在底部,出口在顶部。水以 12 L/min 的速率从水槽中溢出。

补液系统

在每张胶片处理过程中,一定量的显影剂和定影剂会被吸收,从而导致槽中化学药液水平降低,同时处理时间减少。补液系统监控这种损失并保证洗片机中化学药液的质量和数量。该系统由补充槽、滤过器以及补液泵组成。补液系统有助于维持显影剂的碱性和强度,也有助于维持定影剂溶液的酸性和强度。补液速率可以根据每张胶片处理进程做调整,一般为每张 14 英寸胶片需 60~70 mL 显影剂、100~110 mL 定影剂。

干燥系统

干燥系统由吹风机、加热器、通风管、干燥管以及排出系统组成。该系统在负压条件下工作,吸收胶片中的水分。吹风机抽吸室内空气后经加热线圈(2500 W)加热后吹出。空气进入系统中的温度由热电偶监控。干燥管置于胶片的两面,排出湿热的空气。

自动洗片机非常适用于忙碌的放射科。它可以减少处理时间 (90 s),同时可以提高效率,改善工作流程及图像质量。

图像质量

图像质量定义为胶片/探测器将被照物体上的每个点记录到胶片上对应的点的能力。通常用图像质量来描述 X 线图像上重要诊断细节的可见性。高质量的图像要求能做出精确的诊断。图像质量取决于对比度、空间分辨率、噪声、几何因子、量子检出效率以及采样和伪影。

对比度

对比度指 X 线图像上相邻两点的密度差。对比度可以是被检体对比度,也可以是胶片对比度。被检体对比度与胶片对比度的乘积即为 X 线图像对比度。被检体对比度是指一定强度的 X 线透射患者不同部位的差异,其取决于患者的体厚、组织质量密度、有效原子序数、被检体形状及光子能量(kVp)。

较厚的部位与较薄的部位对射线的衰减不同,透过的 X 线也不同。被检体对比度与透过射线的相对数量成正比。同等厚度的组织,质量密度不同,对比度也不同。光电吸收随有效原子序数的变化而变化。相邻组织的有效原子序数不同,可形成被检体对比度。对比剂如钡(Z=56)和碘(Z=53)可以增大被检体对比度。

与 X 线束相符的解剖形状可以增大被检体对比度。X 线束照射路径上,被检体形状变化会降低被检体对比度。高 kVp 产生较低的被检体对比度,而低 kVp 产生较高的被检体对比度。

胶片对比度反映的是胶片对不同曝光量的响应差异。胶片对比度取决于特性曲线、胶片密度、有屏或无屏曝光以及胶片处理。高对比度胶片由大小均匀的银颗粒构成,而低对比度胶片由不均匀的银颗粒构成。双乳剂层胶片比单乳剂层胶片产生的对比度更高。灰雾和散射会降低胶片对比度,产生不理想的胶片密度,最终降低 X 线图像对比度。

分辨率

分辨率是指将两个相邻的细小组织显示为两个独立图像的能力。分辨率有三种:空间分辨率、对比度分辨率和时间分辨率。空间分辨率指成像系统在二维(x, y)图像上记录被检体的能力。换而言之,空间分辨率是显示具有高被检体对比度的小物体的能力,如骨与软组织交界处。对比度分辨率是指区分被检体对比度相近的解剖结构的能力,如肝和脾。通常,屏–片组合 X 线摄影有极好的空间分辨率。时间分辨率是指被检体运动时,成像系统随之运动并能在每帧图像中及时定位被检体的能力。荧光透视的时间分辨率较高。

为了测量空间分辨率,定义了许多函数,包括点扩散函数(PSF)、线扩散函数(LSF)、边缘扩散函数(ESF)和调制传递函数(MTF)。单个点状物体产生的图像叫作 PSF,例如,保持垂直照射,对有小孔(10 μm)的铅片成像或对导丝进行 CT 扫描。然后,用光密度计测量图像剖面,获得 PSF(图 7.10)。图像剖面的尺寸在其高度一半处测量,称为半高宽(FWHM)。两个点源间距大于 FWHM 时才能分辨。散射线使 FWHM 增宽,出现长尾,造成图像模糊或不锐利。

尽管 PSF 描述的是成像系统的响应,但其仅反映了图像表面某一个离散的点,不适用于对一定区域成像的屏–片系统。因此,出现了 LSF 和 ESF。LSF 描述成像系统对线性激励的响应。相应地,采用狭缝成像(10 μm,铂),并用光学密度计测量 90°图像剖面曲线。LSF 可以测量垂直轴,也可以测量水平轴。与此类似,ESF 用锐利的边缘进行透视测量。

描述分辨率最简单的方法是频率域中的线对(lp)。线对指的是图像上一条明亮的条纹和邻近一条暗条纹,单位为 lp/mm。这类似于声波(正弦波),频率为周期/毫米。图像中物体间距小(mm),则空间频率(F)高,类似于声波。如果物体的大小为 D,则 $F = 1/2D$。例如,如果物体的大小为 0.5 mm,$F = 1/(2 \times 0.5) = 1$ lp/mm。视距 25 cm 处,人眼大约可以分辨 5 lp/mm。屏–片 X 线摄影的分辨率为 5~10 lp/mm。

MTF 是记录信号频率(输出)与原始信号频率(输入)之比,通常小于 1。对于成像系统,在特定频率绘制空间频率与 MTF 的曲线 (图 7.11)。低的空间频率对应具有较高 MTF 的较大物体。高的空间频率对应具有较低 MTF 的较小物体。一个成像系统通常由多个元件组成,如荧光透视。因此,每一个元件的 MTF 都应考虑进去。一个成像系统总的 MTF 是各元件 MTF 的乘积,由测量的 LSF 计算得出。

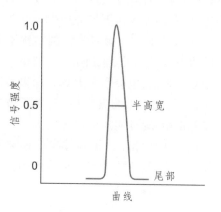

图 7.10 点扩散函数。

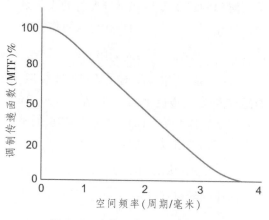

图 7.11 成像系统的分辨率性能。

因此,在一个成像系统中,MTF 有助于确定每个元件的分辨率。在日常工作中,X 线摄影空间分辨率用星形体模进行测量,CT 的空间分辨率用线对体模进行测量。

噪声

噪声(斑点)是均匀曝光后胶片密度平均值的随机波动。噪声使图像质量降低,同时限制了分辨低对比度物体的能力。噪声主要由增感屏噪声、胶片噪声及量子噪声构成。增感屏噪声是由增感屏结构的不均匀性所致。胶片噪声由乳剂层颗粒结构产生。量子噪声由 X 线光子的不连续性引起,这是 X 线摄影中噪声的最主要来源。胶片周边区域接收的光子数与平均值不同,会引起量子斑点。

如果 N 表示探测器上一个像素点内记录的 X 线光子数目,那么噪声$(\sigma)=\sqrt{N}$,其中 σ 是标准差。相对噪声或变异系数$(COV)=\sigma/N$。光子数目(N)增多,相对噪声降低。相对噪声的倒数叫作信噪比(SNR),因此:

$$SNR = N/\sigma = N/\sqrt{N} = \sqrt{N}$$

为了提高 SNR,必须增加到达探测器的光子数目(N),但同时会增大患者剂量,因此,必须在 SNR 与放射剂量之间取得最佳平衡。探测器并不能探测到所有的入射光子。屏–片系统仅能探测到 60% 的入射 X 线光子。为此引入另一参数——量子检测效率(QDE)。QDE 是探测到的光子数(N_d)与入射的光子数目(N_i)之比。因此,上面的等式可以写作:

$$SNR = \sqrt{N_d} = \sqrt{QDE \times N_i}$$

这一等式应用范围不包括其他噪声源,如增感屏和荧光透视中的 CCD 等。因此,DQE 仅限用于成像系统。DQE 是输出 SNR 的平方与输入 SNR 的平方之比:

$$DQE = 输出\ SNR^2/输入\ SNR^2$$

图像的噪声具有频率,成像系统的噪声强度与频率可以绘制成一条曲线,称为维纳频谱(WS),常用于定量噪声。X 线摄影的最佳频率是 0.2~1 lp/mm,对于屏–片组合,维纳频谱与 MTF 关系如下:

$$WS = G^2/N \times MTF^2$$

其中,G 是胶片的 γ 值,N 是每平方毫米的平均光子数。因此,DQE 和 WS 是兴趣区的参数,可用于认证成像系统的性能。

几何因子

放大率

图像质量受几何因子影响,如放大率、失真和焦点模糊。所有的 X 线图像都是被放大的,放大率(M)是图像大小与被检体大小之比。如果将放射源到图像的距离定义为源像距(SID),将放射源到被检体的距离定义为源物距(SOD),那么

$$M = SID/SOD$$

被检体离放射源越近,放大率越大。被检体远离放射源时,放大率降低。胸部 X 线摄影的 SOD 一般为 180 cm,放大率是一致的。放大率越小意味着图像模糊越少,分辨率越高。

失真

失真是由于被检体不同部位的放大率不均匀所致。失真可能由被检体的厚度、被检体的位置以及被检体的形状所致。与较薄的被检体相比,较厚的被检体更容易产生失真。

在 X 线成像中,患者的解剖结构不规则也会导致失真。如果定位不准确,被检平面与成像平面不平行,也会产生失真。如果被检体定位在正中,则产生的失真最小;如果被检体定位偏离正中,则可能产生严重的失真。与被检体定位在正中相比,被检体定位偏离正中时,可产生不一致的放大率。被检体倾斜的角度也会影响失真的程度。

焦点模糊

X 线球管的焦点(F)并不是一个点,而是有一定的尺寸(0.6~1.8 mm),这会使照射野的边缘产生半影。半影是射线强度降低的边缘区域,会导致 X 线图像边缘模糊,这种现象叫作焦点模糊(f)。

$$f=F(M-1)$$

焦点尺寸越大,放大率越大,则焦点模糊越明显。由于足跟效应,阳极端的焦点模糊较阴极端少。为了减少模糊,应使用小焦点和小的放大率。要减小放大率,可以使患者尽量靠近胶片,减小患者与胶片之间的距离。

最佳质量图像

合格的 X 线图像取决于患者适当的准备、成像设备的选择以及正确的曝光技术。

患者被检部位应尽量靠近探测器/胶片。被检部位的轴线应与影像接收器平面平行。X 线束的中心应通过被检区域的中心。如果用相同的放大率对多个解剖结构成像,那么在定位时应确保所有解剖结构的物片距相等。成像过程中患者应制动,以避免运动模糊。运动模糊可以通过以下途径减少:

1.缩短曝光时间;

2.指导患者;

3.增大源像距;

4.减小物像距。

曝光技术的选择对于获得良好的图像质量至关重要。曝光时间应尽量短,可以提高图像质量。曝光时间短可以减少运动模糊。高频发生器比单相发生器的曝光时间更短。

kVp 决定着 X 线图像的对比度,因其影响 X 线的质和量。kVp 越大,透过患者的 X 线量越多。X 线到达胶片后影响光学密度。康普顿效应增加,差异吸收减少,导致被检体对比度降低。到达胶片的散射线增多,图像噪声增加,导致对比度下降。对比度降低,X 线曝光宽容度加大,容许误差也增大。因此,高 kVp 会降低图像对比度,唯一的优点是曝光宽容度大,患者辐射剂量减少。

mA 决定着胶片的光学密度,因其影响 X 线的量。mA 增大,到达胶片的 X 线量增多,光学密度增大。X 线图像的噪声减少,但患者辐射剂量增多。过低的 mA 和过高的 mA 都使光学密度偏离特性曲线的直线部分。因此,mA 间接影响 X 线图像的对比度。

因此,为获得高质量的 X 线图像,推荐使用高 kVp、低 mA 和短的曝光时间。

(谭运择　王骏　李振辉　陈峰　刘小艳

孙睿　吴虹桥　译)

第 **8** 章　计算机和数字 X 线摄影

引言

屏-片装置被可以产生数字图像的影像探测器所取代。计算机 X 线摄影(CR)和数字 X 线摄影(DR)基本上都能够产生数字图像。数字图像的优点有：①数据可以存储和传输；②可以对图像进行后处理；③图像可以在计算机显示器上显示；④利用图像存储与通信系统(PACS)实现远程放射学等。

数字系统使用的是二进制数字，其基数是 2，只有两个数字，即 0 和 1。然而，我们一般使用的是十进制数，其基数是 10，使用的数字是 0~9。在二进制中，某个位置上的数值是其在右边位置时数值的 2 倍。在十进制中，某个位置上的数值是其在右边时数值的 10 倍。十进制系统允许有小数点，而二进制中则没有小数点。例如，二进制数 10 的值是：

$$(1×2^1)+(0×2^0)=2$$

同样，通过计算各位次 2 的幂值，并将它们相加，可将二进制数转换成十进制数。表 8.1 给出了二进制和十进制的对应值。

数字记忆和存储单位为位 (bit)、字节(byte)和字(word)等。1 位是可以被磁化用于存储数据的磁盘的一小部分。字节和字由位组合而成，1 个字节=8 位。1 个字可以是 16 位、32 位或 64 位，取决于计算机系统。一般来说，kB (2^{10}=1024 b)、MB (2^{20}=1048 kB)、GB (2^{30}=1073 MB)是比较常用的。

在数字图像存储中使用二进制数有以下几方面：图像被分成称为像素的矩阵元素。每

表 8.1　二进制数和对应的十进制数

二进制数	十进制数
0	0
1	1
10	2
11	3
100	4
101	5
110	6
111	7
1000	8
1001	9
1010	10

个像素被赋予一个值，这个值与信号强度有关。存储在像素中的值以二进制的形式表示，被存储的最大的值称为位深。具有高值的像素代表黑灰色灰阶，相反，低值的像素代表白灰色灰阶。这与胶片相似，高剂量显示深灰灰度，而低剂量显示白灰灰度。一个单一的位既可以存储黑色又可以存储白色，这与电子开关相似，可以开可以关。

一般来说，计算机记忆与存储使用许多位，每个位有两种情形：0 或 1。同样的，2 位可以有 4 种可能的状态，3 位可以有 8 种可能的状态等。一般的，如果有 n 位，那么可以有 2^n 种可能的状态，例如 8 位可以有 2^8 种可能的状态，相当于 256 个灰阶。然而，为了提供最佳的对比度，X 线摄影需要大照射野和 10 lp/mm 的分辨率。因此，才需要更大位深，分别是 8、12 和 16。例如，16 位可以提供 65 536 个灰

阶。这就是为什么 DR 需要 4~32 MB 的大存储空间,比 CT 扫描的存储空间更大。

一个理想的 DR 系统应具有以下几个方面的特性:①物理尺寸应与屏-片系统暗盒兼容;②快速读出设备;③耐用和更低的成本;④图像采集具有较高的量子效率和较低的辐射剂量;⑤与胶片相似的空间分辨率和对比度分辨率;⑥宽的动态范围和 DICOM 兼容。目前,这些系统被应用于 CR、电荷耦合器件(CCD)和 DR。DR 又分为间接数字 X 线摄影和直接数字 X 线摄影(图 8.1)。

计算机 X 线摄影

计算机 X 线摄影(CR)采用荧光体,其原理为光激励发光(PSL)。当荧光体受到 X 线照射时,它吸收并储存射线能量。随后,如果荧光体受到另一光源激励则发光。发光量与射线曝光量成正比。

光激励发光荧光体

通常使用的荧光体是氟卤化钡:BaFBr(85%)和 BaFI(15%):Eu(铕)。其中,铕为催化剂,量很少,决定 PSL 的性能。BaFBr 的原子序数分别是 56、9 和 35,其 K 层结合能分别为 37 keV、5 keV 和 12 keV。射线的作用主要是与外层电子产生康普顿效应和光电效应。

催化剂使晶体内部产生缺陷(F 中心),可以捕获电子。荧光体被射线曝光后,Eu^{+2} 被氧化成 Eu^{+3},并释放出价电子(图 8.2)。这些电

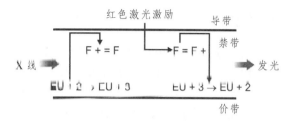

图 8.2 荧光体光激励发光原理。

子从价带移动至导带,随后又被禁区内的 F 中心所捕获。电子可以在这些中心长时间停留,因此,数以亿计的电子可以被 F 中心捕获。单位面积的电子数目与被吸收的射线能量成正比。

$$X 线 + Eu^{+2} = Eu^{+3} + e^-$$

一段时间后,这些电子可能自己返回到基态。然而,用红色光源曝光荧光体可以加快电子返回过程,因此被称为光激励发光。当成像板被红色激光扫描,F 中心吸收能量并将这些能量转移给电子,这些电子到达导带,再次转化为非稳态电子。随后,电子转移到价带,同时释放出蓝绿光。电子与 Eu^{+3} 结合使之转化为 Eu^{+2}。释放出的蓝绿光的能量比激光的能量大。

荧光体不会释放出第一阶段捕获的所有激光的电子,而是保留一定量的捕获电子。因此,需要在非常明亮的光源下使荧光体曝光,以便将所有捕获电子移动到价带,使 F 中心成为空穴。目前,荧光体可用于任何形式的射线曝光。

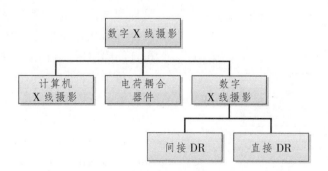

图 8.1 获取数字 X 线摄影图像的不同方式。

成像板

荧光体可以制成可弯曲的屏,装入粗糙的暗盒内,称为成像板(0.5 mm)。成像板于 1983 年被日本富士公司首次引入,与屏-片暗盒类似。图 8.3 显示了成像板的断面图。在成像板中,PSP 微粒随机分布在黏合剂中, 其作用与屏-片暗盒类似。

暗盒有各种尺寸:14 英寸×17 英寸、14 英寸×14 英寸、10 英寸×12 英寸和 8 英寸×10 英寸,像素大小为 100 μm×100 μm~200 μm×200 μm。暗盒可用于各种常规 X 线摄影和乳腺 X 线摄影等。像素矩阵尺寸:普通分辨率为 1760×2140,高分辨率为 2000×2510。对于标准 X 线摄影,空间频率为 2~3 lp/mm,乳腺 X 线摄影为 10 lp/mm。

荧光读取

CR 系统由 X 线球管、各种大小的成像板、读取装置、计算机及打印机组成(图 8.4)。计算机提供图像处理、存储及图像显示功能。成像板取代了屏-片暗盒。成像板擦除之前的图像数据后可重复利用。以下为 CR 过程:

- CR 暗盒被 X 线束曝光;
- 将暗盒插入读取装置;
- 成像板从暗盒中取出;
- He-Ne 激光束(633 nm)扫描,扫描区域 (x,y)释放蓝绿光或紫外线(390 nm);
- 光电倍增管(PMT)收集可见光,产生电信号;

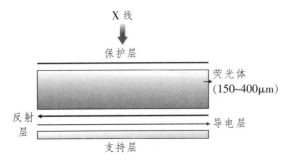

图 8.3　成像板的断面图。

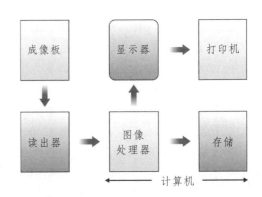

图 8.4　计算机 X 线摄影系统模块。

- 电信号数字化并储存于存储器中;
- 用明亮白光扫描成像板,擦除残余能量,以备后续使用。

读取装置是 CR 成像系统最关键的部分。CR 由输入系统的成像板、激光源及 PMT 组成,如图 8.5 所示。X 线曝光后,CR 的暗盒插入阅读器,成像板被取出并置于传动装置。传动装置沿 y 轴方向匀速移动成像板。通常慢速移动,称为慢扫描模式。

旋转多棱镜反射激光源的红光(He-Ne 激光,633 nm)。这种光通过荧光板在水平方向和 x 方向来回反射,释放波长为 390 nm 的可见蓝绿光(图 8.6)。这意味着由于射线曝光被捕获的能量从空间位置(x,y)释放。这一过程为快扫描模式。慢扫描模式和快扫描模式由 CR 计算机控制。

上面的光线被 PMT 或 CCD 通过光纤引导收集。PMT 放大信号并输出电信号,这是一种随时间改变的模拟信号。这种信号被输入计算机,进行放大、度量及压缩处理。然后,通过采样和量化,信号被数字化,最终存储于硬盘。采样和量化是模数转换中重要的程序。采样指采样间隔时间,量化指每次采样的值。

每个空间位置 (x,y) 有一个对应的灰度值。激光与蓝绿光的波长不同。散射激光可以到达 PMT,干扰信号并产生噪声。为了避免这些,就需要在 PMT 前安装光滤过器。这一滤过器吸收散射的激光,并传输由荧光体发射的蓝绿光,从而提高信噪比。

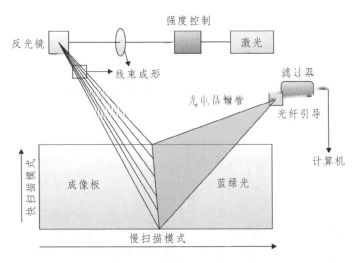

图 8.5 计算机 X 线摄影阅读器。

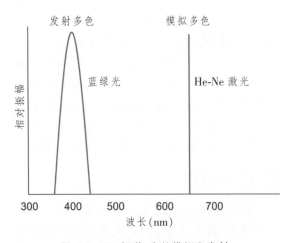

图 8.6 CR 频谱：光的模拟和发射。

在一些其他系统中，暗盒是垂直插入的，成像板从下面取出，在这个过程中可被水平激光扫描。因此，成像板不必从暗盒中完全取出，避免了滚筒损伤。激光扫描垂直于栅线扫描，也避免了混淆伪影。

激光束的尺寸非常重要，在镜面水平应保持小于 100 μm。激光束的形状、大小、速度和强度在成像板水平必须保持不变。这可以通过光束整形器来实现。1 个阅读器 1 小时能读取约 70 个暗盒，读取每个暗盒约需要 110 s。

图像显示

从模数转换器中获得的数字图像被输送至图像处理器，进行平滑和边缘增强等处理，然后输出。最后，图像以视频形式或硬拷贝胶片形式显示。阵列处理器将图像信息传送至数模转换器。模拟信号调制扫描胶片的激光束，图像被记录下来。这是一种独特的 He-Ne 激光，仅用于硬拷贝。胶片有一面感光乳剂层，峰值灵敏度为 633 nm，与激光匹配。多幅图像可以被打印在同一张胶片上。

成像特性

成像板的主要优点是有较宽的动态范围和曝光宽容度（图 8.7）。技师可以自主选择曝光技术，但技师不会了解其失误，因为这是在图像后处理中调节的。然而，CR 的重拍率低于屏–片 X 线摄影。

低剂量曝光所得图像的量子噪声较多。高剂量曝光所得图像的量子噪声较少，但患者接受的辐射剂量增多。噪声主要源于散射线。驱动装置、激光及计算机装置也会产生噪声。

CR 系统比感光度为 400 的屏–片系统更快，因此，可以采用低辐射剂量曝光。在屏–片

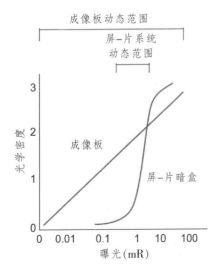

图 8.7　成像板与屏-片系统动态范围比较。

X 线摄影中,kVp 决定对比度,mA 决定光密度,但在计算机 X 线摄影中这一概念不适用。因为 CR 图像对比度是恒定的,与曝光技术无关。因此,高 kVp 和低 mAs 可以用于 CR,以便进一步减少患者辐射剂量。

　　与屏-片系统(8~12 lp/mm)相比,CR 的空间分辨率较低(3.5~5.5 lp/mm),但在便携式 X 线摄影中是首选。测量探测器的剂量十分困难, 一些供应商会提供探测器的剂量指标(DDI)。因此,这些系统需要有精心设计的质量保证。

电荷耦合器件

　　电荷耦合器件(CCD)利用可见光形成图像。CCD 通常与增感屏和影像增强管结合使用(图 8.8)。基本上,CCD 芯片是由非晶硅构成的集成电路,表面嵌满像素电荷。例如,2.5 cm×2.5 cm 的 CCD 表面可以包含 1024×1024 个像素点。硅表面是光导的,如果在可见光下曝光,则电子被释放积聚在像素点中。光强度越强,电子越多,被释放的电子越多。电子被像素点每边的电子屏障保存在像素点中,因此,每个像素点相当于一个电容器收集电荷,收集的电荷与光强度成正比。

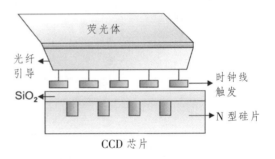

图 8.8　电荷耦合器件的设计。

　　每个像素点内的电子电荷沿着列的方向读出。调整每个像素点内的电压屏障,使像素点内的电子转移到另一个像素点(图 8.9)。因此,同一列的电子同时移动,最终到达最低行。最底行逐一像素地读出,电荷移动到电子读取设备,产生电信号。电信号被模数转化器数字化,数字信号用来构建位深为 8~12 的图像矩阵。

　　类似的,下一列的电荷移动到最低行产生另一信号。这一过程重复进行,直到探测器上所有像素点被完全读出。读取过程是快速的,约 30 帧/秒。CCD 的几何形状是一致的,并且无变形现象。CCD 的动态范围较宽,电子噪声较小。

CCD 的应用

　　CCD 能够产生高质量的图像,用于口腔 X 线摄影、乳腺 X 线摄影、荧光透视及电影 X 线摄影。在口腔 X 线摄影中,增感屏配合 CCD 一同使用,视野(FOV)很小(25 mm×25 mm)。增感屏发出的光线被 CCD 有效收集。因为耦合效果极佳,只有极少量的光线未被收集。

　　在数字活检乳腺 X 线摄影中,FOV 比

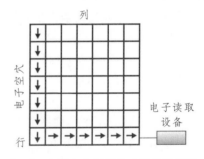

图 8.9　电子空穴逐列移动到最低端行。

CCD 的面积大,因此在增感屏与 CCD 之间使用锥形光纤。锥形光纤的作用相当于一个镜头,聚焦 CCD 表面由增感屏发出的光线。锥形光纤的入射面和出射面面积分别为 50 mm×50 mm 和 25 mm×25 mm。损失的光线对于系统来说毫无影响。

在胸部 X 线摄影中,FOV(35 cm×43 cm)比 CCD 表面大,光线的损失量较大(99.7%)。光线的损失量与输入区到输出区耦合的缩小因子成正比。由于只有少量的光子用于产生图像,所以会发生二级量子陷阱。这会使图像噪声增多,降低图像质量,同时也会增加患者辐射剂量。

数字 X 线摄影系统

数字 X 线摄影(DR)系统由整合于薄膜晶体管(TFT)读出器的大面积平板固态探测器组成,可快速获取质量最佳图像。DR 具有较高的空间分辨率、对比度分辨率及剂量效率。总的来说,它们有两种配置:

1.间接探测型平板系统;

2.直接探测型平板系统。

在间接探测型系统中,X 线被荧光体转化为可见光,随后可见光又被转化为电信号。在直接探测型系统中,X 线直接转化为电信号(图 8.10)。

间接探测型平板系统

间接探测型平板系统由闪烁荧光体、非晶

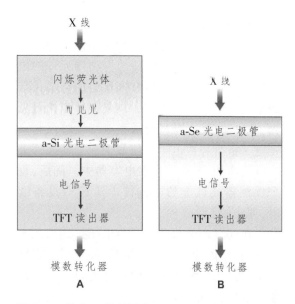

图 8.10　数字 X 线摄影的原理;间接 (A) 和直接 (B) 探测型平板系统。

硅二极管(a-Si)和平板 TFT 阵列组成。闪烁晶体采用 $CsI:TI$ 或 $Gd_2O_2S:Tb$,它们将入射 X 线转化为可见光。其工作原理类似于暗盒中的增感屏。探测器的基底是玻璃基片,带电容器的光敏 a-Si 和 TFT 以像素点的形式嵌入玻璃基片。最上层的组件是闪烁荧光体(图 8.11)。非晶硅是液态的,可以刷在给定的表面上。整个组件被放置在有外部电缆连接的屏蔽室内。CD 中使图像缩小时不需要光纤引导。

TFT 由 3 部分连接,分别为入口、输入源及出口(图 8.12)。输入源为电容器,出口与读出线(垂直列)相连接,入口与水平(行)线相连。TFT 是电子开关,可以"开"或"关"。当负电

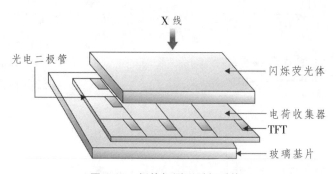

图 8.11　间接探测型平板系统。

压被施加到入口时,TFT 将切换到"关";反之,当正电压被施加到入口时,TFT 切换至"开"。

首先,每个储存电荷的探测器元件的电容器是接地的,这样,所有残留电荷会被传导到地面。当 X 线曝光时,闪烁晶体发出可见光,随后可见光曝光光敏光电二极管(a-Si)。光电二极管释放电子,使每个探测器元件上的电荷增加,电荷储存在电容器中。随后,每个探测器元件上的电荷被电子读取设备读出,方式如下。

在 X 线曝光过程中,负电压被施加在入口,所有晶体管的开关切换至"关",累积在每个探测器元件上的电荷储存至电容器中。在读出过程中,正电压被施加到入口,一次输入一行。因此,该行内探测器元件开关切换至"开"。这将通过开关 S1 和 S2 连接垂直线上的 C1、C2 到数字转换器。多路转换器逐一选择列(一次一列),使电荷放大,并移动至数字转换器。这样,入口选择行,多路转换器选择列,每个探测器元件上的电荷逐一地被读取。最终,信号被数字化,并存储以备图像分析。

荧光体材料

常用的两种荧光体材料为 $Gd_2O_2S:Tb$ 和 $CsI:TI$。$Gd_2O_2S:Tb(Z=64)$ 是不规则晶体,均匀涂布于黏合剂中,这种技术借鉴于屏-片技术。因为散射使光侧向传播,导致光线能量损失。结果,X 线光子相互作用传递到邻近的像素,导致空间分辨率降低。

$CsI:TI(Z=55)$ 从图像增强技术中获得,由宽 $5\sim10~\mu m$、长 $600~\mu m$ 的离散针状晶体构成。这些晶体易潮湿,如不完全密封则很快会被降解。$CsI:TI$ 使光直线传播,因此光的散射减少。这便于设计较厚的荧光体材料,可增大 X 线光子的相互作用及量子效率。

直接探测型平板系统

直接探测型平板系统采用 X 线光导材料,如非晶硒(a-Se,Z=34),直接将 X 线转化为电子信号(图 8.13)。与间接探测型平板系统不同,直接探测型平板系统没有将 X 线转化为可见光的闪烁荧光体一类的介质。因为硒是非晶态,可用气化沉积法制成大面积平板,这是一种成本低、可再生的技术。直接探测型平板系统具有良好的 X 线探测性能及较高的空间分辨率。硒是一种光电导体,X 线曝光后,其导电性发生改变。电信号的改变与 X 线强度成正比。

起初,在硒的表面施加 5 kV 的偏压。随后,当 X 线曝光后,它释放电子,施加的电压部分放电。放电量与射线的强度成正比,生成潜在的电荷图像。这些电荷储存在电容器中,电荷的图像被扫描控制线读出,这点类似于间

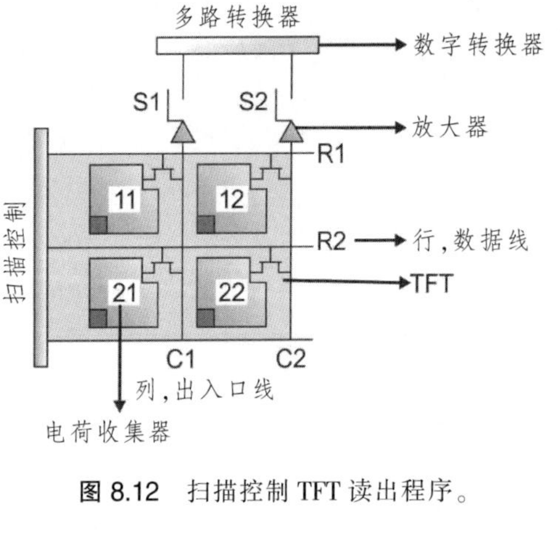

图 8.12　扫描控制 TFT 读出程序。

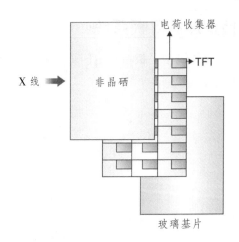

图 8.13　直接探测型平板系统。

接探测系统。最终,信号被放大并数字化用于图像分析。硒对湿度和温度变化敏感,需要防护,免受环境影响。

探测器系统的比较

DR 系统具有较高的信噪比,并提供与 DICOM、医院信息系统(HIS)及放射科信息系统(RIS)间的连接。光子与探测器材料之间相互作用的概率由量子效率表示,硫氧化钆的量子效率较高。可以通过增加探测器的层厚,以及使用衰减系数较高的材料来增大相互作用的概率。直接和间接探测器系统比屏–片系统的动态范围更宽。然而,在实践中,这一宽度范围的使用受限,因为低剂量曝光会产生图像噪声,高剂量曝光会增大患者辐射剂量。

每个探测器元件的光收集效率取决于对光敏感的区域所占比率,定义为填充因子:

填充因子=光敏感区域面积/探测器元件面积

在 DR 中,探测器被导体、电容器及 TFT 覆盖,探测器只有一部分区域对 X 线敏感(图 8.14)。因此,填充因子总是小于 100%,不同的探测器系统填充因子不同。直接 a-Se 系统的填充因子比间接 DR 系统高。

较小的探测器元件的空间分辨率较高,但填充因子减小。低的填充因子降低信噪比,导致对比度分辨率较低。因此,必须权衡给定探测器的空间分辨率与对比度分辨率。各种探测器材料的特性见表 8.2。

图像质量的比较

DR 可以生成在线图像,图像从接收器中迅速地被读出。接收器不需要移动,可以提高患者流量。图像可以被电子化地传输,并且可以产生相同的图像拷贝。图像可以存储于计算机,也可以对图像对比度进行后调整。这样可以提高图像判读效率及诊断的准确性。影响图

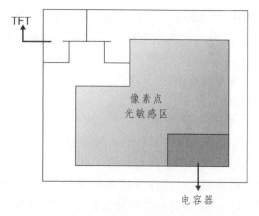

图 8.14 填充因子是光敏感区域面积与探测器元件面积之比。

表 8.2 DR 探测器材料的特性

参数	Gd$_2$O$_2$S:Tb	CsI:Tl	a-Se
有效面积	22.5 cm×28.7 cm	43 cm×43 cm	35 cm×43 cm
厚度	500 μm	550~600 μm	500~1000 μm
元件阵列	2256×2878	2688×2688	2560×3072
像素尺寸	100 μm	143 μm	–
元件尺寸	140 μm	173 μm	139 μm×139 μm
填充因子	52%	68%	86%~100%
空间分辨率	5 lp/mm	3.5 lp/mm	3.6 lp/mm
像素深度	12 位	12 位	14 位
显示时间	3 s	10 s	7 s

像质量的因素有空间分辨率、噪声和量子检出效率。

空间分辨率取决于探测器上像素点之间的间隔。尼奎斯特(Nyquist)频率是二倍像素间隔的倒数,它限制了分辨率。与屏–片系统相比,DR 系统的空间分辨率较低,但对比度分辨率较高。直接探测型 DR 系统的 MTF 较高,这取决于 Nyquist 频率(图 8.15)。较高的 Nyquist 频率和 MTF 有利于诊断细节的显示。

图像质量中的噪声取决于荧光体的量子效率、电容器收集的电荷和读出储存信号时产生的噪声。间接探测系统使用散射过的光线,导致信噪比降低。

理想化的成像系统的量子检测效率(DQE)是 100%。然而,实际中是小于 100% 的,因为入射 X 线探测的低效以及内部噪声源的存在。a-Se 的 DQE(50%)比 CsI 和 Gd_2O_2S 高(图 8.16)。空间频率高时,图像噪声增多,DQE 降低。

由于光的散射,间接探测系统的性能受损,并且需要权衡 X 线的吸收与 MTF。较薄的闪烁晶体的 MTF 较高,但 X 线吸收降低;反之,较厚的闪烁晶体 X 线吸收增加,但由于散射增多,MTF 降低。在直接探测系统中,层厚可以增加,这样 X 线吸收增多,而 MTF 不降低。

X 线曝光量

与屏–片系统相比,DR 可能降低患者的 X 线曝光剂量,这可以在不降低图像质量的前提下实现。在 DR 系统中,重拍次数减少是剂量减少的主要原因。另外,DR 的动态范围较宽,QDE 较高,也有助于减少剂量。

图像存储与传输系统

图像存储与传输系统(PACS)是一个应用于医学成像技术的辅助工具。PACS 具有成本效益,可从多种成像工具中获得图像。放射学图像和报告通过 PACS 数字化传输。PACS 取代了手工报告、胶片和传递。DICOM(医学数字成像和通讯)是图像储存和传输的通用格式,应用于 PACS 中。

PACS 主要由 4 部分组成,即成像设备、网络系统、工作站和存储器。PACS 及时地传递图像,使图像的获取和判读更加容易,同时避免了传统胶片的检索、传递和显示。

PACS 有多种用途,包括:①取代硬拷贝,如胶片;②提供远程存取,包括远程教育和远程放射学;③提供电子图像融合平台,便于与

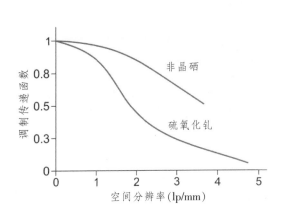

图 8.15 直接和间接探测系统的 MTF 与空间分辨率的函数关系。

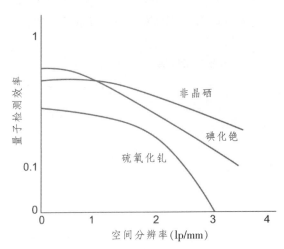

图 8.16 70 kVp 时,各种探测器材料的 DQE 与空间分辨率的函数关系。

HIS(医院信息系统)和 RIS(放射科信息系统)通讯;④有助于放射科工作流程的管理,例如患者的检查。

成像方式有 CT、超声、MRI 和 PET 等。机器产生的图像被传递到质量保证工作站,称为 PACS 通道(图 8.17)。其做对患者的人口统计学资料和检查的属性。如果检查信息正确,则图像将被归档储存。

然后,放射科医师通过他们的工作站阅读图像,并给出最终报告。工作站和存储是双向传输的。PACS 使用的网络是连接到因特网或广域网(WAN)的,经 VPN(虚拟专用网)或 SSL(安全套接层)进行传输。软件客户端包括 Activex、Javascript 和 Java Applet。患者的图像

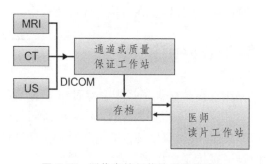

图 8.17　图像存储与传输系统框图。

需要做好备份,以防图像从 PACS 中丢失。因此,图像的备份被自动地传送至独立的计算机储存。

远程放射学

远程放射学(TR)是指将患者图像从一个地点传送至另一个地点。图像包括 X 线、CT、超声及 MRI 等。TR 主要的目的是共享图像或与其他放射科医师和内科医师共同探讨图像。因为放射科医师少于放射技师,远程放射学填补了放射科医师的缺乏。

远程放射学允许放射科医师不在现场为患者服务,改善了患者的医疗保健。这在专家会诊时非常有用,如:MR 放射科医师、神经放射科医师或定期的放射科医师等,这些医师通常只在城市医院中工作。远程放射学容许专家昼夜不中断服务。

远程放射学采用因特网、电话、WAN 及局域网(LAN)。采用专门的软件传输图像。先进的技术例如图像处理、语音识别及图像压缩也被应用于远程放射学。

(周帆　王骏　曹明娜　陈峰　刘小艳　孙睿
吴虹桥　译)

第 9 章 荧光透视成像

荧光透视检查是利用荧光屏来获得患者内部解剖结构的实时动态图像的成像技术(Thomas A Edison,1896)。而X线摄影是以胶片作为探测器,收集人体的透射X线而成像。荧光透视检查基本上是动态成像,当X线束持续发射时,放射医师能够持续观察动态器官的图像。实时成像要求达到每秒30帧,与电视技术类似。这有利于在一段时间内跟踪器官的运动。因此,透视成像具有更高的时间分辨率。透视检查是一个动态的过程,即使图像欠锐利,放射科医师也必须适应阅读动态图像。这就要求医师掌握图像亮度和视觉生理学的相关知识。

荧光透视检查应用广泛,可用于聚光成像、点片采集、数字减影血管造影、内镜检查、碎石术和电影X线摄影。荧光透视检查有两种方式,即直接荧光屏透视和影像增强器荧光透视。

视觉生理学

人眼由角膜、晶状体和视网膜构成。角膜与晶状体之间的结构为虹膜,虹膜控制进入眼睛的光线量。来自物体的光线依次透过角膜、晶状体,然后到达视网膜。光线较强时,虹膜收缩,允许较少的光线进入眼睛。光线较弱时,虹膜扩张,允许较多的光线进入眼睛。

人类的视觉是由视网膜上的视杆细胞和视锥细胞形成。大致来说,视杆细胞和视锥细胞是非常细微的结构,每平方毫米视网膜上约有 10^5 个。视锥细胞排列在视网膜的中央(中央凹),而视杆细胞排列在边缘。视杆细胞对弱光敏感,而视锥细胞对强光敏感。因此,视锥细胞负责白天的视觉(亮视觉),视杆细胞负责晚上的视觉(暗视觉)。视锥细胞能更好地识别较小的物体,而且能区别不同的亮度水平。视锥细胞对很大范围的波长的光都很敏感,而且能够识别不同的颜色。视杆细胞不能识别颜色,也因此是"色盲"。在暗视觉中,眼睛对绿光(555 nm)敏感。从亮视觉到暗视觉的转换称为暗适应,通常发生在直接荧光屏透视中。

直接荧光屏透视

在直接荧光屏透视中,穿过患者的X线照射到闪烁荧光屏(ZnS)上,然后由微弱的闪烁体成像。放射科医师过去常常在暗室用红色护眼镜直接观察图像。较厚的荧光体将X线成比例地转换成可见光,但转换而来的可见光亮度很低。为了减少对放射科医师的辐射,荧光屏由铅玻璃屏蔽。这种类型的荧光透视检查一直到1950仍在使用,称为传统的X线透视检查。其淘汰是由于以下原因。

对于给定的曝光率,荧光屏的光输出量非常低。荧光屏的光转换效率也非常低,而且空间分辨率也很差。由于的观察角很窄(6°),从荧光屏发出的光只有很少的一部分能被放射医师所看到。因为在微弱的光线下,人眼的敏锐度会降低10倍,所以荧光透视图像的对比度是X线图像的1/10。由于图像如此模糊,必须要在黑暗条件下用红色护眼镜来观察。人适应完全黑暗的状态需要10~20 min。因而患者可能会接受更高剂量的辐射,因此这种模式现在不再使用了。

影像增强器透视

现代透视系统运用影像增强器(II)和闭合电路电视系统。当 X 线穿过人体时,不同程度地被人体组织吸收,导致不同位置透射线的量不同。透射线照射到荧光屏上,之后通过影像增强器成像。准直器自动限制了 X 线束的尺寸,从而获得合适的视野(FOV)。结果荧光屏上形成了可视的影像。放射医师可以直接或间接观察到这些影像。可通过摄像机观察图像,也可以显示在电视显示器上来观察图像(图 9.1)。

为了使透视获得尽可能多的图像细节,图像亮度要更高。影像增强器满足了上述要求。图像亮度主要由解剖结构、管电压(kVp)和管电流(mA)所决定。因此,通过控制 kVp 和 mA,可以改变荧光透视图像的亮度。荧光透视检查需要数小时,故患者接受的辐射剂量较高。为了减少患者的剂量,荧光透视的曝光率(200)特别低。透视系统使用低电流(1~5 mA)和低输出量,每秒基本上产生 30 幅图像。这表明只有很少一部分 X 线光子用于构成单幅荧光透视图像。因此,荧光透视图像的质量在统计学上来说劣于 X 线图像。故荧光透视检查需要高增益探测器系统。

影像增强器

起初,荧光透视是直接在厚的增感屏上观察动态 X 线图像。透视的房间必须是完全黑暗的,以便看到荧光屏上微弱的光。放射医师还要戴上红色护眼镜进行暗适应。暗适应和暗处作业带来的种种困难,促进了影像增强器的发展。影像增强器将入射到表面的 X 线束转换成可视图像。

影像增强器是一个真空玻璃管(真空瓶),主要由 4 个元件构成:输入屏、聚焦电极、阳极和输出屏(图 9.2)。真空瓶靠近患者一侧有 1 个铝(Al)窗口(1 mm),为了抵挡大气压,窗口做成一个曲面。真空玻璃管限制了影像增强器的尺寸,其直径为 23~57 cm。照射野可以通过静电聚焦的方法减小。为了避免损坏和粗暴操作,玻璃管置于一个金属容器内。

输入屏

输入荧光体位于铝窗之后,由 3 层构成:1 个曲面的基板层(0.5 mm Al)支撑着荧光体,

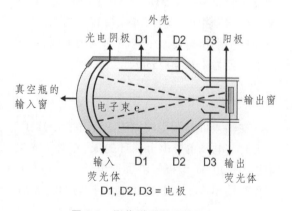

图 9.2　影像增强器及其组件。

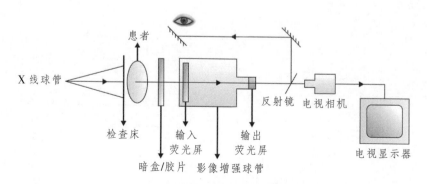

图 9.1　影像增强器和电视系统的透视成像。

碘化铯(CsI)输入荧光体(200~400 μm)和光电阴极(图9.3)。透过患者的 X 线经过铝窗，然后落在输入荧光体上。荧光体吸收 X 线，并将 X 线转变成可见光，这与暗盒中的增感屏的作用类似。光电阴极覆盖在荧光体的内表面，将可见光转化成电子。光电阴极是一层很薄的金属层，通常使用的是含锑和铯(Sb_2Cs_3)的化合物。大量的光子(通过光电阴极后)射出一个电子。射出的电子数目与光的强度直接成正比，而光的强度与入射 X 线的强度成正比。例如，60 kV 的 X 线光能产生约 8000 个光子，继而产生 400 个电子。

CsI 荧光体因其特殊的性质常被用作输入荧光体。CsI 是像晶体(直径 5 μm)一样垂直排列的针状物，排列紧密，能够使光线直线射出。CsI 还能减少光的散射，从而减少模糊。铯的 K 边界(36 keV)和碘的 K 边界(33 keV)落在荧光 X 线的轫致辐射光谱范围内，从而增加其吸收效率（60%），有利于减少患者剂量。与阳极相比，输入屏保持着较高的负压，以使电子高速运转。依据临床应用不同，荧光屏的直径为 150~400 mm。

聚焦电极

在输入屏与阳极之间有 3 个电极(D1、D2和 D3)。电极主要由金属环构成，相对于光电阴极为正电压。电极能够加速电子运行并使其聚焦在输出屏上。影像增强器长约 50 cm，而

为了加速电子，光电阴极与阳极之间的电势差保持在 25 000 V 左右。到达阳极的电子具有较高的速率和能量，从而形成了输出荧光屏上的图像。这样，电子获得能量而在输出屏上形成一幅缩小的、倒立的图像。曲面影像增强管虽增强了电子的聚焦，但导致了枕形失真。最终在输出荧光体上的图像出现失真(图9.4)。

阳极

阳极为圆盘形，其中间有一个允许电子流通过的孔。阳极敷有一薄层铝(0.2 μm)，位于输出屏内表面。阳极具有导电性，电势比输入屏高 25 kV。阳极接收加速后的电子，以便将电子的能量沉积在输出荧光体上。

输出屏

应用最广泛的输出荧光体是掺杂了银的硫化镉锌($ZnCds:Ag$)化合物。输出荧光体面积小，直径为 25~35 mm，而且做得足够薄(4~8 μm)以保持分辨率(图9.5)。输出荧光体吸收电子，并发射出大量绿光，摄像机对这些绿光很敏感。每个电子可产生约 1000 个光子。输出荧光体输出的光子数量与输入荧光体输入的 X 线量的比值称为流量增益。荧光屏的背面覆盖有一层铝(0.5 μm)，以防背面散射。输出屏上总的光发射量与输入屏的入射 X 线强度成正比。

影像增强器的性能

影像增强管的性能基本上是由图像所增

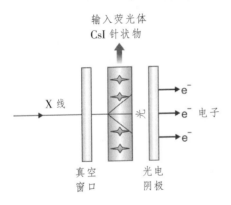

图9.3 影像增强管的输入屏。

输入荧光体
CsI 针状物

X 线

光

电子
e^-
e^-
e^-

真空窗口

光电阴极

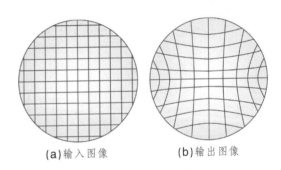

(a)输入图像　　(b)输出图像

图9.4 枕形失真。

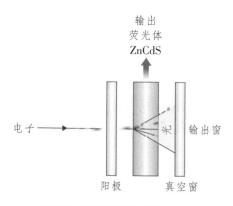

图 9.5　影像增强管的输出屏。

加的光照强度所决定的,而后者是由输出荧光体的光子数目的增加和图像缩小所致。这种增加光照强度的能力取决于影像增强管的亮度增益。因此,亮度增益和转换因子通常被用于评估影像增强管的性能。亮度增益是输出荧光体层的亮度与输入荧光体层的亮度的比值。

$$亮度增益 = \frac{输出荧光体层的亮度}{输入荧光体层的亮度}$$

亮度增益包括 2 个参数,即流量增益和缩小增益。流量增益是输出屏光子数与输入屏光子数的比值,通常流量增益为 50。

$$流量增益 = \frac{输出可见光子数量}{输入 X 线光子数量}$$

缩小增益描述的是因输出屏面积减小所致的亮度增强,等于输入屏与输出屏面积比的平方。若 d_1 和 d_2 分别表示输入屏与输出屏的面积,则:

$$缩小增益 = (d_1/d_2)^2$$

若 d_1 和 d_2 分别为 300 mm 和 30 mm,则缩小增益 $= (300 \div 30)^2 = 100$。总体亮度增益是流量增益和缩小增益的乘积。在上述例子中,亮度增益为 5000(50×100)。

亮度增益不是一个可以测量的参数,故引入转换因子这一概念,以评估影像增强管的性能。转换因子的定义是输出荧光体层的亮度(cd/m^2)与入射 X 线曝光率($\mu Gy/s$)之比。

$$转换因子 = \frac{输出荧光体层的亮度}{入射 X 线曝光率}$$

其标准值为 $25\sim30(cd/m^2)/(\mu Gy/s)$。转换因子通常为 $50\sim300$,其相应的亮度增益范围为 $5000\sim30\ 000$。X 线和电子的内部散射会降低影像增强管的对比,称为眩光。增益和转换因子会随时间衰减,故需要质量保证。

放大模式

改变中间电极的电压,可以使焦点的电子束交叉点向患者移近。这会减小 FOV,仅使一小部分组织受到照射,而呈现的图像得到放大,在整个显示器屏幕上显示。这不仅减少了散射,而且可以提高图像对比度。因此,在输出屏上获得的放大图像具有更高的空间分辨率和对比度分辨率,但患者的剂量也增加。然而,放大模式减少了缩小增益,导致图像的亮度减小。为了还原图像的亮度,放大模式采用更高的曝光因子(增加 mA),这将增加患者的皮肤辐射剂量。放大因子与影像增强器的直径成正比。若一个直径为 25 cm 的影像增强管采用 12 cm 的放大模式,则图像放大倍数为 $25 \div 12 = 2.1$。

总的来说,影像增强管提供了 1~4 挡的放大视野,称为多视野图像增强器。例如,25/17/12 cm 的影像增强管称为三视野影像增强管,能够提供 25 cm、17 cm 和 12 cm 三种大小的 FOV。当 FOV 为 17 cm 时,焦点向患者移动,同时运行放大模式(图 9.6)。

电视系统

电视(TV)系统由摄像机、显示器和光耦合器组成。摄像机将来自输出荧光体的光信号转换成电子信号,信号强度与落在相机平板上的光信号强度成正比。这可以在 TV 显示器上观察到,显示器将图像放大到原始尺寸,并且能够实时显示。TV 显示器的优点包括:亮度可调节、多位观察者可同时观察、图像以电子格式储存。产生电子信号的方法有 2 种,即热离子电视相机和电子耦合器件。其中 TV 相机是只产生模拟视频信号的真空设备。

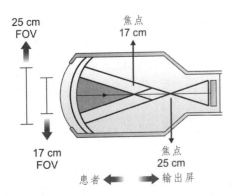

图 9.6　影像增强管的放大使焦点向患者移动。

热离子电视相机

这种类型的相机由圆柱形的外壳容纳摄像管和控制电子束的电磁线圈构成。摄像管由电子枪、栅极和作为阳极靶构成（图 9.7）。电子枪通过热离子发射电子流，穿过栅极，并加速射向阳极。电子流在穿过静电栅极时进一步加速和聚焦。电子束的大小和位置由电磁线圈控制。电磁线圈包括偏转线圈、聚焦线圈和校准线圈。

靶组件由薄窗、信号板和靶物质构成。窗的内面敷有一薄层金属或石墨。石墨层不仅可以传递光子还能导电，称为信号板。信号板的内面敷有三硫化二锑光导层，其作用相当于靶物质。

当影响增强管的光线落在窗口，光线穿透信号板发射到靶物质上。若电子束同时撞击靶的同一区域，电子流通过信号板离开靶物质，从而在外部形成视频信号。无论何时只要没有光线落在靶区或在暗区中，就不会产生视频信号。因此，视频信号与影像增强管输出的光

线强度成正比。

影像增强器和相机耦合

光学系统将影像增强管与相机连在一起，故两者之间没有光的损失。输出荧光体的直径应与电视摄像管的窗口大小相同。光学耦合有两种，即透镜系统和光导纤维系统。透镜系统是一种传统的方法，尺寸较大，适合电影或聚光相机（图 9.8）。物镜接收来自输出荧光体的光线，并将其转换成平行光束。无论何时图像都可以被记录在胶片上，反射镜会将光束分离，输送一部分光束到摄像机，剩余部分将被输送到点片相机。这实现了边记录边观察图像的可能。当点片机处于非工作状态时，光束分离镜即从光束中取消。电视相机和点片相机都是通过透镜耦合的。为了产生好的图像，透镜和反射镜的位置需要非常精确。

光导纤维系统能够有效地采集光线，提高几何完整性。光纤系统是光导纤维束以最简单的方式组成的，仅数毫米厚度，每平方毫米容纳 1000 根玻璃纤维。影像增强管便于移动，可与光导纤维完成各种角度的耦合。其缺点是不能配备额外的相机，如聚光相机或电影相机。

电视显示器

从相机发出的视频信号被放大，通过电缆传输至显示器。显示器主要由影像管或阴极射线管（CRT）构成。其由封装在玻璃中的电子枪、控制栅极和阳极，以及控制和聚焦电子束的外部线圈构成（图 9.9）。阳极组件由荧光屏和石墨层构成。荧光体涂布在一薄层铝上，可

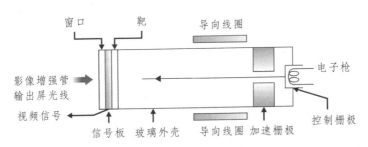

图 9.7　摄像管及其组件。

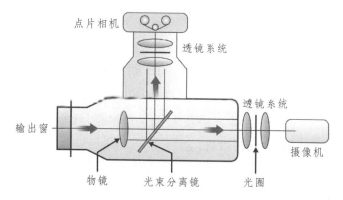

图 9.8 影像增强器和摄像机由透镜系统耦合而成。

以传递电子和反射光线。

影像管接收的视频信号受到调制,其与相机接收的光线强度成正比。电子束强度因控制栅极而不同,与已调制的视频信号成正比。电子束撞击荧光屏产生可见光。因此,视频信号调制影像管的电子束,然后将电子束转换成荧光屏上可视的图像。

电子束的运动在影像管屏幕上遵循光栅模式。即电子束从屏幕的左上角开始运动到右上角,其运动时产生不同强度的光,称为一个运动轨迹。然后,电子束被中断,返回屏幕的左下角,即水平回扫。一系列的运动轨迹和水平回扫不停地重复,直到电子束扫描到屏幕的底端。这样就完成了一次电视场的填充。

电子束接着通过重复运动轨迹和水平回扫来完成第二个电视场。唯一不同的是,这次电子运动轨迹是位于第一次电视场的两个相邻的运动轨迹之间。电子束的这种运动方式称为隔行扫描,两个交错的电视场形成了 1 帧电视图像。若电源频率是 50 Hz,则每秒形成 50 次电视场,即每秒有 25 帧电视图像产生,每帧图像持续时间为 40 ms。实际运用中,每次电视场通常有 312.5 行,故每帧图像有 625 行。当帧频率>20 帧/秒时,人眼就无法图像闪烁。

显示器的纵向分辨率取决于扫描行数,而横向分辨率则由通过频带(Hz)决定。通过频带描述了电子束每秒调制的次数。例如,1000 Hz 的通过频带指的是电子束每秒调制了 1000 次。通过频带越高,则横向分辨率越好。一般而言,荧光显示器的通过频带为 4.5 MHz。总的来说,显示器的空间分辨率比影像增强管差(1 lp/mm 对比 5 lp/mm)。因此,TV 显示器使图像质量降低了一个档次,故图像一般用荧光相机记录在胶片上。

影像增强器系统的局限性

1.尺寸单位太大,操作过程中难以定位。

2.若影像增强管中有空气泄露进去,真空环境即被破坏,导致图像质量大幅下降。

3.若没有正确调整电极的电压,则电子流不会到达预定的焦点 (散焦效应)。这可能降低图像分辨率而导致图像模糊。

4.磁场的变化和电源产生的电磁场的偏离也会引起散焦效应。

5.电视系统的空间分辨率取决于光栅行

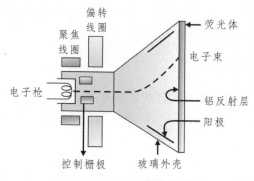

图 9.9 阴极射线管及其构成。

数和带宽频率,其分辨率总是低于影像增强管的输出屏。

X 线发生器

荧光透视系统的 X 线发生器由 X 线球管、高频发生器、影像增强器、视频摄像机、实时显像的显示器和硬拷贝的胶片相机构成。X 线球管必须具有最大的热容和散热性能。通常阳极使用 0.3 mm 和 1.0 mm 的双焦点,阳极角为 8°~12°。影像增强管具有较高的分辨率(4 lp/mm),所以焦点大小并不是分辨率的制约因素。然而,放大模式下的大焦点会使图像模糊,分辨率降低。通常推荐使用 15~80 kW 的高频电源。而连续扫描过程中的最大功率却只有 450~2000 W。球管的热容量范围为 0.4~1 MJ。高频发生器的优点是,因其波纹系数和尺寸较小,可以降低患者剂量。

现在最常用的典型设备是带有以下配置的 C 型臂:①X 线球管加上带有光导耦合 CCD 的影像增强管;②悬臂式 C 型臂 DSA 包括 X 线球管和平板探测器系统;③适用于心血管系统的 C 型臂包括 X 线球管和平板系统。第一种类型主要用于整形外科的介入、异物定位、胆管造影术、膀胱造影术、肾盂造影术和心脏起搏器的植入。第二种类型主要应用于血管介入检查。而第三种类型仅适用于心血管造影术。

脉冲透视

脉冲透视通过栅极控制 X 线球管和高频发生器工作。在每个脉冲之间的短时间间隔内产生大量光子,在此时间间隔内电压不会增加。这使得患者接受的剂量大幅度减少,但时间分辨率却有所改善。脉冲的产生和视频系统需要同步化。脉冲可以为齿形或矩形波,在每个读出循环开始之前形成。脉冲的持续时间应比读出循环的时间短。实际运用中,由于电缆的电容脉冲波形畸变,故脉冲波形会有很长的

上升和衰减时间,继而产生低能 X 线,增加患者的剂量。

自动亮度控制

透视成像过程中,若影像增强器从患者较薄的部位移到较厚的部位,则 X 线衰减得更多,使得输出屏的图像亮度降低。自动亮度控制(ABC)的原理是通过控制图像的亮度来获得显示器上较佳的图像对比度。ABC 是一个反馈循环系统,可以测量输出屏的光强或摄像机的信号强度。光电倍增管或光电二极管用于监测影像增强管的光输出量,相应的变化会反馈给发生器以供调整。发生器通过自动改变 kV 或 mA 值的方式来调整影像增强管输入荧光体层的入射 X 线曝光率。

通常调整输出屏中心区域的亮度。亮度可以通过 kV 和 mA 来调节,两者分别影响图像的对比度和患者的辐射剂量。亮度调节有 3 种方法:①mA 恒定的条件下,改变 kV;②kV 恒定的条件下,改变 mA;③同时改变 kV 和 mA。若影像增强管从患者较薄的部位移到较厚的部位,则增加 kV 可导致剂量降低,对比度也随之降低。然而,增加 mA 可以提高对比度,但剂量也增大。

改变 TV 系统的增益可以调节显示器的图像亮度,称为自动增益控制(AGC)。AGC 会增加图像噪声和不必要的辐射剂量。通常 mA 是调节的第一步,用来使影像增强管获得合适的输入剂量率。若电流大小达到了极限值,则调节 kV 来获得合适的输入剂量率。甚至当亮度仍不够时,就会运用 AGC 选项来调节视频显示的亮度。

图像记录

荧光图像可以用以下方式来记录:点片暗盒、快速点片序列、电影透视和录像带或数字光盘。

点片暗盒放置在患者与影像增强管之间。点片暗盒的表面通常覆盖铅,一般不会无意曝

光。当需要曝光时,控制系统会侧向移动点片暗盒至 X 线束通过的位置。较低的透视电流(3 mA)将切换成较高的摄片电流(300 mA)。使用铅隔膜进行遮蔽,可选择胶片的某一区域进行记录,这样 1 张胶片可以记录多幅图像,一般为 1~6 幅图像。当暗盒移动和点片时,显示器上观察不到图像。记录图像的空间分辨率约为 5 lp/mm,而患者的辐射剂量也较高。

快速点片相机与电影相机类似,激活时只曝光得到 1 帧图像。其从影像增强管的输出荧光屏经分光镜得到图像,患者辐射剂量会更少。快速点片相机不会干扰透视检查的进行,同时可以记录影像并减少 X 线球管的热负荷。相机使用 70 mm 和 105 mm 的胶片,速率为每秒 10 张图像。胶片尺寸越大,图像质量越高,但患者辐射剂量也越大。其辐射剂量是点片暗盒的 1/3。尽管空间分辨率降低,但图像质量还是很好。然而,点片暗盒的图像尺寸很灵活,而快速点片相机的图像尺寸的灵活度有限。

透视电影将运动图像记录在 35 mm 的电影胶片上,帧频分别为 12.5 帧/秒、25 帧/秒、50 帧/秒、100 帧/秒和 150 帧/秒。拍摄之后,可用电影模式观察图像。心脏检查常采用透视电影。其采用正面和侧面两个成像系统,采用胶片传送设备,两者的脉冲 X 线曝光同步化。使用小焦点栅控 X 线球管。图像对比度良好,且几何模糊较小。

录像带记录图像的方式可能是直接借鉴电视系统。这种方式很经济,但图像质量非常差。另外,也可选择视频磁盘记录图像,可以瞬间回放贮存的图像。检查结束后,在磁盘信息擦除之前,可以挑选几幅图像打印在胶片上。如果视频摄像机输出的是数字信息,则可以储存在 1024×1024 的矩阵内,然后选择图像打印在胶片上。

数字透视

从摄像机得到的信号能够转变成数字信号的形式,再输入计算机。计算机能够显示高分辨率的数字图像,就像播放电影一样。数字透视的图像采集、存储与图像处理的速度非常快。数字透视的优点包括:①图像存储设备;②图像处理(如降噪、边缘增强等);③黑白反转,即显示正负图像;④几何倒置,即左右翻转和上下翻转;⑤剂量降低;⑥较宽的动态范围;⑦动态成像;⑧无胶片化成像。数字图像与 PACS 系统兼容。数字透视既可以采用电荷耦合装置,也可以采用平板探测器。

电荷耦合器件

电荷耦合器件(CCD)用来获得影像增强管的可见光图像的数字化形式。CCD 是固体形态的成像传感器,不含有电子枪、偏转线圈和真空管等。CCD 相机的输入屏是一个半导体的光敏表层,分割成数千个纵横排列有序的独立光电二极管。一般而言,非晶硅(薄的)用作输入屏的材料,输入屏被分割成 1024×1024 个像素。每个像素的作用相当于电容器,用来收集电荷,收集的电荷量与影像增强管输出屏的光强成比例。

每个像素收集的电荷被逐行读出。每行的存储信息经过电子转换,以视频波形的方式被读出。相机工作电压为 12 V,有一个透镜系统用来聚焦输入屏的光线。CCD 的读出速率非常快,能够达到 30 帧/秒。CCD 相机的图像位深为 12 位,故动态范围更大。CCD 的具体介绍和读出过程详见第 8 章。

平板探测器

DR 不使用影像增强管和 CCD 相机,而使用平板探测器(FPD),FPD 也用于透视成像。FPD 由独立探测元件(DEL)阵列组成,每个元件的尺寸为 140~200 μm。阵列大小为 25 cm×25 cm~40 cm×40 cm。典型的 FPD 可以包含 1500 000~5000 000 个 DEL。常用的 FPD 是间接固体探测器系统,由含 CsI 荧光体的非晶硅和薄膜晶体管组成。FPD 将 X 线转变成光信号,然后再转换成电信号。CsI 荧光体发出的可见光与 X 线的强度成正比。非晶硅光电二极管吸收可见光,释放电子。光电二极管的转换与光强成比例。电子到达充满电的电容器,抵消一部分电荷。电容器释放剩余的电子到电子读出装置,测量出由 X 线所引起的电容器内电荷数的变化情况。以上过程每秒重复很多次。通过 DEL 逐行读出,入射到 FPD 上的 X 线的电子图像分布就形成了。因此,FPD 形成图像的过程不涉及 TV 相机。

CsI 荧光体的量子检测效率为 65%,具有很高的动态范围和较好的空间分辨率。因此,FPD 能够探测更大范围的信号强度,单位像素尺寸为 150 μm 时,其对比度分辨率约为 3 lp/mm。给定最大的 FOV 时,影像增强器的最大空间分辨率为 1.2 lp/mm,这相当于单位像素尺寸为 400 μm。放大条件下,FPD 的空间分辨率并未提高,因为像素的尺寸并没有变化。相反,放大模式下影像增强器的分辨率提高。

优点

1.没有枕形失真和 S 形失真。
2.无光晕效应,均匀性极佳。
3.无散焦效应。
4.小尺寸,便于定位。
5.不需要 TV 相机,故电子噪声减少。

缺点

1.制造无缺陷探测器元件的 FPD 较困难。
2.有缺陷的探测器元件可采用软件内插值,但会产生伪影。

3. FPD 对温度和机械撞击很敏感。
4.其分辨率受探测元件尺寸的限制。

数字减影血管造影术

数字减影血管造影术(DSA)是一种特殊的透视方式:将充满对比剂的血管显影在图像上。注射对比剂前后都要拍摄 1 幅数字图像,用来从周围解剖结构中区分病变血管。这是一个非侵袭性的过程,使用较少的对比剂即可获得较高质量的图像。DSA 成像原理如下:

步骤 1:记录特定的解剖区域的图像,称之为蒙片(A),显示该区域的正常解剖结构。这一步需要 2 帧图像,第 1 帧用来稳定系统(技术因素),第 2 帧作为蒙片存储于计算机中(图 9.10)。

步骤 2:给患者注射对比剂,对比剂充满血管之后,再拍摄 1 幅图像,称之为对比增强像(B),显示了周围解剖结构中充满对比剂的血管。

步骤 3:将蒙片从对比增强像中减去(B-A),逐一像素进行处理,所得图像为对比-蒙片(C)。该图像仅显示了充盈对比剂的血管。

最终的图像可以实时观察。在上述过程中,患者不可以移动,图像要快速采集。在 2 帧图像的拍摄间期内,如患者移动可能导致图像配准失误,特别是骨性结构的边缘。这可以通过蒙片像的位移来缩小,该方法称为像素位移。像素位移可以手动,也可以自动完成。

为了减少散射,需要采用特殊的算法。采用连续拍摄图像来减少量子斑点,从而提高了 SNR。减影图像虽降低了 SNR,但图像噪声增

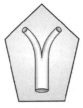 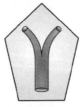 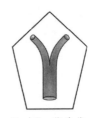

A 蒙片像　　　　B 对比增强像　　　　C 对比-蒙片像

图 9.10 DSA 的原理:(A)蒙片像;(B)对比增强像;(C)对比-蒙片像。

大,故 DSA 使用更大的 mA。

若要拍摄的解剖结构的长度大于 FOV(如下肢),则需要采集多幅图像来覆盖整个解剖结构。每次采集都需要注射对比剂。现在的机器提供了特殊的软件,可以 1 次获得数幅包含整个解剖长度的蒙片和对比增强像。这是由检查床的移动和每幅图像的位置所完成的。对比像减去的是合适的给定检查床位置对应的蒙片。这使得上述过程中检查床有移动的可能性。

DSA 设备

DSA 设备主要是配备有影像增强管或 CCD 相机或平板 DR 系统的透视 X 线机。采集图像后,ADC 将图像信息数字化,然后随机存储在存储器(RAM)中。RAM 中有两个内存,一个用于存储蒙片像,另一个用于存储对比增强像。图像内容在一个算法单位中被减去,再经处理,然后经数模转换(DAC)转换回模拟信号。接着,信号显示在高分辨率显示器上。图像能够保存在磁盘中,计算机内存要达到 512 MB~1 GB。信号的采集和处理由计算机的 CPU 所控制。

对数减影

X 线呈指数形式衰减,图像减影应满足以下条件:①被减去的图像信号必须与对比剂的浓度成线性关系;②减影应该与重叠的组织无关。因此,图像的直接线性减影不适用,而对数减影是适用的。蒙片和对比增强像都转换成原始值的对数形式,然后相减。对数减影保证了血管直径和对比度的统一;即使血管通过不同厚度的部位也是如此。减影图像不会保留静止的解剖结构,因静止的结构会使较小的信号模糊不清。最终,信号转变成强度水平来显示,信号强度与患者的体型无关,而与血管的厚度和对比剂的衰减系数有关。

旋转血管造影术

在旋转血管造影术中,将 X 线球管和影像增强管旋转 90°,从不同角度拍摄蒙片和对比增强图像,再分别相减。这可以用于血管的 3D 重组,从而可以从不同的角度观察图像(图 9.11)。当血管之间重叠时,该技术很有用。

双能量减影技术

在放射诊断中,线性衰减系数随着 X 线能量的增大而减小。骨组织比软组织的衰减更明显。这一原理被运用于双能量减影。在这项技术中,同一解剖区域的图像分别在低 kV 和高 kV 的条件下快速拍摄。当低 kV 图像从高 kV 图像减影后,软组织细节消失,只显示骨组织的细节(图 9.12)。同样,当高 kV 图像从低 kV 图像减影后,骨组织细节消失,仅显示软组织。这项技术会因患者的移动而变得不敏感,会因肠气的不自主运动而无效。

然而实际运用中,通常应用以下 2 个步骤的混合减影序列。第 1 步,拍摄低 kV 和高 kV 的蒙片,然后获得低 kV–高 kV 的减影图像。最后获得仅包含骨组织的图像。第 2 步,拍摄注射对比剂后低 kV 和高 kV 图像,获得低 kV 含对比剂–高 kV 含对比剂的减影图像。最后的图像包括骨组织和血管。骨组织+血管图像(第二步)减去骨组织图像(第一步)获得仅含血管的图像。混合减影是双能量减影和时间减影的组合,其消除了重叠在骨组织及与运动相关的错误配准组织,还消除了软组织运动引起的伪影。然而,高剂量曝光增加了图像噪声。

图像质量

荧光透视图像的质量可以用空间分辨率、噪声、眩光和几何失真来描述。分辨率通常可达 1.2 lp/mm。摄像机和 TV 显示器使透视图像的质量降低。透视的对比度分辨率比 X 线摄影差,因为较低的曝光水平使图像 SNR 相对较低。透视图像的优点是时间分辨率极佳,也是持续使用的原因。

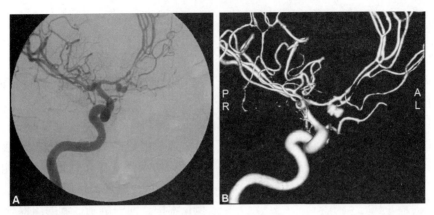

图 9.11　旋转血管造影:脑血管造影,血管内螺旋动脉交通动脉瘤:(A)后处理前和(B)后处理图像。

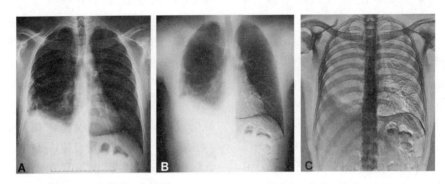

图 9.12　(A)普通胸部 X 线图像,(B)骨减影图像,(C)软组织减影图像。

　　荧光透视成像中,噪声会影响对比度分辨率。增大输入剂量率和 mA 能够减少噪声,但患者辐射剂量也增加。另外,帧平均可以减少噪声。即连续的图像逐一像素地叠加在一起,然后再取平均值生成图像进行显示。每帧图像之间患者不能运动,否则图像会出现模糊。

　　影像增强管的散射会产生眩光,降低图像对比度。眩光会导致图像中心区域比外周更亮。输入荧光体层和输出窗的光散射,以及影像增强管内的电子散射都会造成上述效应。影像增强管的尺寸越大,眩光越明显。

　　几何失真包括枕形失真和 S 形失真(图9.13)。枕形失真与输入屏的曲面形状有关。电子轨迹上的磁场效应导致 S 形失真。但是,这两种失真都是见不到的, 在透视成像中并不明显。

患者辐射剂量

　　透视成像时间较长,从检查的 1~3 min 到介入操作的 15 min 不等。因此,患者和操作者的辐射剂量都很高。患者的皮肤入射剂量不应超过 50 mGy/min。辐射剂量因 kVp 和患者的体厚的不同而不同。kVp 越高,患者体厚越薄,患者辐射剂量越小(图 9.14)。透视检查的辐射剂量通常为 10~30 mGy/min。以 50 mGy/min 的剂量透视扫描 1 min, 相当于 15 次骨盆 X 线摄影检查的剂量。下列方法可减少患者辐射剂量:

　　1.较厚的 X 线束滤过板。

　　2.使用低帧频脉冲透视。

　　3.使用低剂量 ABC 选项。

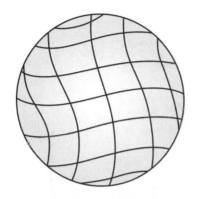

图9.13 S形失真。

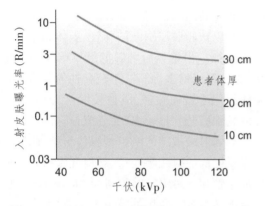

图9.14 不同kVp和患者体厚下入射皮肤曝光率。

4.最后1帧图像冻结。

5.使用高 kV。

6.帧平均。

7.使用适于给定的临床研究的最大 FOV。

X 线束通过影像增强管时，经 1.5 mm 的铝窗重度滤过。透视剂量率取决于影像增强管的量子检测效率(QDE)，后者取决于 kVp。对于以 CsI 为输出窗的影像增强管，QDE 约为 65%，在 60 kVp 时达到最大。故推荐使用更高的 kVp(>60)。这将大幅度减少患者剂量。

医师、护士、技师及从事常规透视工作的其他人员的职业曝光量可以达到很高。因此，他们应该遵循以下原则：

1.X 线曝光过程中要穿好铅衣。

2.检查过程中，工作人员或其他参与人员都应使用便携式铅玻璃屏蔽，加强防护。

3.减少总的透视时间对患者和工作人员都是有益的。

(徐芳婷 王骏 马彦云 陈峰 刘小艳
顾小荣 张艳辉 译)

第 **10** 章　　乳腺 X 线摄影

乳腺 X 线成像叫做乳腺 X 线摄影。其主要是软组织 X 线摄影：组织各成分的有效原子序数和质量密度相近。然而，乳腺 X 线摄影可以增大软组织 X 线的吸收差异，有助于检测早期乳腺癌，降低女性死亡率。乳腺癌在女性恶性肿瘤中居首位。在印度，女性一生罹患乳腺癌的概率为 1/22。乳腺 X 线摄影有两种类型：乳腺 X 线摄影诊断和乳腺 X 线摄影筛查。前者用于高危患者或出现症状的患者，后者用于无症状的患者。对于年龄>40 岁的女性，乳腺 X 线摄影是一项安全有效的检查。

乳腺 X 线摄影筛查通常包括每侧乳腺的头尾位和内外侧斜位(图 10.1)。其能够显示不规则的肿瘤、成簇的微小钙化和乳腺结构的扭曲变形。除了常规显示，有时需要特殊检查，如放大摄影、局部点压和立体定向活检。有时，加行超声检查、MRI 和核素成像可提高乳腺成像的诊断精确性。

乳腺解剖

乳腺由三种组织构成，即纤维组织、腺体组织和脂肪组织。对于绝经前女性，纤维和腺体组织以被脂肪层围绕的导管、腺体和结缔组织为特征。但绝经后乳腺的纤维腺体组织退化，脂肪组织增多。此外，年轻女性的乳腺因其腺体组织丰富而致密，成像较困难，而老年女性的乳腺脂肪含量较多，易于成像。

对辐射最敏感的组织是腺体组织。脂肪组织需要更低的射线曝光量。恶性乳腺组织可见局部导管和结缔组织结构扭曲。大部分乳腺癌来源于导管组织和相关微小钙化，后者表现为不同尺寸(μm)的微小颗粒。乳腺癌在乳腺的外上象限发病率较高。

由于肿块的密度和原子序数与乳腺的正常成分相似。所以影像必须清晰显示血管、导

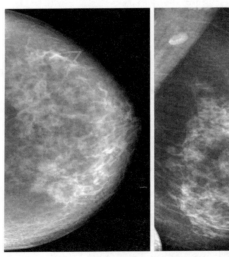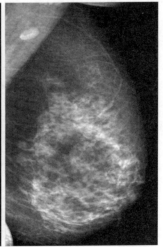

图 10.1　乳腺 X 线摄影：(A)头尾位，(B)内外侧斜位。

管和微米级的微小钙化。传统的 X 线摄影意义不大,因为康普顿作用在软组织成像中占主要作用,而且吸收差异在软组织中非常小(图10.2)。因此, 必须使用低 kVp 来使上述结构(软组织)显影。低能量射线将光电效应最大化,增大了吸收差异,使不同的乳腺组织的衰减系数差异化。虽然低 kV 很有用,但会降低 X 线束的穿透力,故需采用高 mA 来弥补。

所以, 专用的乳腺 X 线摄影设备对于高质量的乳腺图像和较低的患者剂量是十分重要的。

乳腺 X 线摄影设备

乳腺 X 线摄影的设备包含高频发生器、钼靶、滤过器、滤过栅、加压装置和自动曝光控制系统(图 10.3)。高频发生器工作时为单相,为球管提供整流平滑电压, 脉动系数约为1%。高频发生器尺寸较小、可重复性高,能够提供高达 600 mAs 的电流。设备采用小焦点、低 kVp 技术、低栅比和专用的屏–片系统。

靶物质

X 线球管的设计为钨(W,Z=74)、钼(Mo,Z=42)和铑(Rh,Z=45)靶。钨靶 X 线球管在30 kVp 以下运行,铝制滤过板厚度为 0.5 mm。钨靶上发生轫致辐射,并在 12 kVp 时产生 L

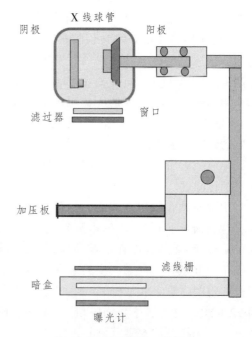

图 10.3 乳腺摄影 X 线设备。

层特征 X 线。轫致辐射对乳腺 X 线摄影是有用的, 但特征 X 线对图像形成来说能量太低了,仅仅增加了患者的剂量。乳腺 X 线摄影有用的 X 线能量范围为 17~24 keV,另外,钨靶还产生超过此能量范围的 X 线。

钼靶使用 30 μm 的钼滤过或铑滤过,产生较强的 K 层特征 X 线。这种能量范围更适于乳腺 X 线摄影。钨和钼产生的 X 线光谱的不同是因其原子系数的不同引起的。铑靶是

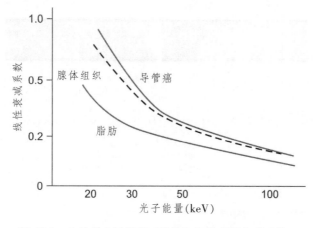

图 10.2 在较低光子能量下乳腺组织的不同衰减系数。

用 50 μm 的铑滤过，产生与钼相似的光谱：能量为 20.2~22.8 keV 的 K 层特征 X 线。因铑的原子序数略高，其韧致辐射发生率比钼略高。

钼和铑的特征 X 线是从 K 层电子激发而来，能量位于乳腺 X 线摄影的有用范围内。其产生的韧致辐射比钨少。因此，大部分 X 线球管设计成钼靶加钼滤过，或钼靶加铑滤过，或铑靶加铑滤过。

阳极装载在钼靶主体上，钼靶与轴承相连，装配有转子和定子。在乳腺 X 线摄影中，除了阳极倾斜，还有球管倾斜，因此引入有效阳极角。其定义为球管底座为水平时对应的阳极的角度。源像距为 65 cm 时，有效阳极角为 22°~24°。这可通过 0°阳极角加 24°球管倾斜，或 16°阳极角加 6°球管倾斜来实现。

灯丝

灯丝放置在一个聚焦杯内，有两个焦点尺寸，分别是 0.4 mm 和 0.1 mm。灯丝类型可以是用来增加电子密度的两根散绕灯丝，也可以是用来获得聚焦均匀射线束的扁平带状灯丝，还可以是用来获得驼峰轮廓（双焦点）的圆形灯丝。乳腺 X 线摄影要求很高的空间分辨率，故焦点尺寸十分关键。焦点大小由负偏压阴极或带双焦点的两条单独的灯丝决定。显示图像微小钙化需要更小的焦点。小焦点同样可以最大限度地减少几何模糊，提高空间分辨率。小焦点与小阳极角共同使用，可采用更高的 mA。通常情况下，阴极朝向胸壁放置。这样易于患者定位且可注意足跟效应。

滤过器

由于衰减较低，所以使用薄铍窗(Z=4，厚度 1 mm)或硼硅玻璃窗口，以降低固有滤过。这将以 0.1 mm 铝当量为固有滤过。此外，滤过器是用来过滤有害的高能量韧致辐射 X 线，但是全部射线过滤不应小于 0.5 mm 铝当量。对于钨靶 X 线球管，推荐用钼和铑滤过。钼滤过器(0.03 mm)或铑滤过器(0.025 mm)可用于钼靶阳极 X 线球管(图 10.4)。

铑靶 X 线球管使用 0.025 mm 的铑滤过器，发射更高穿透力的高质量 X 线，这种组合适用于较厚及致密的乳腺成像。目前使用的是双角双轨阳极 X 线球管，一条轨道为钼，而另一条为铑。

通常，滤过材料与靶材料是相同的。这使得 K 特征 X 线到达乳腺时，抑制掉低能量和高能量的韧致辐射 X 线。这些滤过器可以去除 K 边缘能量上方的韧致辐射光子的能量。

足跟效应

足跟效应导致 X 线强度总是在阴极端更高 (图 10.5)。乳腺的形状需要在靠胸壁附近

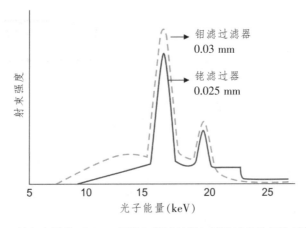

图 10.4 施加电压为 30 keV，钼靶和钼滤过器与铑滤过器的韧致辐射光谱。

有更高的辐射强度,以对屏–片产生均一的曝光。为此,将阴极朝向胸壁放置,阳极朝向乳头放置。由于阳极侧笨重,将其远离患者,便于患者定位。这样体位设计将增强靠近胸壁的辐射强度,获得所需要的更好的穿透力。

然而,胸壁端应用较大的有效焦点,则降低了空间分辨率。为了克服上述问题,乳腺 X 线摄影系统使用倾斜的 X 线球管,其中源影距为 60 cm 或 80 cm。因此,通过调小焦点来对近胸壁组织成像。阳极通常连接零电位,阴极则连接更高的负电位。

压迫板

为了获得高质量的影像,在所有乳腺 X 线摄影检查中,均需对乳腺进行适当加压。压迫也避免了靠近胸壁的组织曝光不足,而靠近乳头侧的组织过度曝光。乳腺压迫有以下优点:①减少了解剖重叠,使组织得以展开,减少了乳腺的厚度,降低了 kVp,因此,提高了乳腺对比度;②由于被压迫的乳腺变薄,导致散射辐射减少,对比度分辨率也提高;③压迫使乳腺更接近接收器,使放大率降到最低,减少焦点模糊,减少了乳腺辐射剂量;④有助于均衡乳腺的厚度,减少曝光的动态范围;⑤固定乳腺,最大限度降低移动相关所引起的图像模糊,且降低曝光时间。

所有乳腺 X 线摄影装置都配备有平行于接收器表面的压迫装置(图 10.6)。压迫板(聚碳酸酯板)是透 X 线的并连接到机械装置。其表面平坦,且平行于乳腺的支撑台。与 18 cm×24 cm 或 24 cm×30 cm 的暗盒匹配使用。可以从患者两侧进行操作。压迫器可以使乳腺组织承受 10~20 N 的力。

点压迫板可用于压迫较小的区域(直径约 5 cm),用以提供乳腺兴趣区局部压迫。对于需要进一步检查的局部位置,其可以非常有效地减少该位置的厚度。通过进一步伸展组织消除解剖重叠,这使得发现病理状况变得更加容易。最佳的压缩程度并不能确定,有时过度压缩可能导致患者不适。

总体上讲,乳腺压迫改善了图像质量,有助于检测细小的、低对比度病灶和高对比度微小钙化,还可以提高空间分辨率和对比度分辨率,并且减少患者的辐射剂量。

滤线栅

散射辐射在乳腺 X 线摄影中是降低对比度的重要因素。散射随着乳腺厚度、乳腺范围而增加,与 kVp 无关。通过应用滤线栅,或乳腺压迫空气间隙技术可以减少散射。因此,乳腺 X 线摄影装置中专门制作了滤线栅,置于乳腺与暗盒之间。一般来说,活动滤线栅栅比

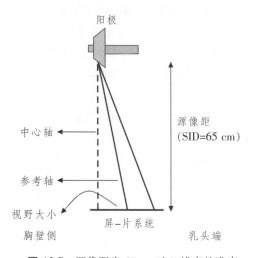

图 10.5　源像距为 65 cm 时 X 线束的准直。

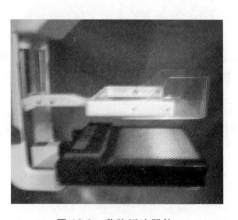

图 10.6　乳腺压迫器件。

为 4:1，在 SID 聚焦范围内使用可提高图像对比。通常使用栅比为 4:1 或 5:1 的平行线性滤线栅。滤线栅的间隙材料采用铝和碳纤维。活动滤线栅的线密度为 30~60 lp/cm，而固定滤线栅的线密度为 80 lp/cm。当前，也采用高穿透单元滤线栅(HTC)。而为了减少两个方向的辐射，基本上使用栅比为 3.8:1 的交叉滤线栅。以铜和空气作为滤线栅栅条和间隙材料。

使用滤线栅减少了散射，使对比度提高约 40%，但患者剂量增加了 2~3 倍。相对于增加患者的剂量，对比度改善更重要。在空气间隙技术中，乳腺的位置远离暗盒，而接近 X 线球管，这样可以有效地减少散射，降低患者的辐射剂量。然而，患者接近焦点，并且会面对更高的 X 线输出，这将影响乳腺的辐射剂量。

准直和半价层

金属孔或可调缩光器常用于准直 X 线束，通常与 18 cm×24 cm 或 24 cm×30 cm 型号的暗盒匹配使用。如今自动准直系统会自动感应暗盒的大小。准直器光源和镜二者的组装体使用低衰减镜来反射光线，光的照射野应该与 SID 的 2% 之内的照射野相匹配。有效的 X 线束必须扩展至胸壁边缘的暗盒，没有视野的切隔(图 10.4)。这可以通过在暗盒边缘将中心轴置于胸壁上得以实现。参考轴将视野一分为二，规定了视野的大小。焦点沿阴-阳极方向各不相同，参考轴上的焦点比中心轴上的焦点小。在参考轴上定义标称焦点。

乳腺 X 线摄影束的半价层(HVL)为 0.3~0.4 mm Al，这取决于 kVp 范围和球管所使用的靶/滤过类型。HVL 随着 kVp 的增加而增加，而压迫板的厚度也会影响 HVL 值。

施加的电压

施加的电压范围为 25~30 kVp，而电流为 80~100 mAs，曝光时间为 1~4 s。而在空间电荷效应下，球管工作电压不高于 35 kV。因此，灯丝电流与管电流之间没有线性关系。为了提供管电流，利用反馈电路来调节灯丝电流，灯丝电流为 kV 的函数。三相交流电或高频发生器用来使电压波动降到最低，并缩短曝光时间。光电定时器和自动曝光控制系统可以保证在低能量下的正确运转。

自动曝光控制

自动曝光控制(AEC)系统采用光电定时器测量 X 线的强度和质量。通常 AEC 离影像接收器非常近，以使物像距(OID)最小，这样可提高空间分辨率。AEC 类型有两种，即电离室型和固态二极管型。每种类型都在胸壁-乳头轴方向有单个或多个探测器。为了评价线束质量，各探测器需不同的滤过。它还将评估压迫的程度，并采用不同类型的靶/滤过器的组合。一般来说，厚而致密的乳腺采用 Rh/Rh 组合成像最佳，薄而脂肪含量高的乳腺采用 Mo/Mo 组合成像最佳。AEC 必须精确且在低辐射剂量下具有好的可重复性。当乳腺厚度为 2~8 cm，管电压为 23~32 kVp 时，无论有无压迫，光学密度都应控制在 0.10 D 之内。

屏-片系统

如今乳腺 X 线摄影通常是屏-片和数字探测器一起使用。用于乳腺 X 线摄影的暗盒、增感屏和胶片需要专门制作。采用单一后屏的单层乳剂胶片是为了避免光束穿透(图 10.7)。立方颗粒乳剂代替了扁平颗粒乳剂，增加了特性曲线上趾部的对比，有助于乳腺 X 线摄影。

为了达到低衰减(低 Z)，暗盒采用碳素纤维制成，规格分别为 18 cm×24 cm 和 24 cm×30 cm。当与 AEC 一起使用时，其背面由低吸收材料制成。为了确保屏-片的良好接触，设计了弹簧键机制。

单一增感屏的 X 线胶片必须具有高分辨率和小颗粒度。增感屏使速度加快，提高了对比度，减少了患者的辐射剂量。将增感屏置于暗盒的背面，使 X 线依次穿过暗盒正面、胶

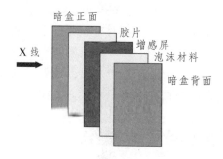

图 10.7　乳腺 X 线摄影中暗盒和屏–片的位置。

片,然后到达增感屏。而胶片的乳剂表面必须面对增感屏,便于 X 线与荧光表层相互作用,产生的光经较短距离到达胶片,避免了增感屏内的光扩散而导致的分辨率降低。如果将增感屏置于患者与胶片之间,则会导致增感屏模糊而降低空间分辨率。

　　由于带铽的活性硫氧化钆发射绿光,与绿光敏感的胶片相匹配,因此被用作增感屏荧光层。与传统胶片相比,乳腺 X 线摄影胶片的宽容度更低、分辨率和对比度更高。乳腺 X 线摄影屏–片系统的感光度为 100~150。辐射剂量为 15 mR 时,即可获得分辨率为 15 lp/mm 的满意图像。

乳腺 X 线放大摄影

　　为了提高肿块的边缘和细小钙化的显示,可在放大模式下进行乳腺 X 线摄影。放大摄影使正常图像放大 2 倍,旨在仔细观察普通乳腺 X 线图像上的深部细小可疑病变或微小钙化。在这种模式下,乳腺支持平台被抬高至焦点与暗盒的中间位置。检查时使用小焦点(0.1 mm)和压迫板,不使用滤线栅。可获得 1.5~2 倍的放大图像。

　　放大摄影有很多优势,包括:增大胶片分辨率、降噪和减少散射辐射。由于暗盒与放大摄影台之间的空气间隙,散射辐射大幅度减少。但是也有一些缺点,如几何模糊,由于焦点大导致阴极端空间分辨率低。

因此,应使用小焦点以减少几何模糊。使用小焦点可能会限制电流至 25 mA,以保证更长的曝光时间。长时间曝光不仅导致移动模糊,并且额外增加了患者的辐射剂量。因此,在放大模式下推荐使用高速屏–片系统。此操作只有在特殊情况下使用。

观察条件

　　乳腺 X 线摄影胶片是在高光学密度下曝光的,因此,其观察条件应该是最佳的。观片灯最低亮度应为 3000 cd/m^2,比普通 X 线摄影所使用的观片灯高 2 倍。使用放大镜有助于显示细节,包括微小钙化。屏蔽胶片和观片灯的空白处可提高图像对比度。

数字乳腺 X 线摄影

　　数字探测器可取代屏–片系统应用于乳腺 X 线摄影。数字系统采用全视野 X 线,因此,称为全视野数字乳腺 X 线摄影(FFDM)。用这种方法可以间接或直接采集图像。在间接 X 线摄影中,X 线激发闪烁体(CsI:TI)产生可见光,可见光被光电二极管(a-Si)或电荷耦合器件(CCD)检测。在直接 X 线摄影中,X 线直接激发光电导体(a-Se),将 X 线转换成数字信号。

　　在间接 X 线摄影中,存在一定程度的光散射,降低了分辨率。但在直接数字 X 线摄影系统中不会出现这种现象。此外,空间分辨率受像素尺寸的限制,而与光电导体的厚度无关。一般来说,FFDM 系统有多种形式,包括:①裂隙扫描 CCD 阵列的闪烁体;②a-Si 二级管阵列的平板闪烁体;③a-Se 阵列平板探测器;④针状光纤覆盖闪烁体与 CCD 阵列;⑤光激励荧光板(CR)。

裂隙扫描 CCD 阵列的闪烁体

　　该系统由铊激活光纤 CsI 和 CCD 耦合而成。X 线准直成扇形束与探测器阵列匹配。探测器扫描与穿过乳腺的 X 线束同步,并形成图像。探测器在扫描方向上的宽度为 1 m,相当于 4 个 CCD 长度,但其长度足以在前后方向上覆盖整个乳腺。全部扫描时间越短,与移动相关的模糊越少。球管采用带 Mo 或 Rh 或 Al 滤过材料的钨-铑阳极,应用的 kVp 也更高(31 kVp)。防散射线较好,因此,不需要滤线栅,但还是需要压迫乳腺。

a-Si 二极管阵列的平板闪烁体

该系统采用 a-Si 薄膜晶体管(TFT)。a-Si 二极管阵列由堆积在玻璃基板上的 a-Si TFT 构成。CsI 晶体线性排列在 a-Si 探测器阵列上。当光线落在二极管时,二极管将释放电荷,电荷被读出并数字化。

它在 19.2 cm×23 cm 的区域内由 1920×2304 的探测器元件组成,每个像素尺寸为 100 μm。CsI 和光电二极管二者紧密结合,因此,光损失较少。因为硅二极管产生强烈的信号,量子检测效率也更高。数字探测器在较宽的曝光范围呈线性。

其局限在于:影像接收器尺寸较小,像素尺寸较大。降低像素大小可能增加空间分辨率和噪声。因此,需权衡分辨率与 SNR。

a-Se 阵列平板探测器

a-Se 数字探测器直接将 X 线转换成电信号。其是良好的光电导体,具有很强的 X 线吸收能力(95%)。其量子效率高于屏-片和 CsI。即使增加厚度,也保证其锐利度。探测器大小为 25 cm×29 cm,像素尺寸为 70 μm。其局限性是每次检查需要大的存储空间。

针状光纤覆盖闪烁体与 CCD 阵列

该系统由荧光体(CsI:TI)、CCD 摄像机和连接二者的针状光纤组成。CCD 摄影机捕捉由荧光体产生的光,并将之转换成电信号,CCD 阵列系统大小为 19 cm×25 cm,像素尺寸为 40 μm。由于像素尺寸较小,空间分辨率更高(12 lp/mm)。由于其具有大的视野,因此需要最大的图像存储矩阵。小视野乳腺 X 线摄影(5×5 或 8×8)利于立体定向定位和活检。但是,小视野数字乳腺 X 线摄影的空间分辨率低于屏-片系统,而这种方法也随着时间逐渐失去其重要性。

立体定向活检系统

为了区分良性与恶性组织,乳腺 X 线摄影也可以用来进行立体定向活检。用 3D X 线技术可以引导核芯穿刺针到活检位置,不论是坐位还是卧位均能进行活检。然后,让患者俯卧于可移动的床上。台面上有一个孔,可使乳腺以悬浮的方式定位。然后,提升台面高度,以利于在床面下操作。压迫乳腺。

乳腺在 2 个不同的角度下摄影,在同一屏幕上给出 2 幅数字图像。可疑区域被标记在图像上。活检系统随计算机产生的 x、y 和 z 轴坐标移向可疑区域。局部麻醉时插入针会在皮肤上造成 1 个小的缺损。放射专家刺入针并使之向可疑病变行进。再次 X 线摄影核实针尖位置。之后,收集组织样本,并送往病理学家寻求意见。活检样本可以用核芯针活检或真空辅助器件获取。

乳腺融合 X 线体层摄影

乳腺融合 X 线体层摄影通过 X 线给出乳腺的 3D 图像。它需要从多个角度摄影多幅乳腺 X 线图像。乳腺定位类似于正常乳腺 X 线摄影,但无需压迫。X 线球管围绕乳腺中线进行弧形运动,并拍摄约 15 张图像。通过计算机收集数据,应用 CT 重建算法重建整个乳腺的 3D 图像。

融合 X 线体层摄影可用于普查、诊断和立体定向活检,可提供清晰、精确的乳腺视图。因此,放射学家可以有效地诊断异常的大小、形状和位置。这将有利于致密乳腺的年轻女性的检查。其优势包括:①早期发现乳腺癌;

②避免不必要的活检；③减少组织重叠；④病变对比增强；⑤深度分辨率和对比度分辨率提高。

辐射剂量

乳腺 X 线摄影涉及低 kVp X 线，因此辐射剂量主要由光电吸收导致。低能量散射也会对组织产生辐射剂量。对组织产生的辐射剂量取决于：组织厚度、X 线质量和探测器的灵敏度。

压迫组织使光子散射尤其是低能散射降到最低，因此辐射剂量降低。如果使用有效的屏–片系统，较低的光子密度也能够拍摄出理想的图像。这将降低患者的辐射剂量。阳极材料的性质和滤过器也影响患者剂量，选择碳纤维滤线栅和暗盒将减少辐射剂量。为提高胶片的敏感度，推荐延长显影时间，提高显影剂温度。

乳腺 X 线摄影的主要风险是辐射剂量可诱发乳腺癌。腺体组织是致癌作用的部位，因此平均腺体剂量（MGD）被认为是评估风险的剂量指数。腺体剂量随深度、线束质量、乳腺厚度和图像的光学密度而变化。由于腺体组织所在深度不同，吸收剂量不同，因此测量比较困难。MGD 的估算公式如下：

$$MGD = K \times p \times g$$

其中，K 是空气比释动能中的入射体表剂量（ESD），p 和 g 是给定线束半价层的转化值。例如，乳腺 X 线摄影线束的 HVL 是 0.3 mm，那么相应的 p 和 g 值分别是 1.10 和 183 mGy/Gy。入射体表剂量随着 kVp 的增加而减少，但降低了组织对比。入射体表剂量的可接受程度为 5~6 mGy，而 MGD 限制为 3 mGy。入射体表剂量可以通过保持标准乳腺体模来测量。

质量保证

乳腺 X 线摄影的质量保证（QA）的目的是给予患者较低的剂量获取高质量图像。美国放射学会（ACR）推荐乳腺 X 线摄影 QA 项目，包括每日检查、每周检查、每月检查、每季度检查以及每年检查。每天 QA 包括清洁暗室和检查洗片机的质量。基本每周检查增感屏、观片灯和体模图像。每个季度对重照影像进行分析，检查定影液固定胶片的能力。每半年必须检查暗室灰雾、屏–片接触和压迫器。

乳腺 X 线摄影体模模拟乳腺进行 X 线摄影检查。体模由丙烯酸块、蜡质置入物和连接到体模顶部的丙烯酸圆盘构成。体模代表了由 50% 脂肪和 50% 腺组织构成的 4.5 cm 厚的标准乳腺组织（图 10.7）。蜡质置入物包含：①6 个直径递减的圆柱型尼龙纤维；②5 个降序钙化物（Al_2O_3 斑点）；③5 个直径和厚度递减的固态肿块（图 10.8）。

体模置于配有可活动的压迫板的接收器上。采用临床曝光参数曝光体模获得体模图像。曝光时间或 mAs 的可重复性控制在 ±15% 范围内。每种类别最小识别尺寸反映了乳腺 X 线摄影单元的性能。对于理想的单元，在体模检查中必须至少可见 4 个纤维、3 个钙化和 3 个肿块，涉及的曝光剂量 MGD<3 mGy。

在正确的位置和正确的方向上从大到小依次统计图像，分别评为 1.0 分、0.5 分或 0 分。纤维评分：1 分，纤维全长可见；0.5 分，纤维一半可见；0 分，所见纤维少于一半。斑点评分：1 分，6 个斑点中的 4 个可见；0.5 分，6 个斑点中的 2 个可见；0 分：6 个斑点中可见斑点少于 2 个。

如在正确的位置，肿块环形边缘密度差可见，即为 1 分；如在正确的位置，肿块环形边缘密度差不可见，即为 0.5 分；如密度差仅见一个趋势，则为 0 分。然后，用放大镜检查伪影。如存在伪影类似物则要减分。减分仅到下一个整数，如 1 个伪影可以从 2.5 分减到 2 分。

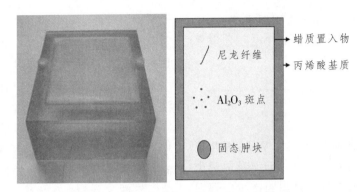

图 10.8   (A)乳腺 X 线摄影体模,(B)蜡质置入物的内部构成。

（孙宇雄　王骏　马彦云　陈峰　刘小艳

顾小荣　张艳辉　译）

第 **11** 章　计算机断层成像扫描仪

引言

在传统的 X 线摄影中,X 线对患者某一部位所有结构进行曝光。某一结构的影像会被上下组织重叠而变得模糊。为了克服这个问题,上下组织的影像可以通过 X 线管和胶片在曝光期间围绕兴趣结构轴运动而模糊。通过 X 线管和胶片的运动使不需要的影像模糊称为体层摄影。体层摄影是层面观察或层面成像,通常指人体断层 X 线摄影或线性体层摄影。它是对平行床面上的患者平面进行层面显示的一种成像技术。

直线体层摄影系统的基本组成部分有 X 线管、X 线胶片和一个围绕固定支点旋转的固定摇杆。如果 X 线管在一个方向上移动,那么胶片就向相反的方向移动。胶片置于 X 线摄影床下的托盘中,以便它不受患者干扰而自由移动。支点是系统中唯一一个保持固定的点。用角度测量球管移动的幅度被称为体层摄影角。定位患者体内的兴趣平面作为支点层面,它是唯一一个属于锐利焦点的平面,在这个平面上下的所有点被模糊。

在图 11.1 中,K 点在焦平面之上,M 点在焦平面之下。随着 X 线管的移动,仅仅在焦平面中 L 点的图像保持锐聚焦。这是因为只有 L 点的影像和胶片移动的距离完全一致,而 K 点影像移动比胶片移动快,M 点影像移动比胶片移动慢,因此二者的影像都是模糊不清的。

焦点层面的厚度取决于球管移动的幅度。幅度越大,层面越薄。模糊度由球管移动的幅度和物体从焦点平面到胶片的距离决定。

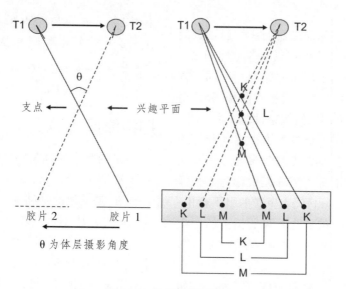

图 11.1　体层摄影原理。

CT

CT 是体层摄影的一种特殊方式，它采用计算机将体层摄影平面或切片进行数学重建。它产生横断面图像，即垂直于 X 线管旋转轴。计算机断层成像扫描仪由 Godfrey N Hounsfield 先生于 1970 年发明的，最初命名为计算机轴位断层摄影术（CAT）。在 1973 年设计的第 1 台商业化机器用于头部检查，后于 1975 年它被改进成可进行全身扫描。在 1963 年 Alan Cormack 建立了图像重建的实验模型。在 1979 年英国的 GN Hounsfield 和美国的 Alan M Cormack 被授予了诺贝尔奖。

CT 图像的特性包括：①横断面图像；②消除了结构的重叠；③不受相邻区域的特性影响；④比 X 线摄影成像的 X 线衰减细节差异分辨率高 10 倍。X 线摄影最小对比为 2%，而在 CT 扫描中为 0.1~0.3%。

空间分辨率大约为 5~15 lp/cm，采集时间少于 100 ms 的情况下，适合于冰冻任何生理运动。在医学中，CT 用于肿瘤诊断、创伤和骨质疏松症。在工业上，可用于无损检测和土壤岩心分析。

专业术语

平移指 X 线管和探测器的线性运动。旋转指 X 线管和探测器的旋转运动（图 11.2）。线束是指单一透射测量，而投影是指在同一方向上多束射线透过患者。投影有两种，分别是平行几何线束和扇形几何线束（图 11.3）。

人体被想象成一个被分为很多列和行的矩阵。总体上讲，有 512 或 1024 的行与列。在二维（2D）的概念下每个矩阵元素称为 1 个像素（pixel）。体素（voxel）代表患者的组织容积，这是一个三维（3D）的概念。显示器上的每个像素代表患者体内的一个体素（图 11.4）。视野（FOV）是通过等中心点的 X 线所见区域的直径。矩阵尺寸、像素尺寸和 FOV 关系如下。如

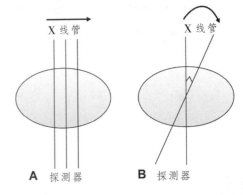

图 11.2　(A)平移，(B)旋转。

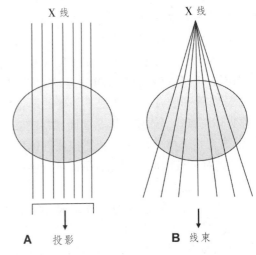

图 11.3　(A)平行几何线束，(B)扇形几何线束。

果用 250 mm 的 FOV 对患者进行 CT 扫描，且有 512 个矩阵元素，则像素大小约为 0.5 mm。

$$像素大小=FOV(250\ mm)/矩阵大小(512)$$
$$=0.5\ mm$$

扫描原理

CT 的基本原理是物体的内部结构可以从对其多方向投影进行重建。物质的线性衰减系数（μ）是重建的基础。

X 线管从小焦点发射扇形束辐射到探测器上。X 线管和探测器做同步运动，对兴趣区进行扫描（图 11.5）。管电压为 120~140 kVp，X 线束以每秒 100 脉冲的速率发射。X 线束被滤

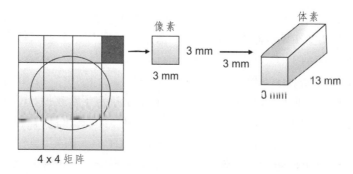

图 11.4　用像素表示患者体内 4×4 矩阵中的一个体素。

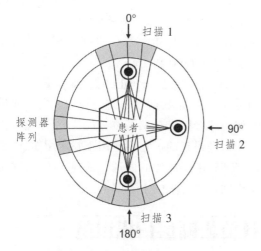

图 11.5　计算机断层扫描原理。

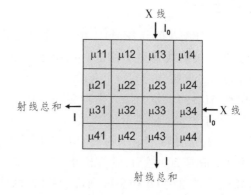

图 11.6　不同方向上的体素扫描。

过,并分别在 X 线管和探测器侧被准直,探测器由固态晶体或氙气电离室制作。校准每个探测器并检测透射的 X 线束的强度。这样透射测量被称为投影。在扫描期间大约 100 000 个数据被测量并记录在电脑中。以上测量的数据以一种算法进行重建,并在 TV 显示器上显示最终的图像。

通过体素的透射 X 线有以下关系:

$$I=I_0e^{-\mu x}$$

I_0 为最初 X 线光子的数量,I 是透过光子的数量,e 是自然对数的底(2.718),μ 是体素线性吸收系数。I_0、I 和 x 的值可以测量,只有 μ 未知。如图 11.6 所示 X 线束穿过 4 个体素,那么

$$I=I_0e^{-(\mu13+\mu23+\mu33+\mu43)x}$$

为了解决上述方程,需要其他的方程。因此,在不同方向扫描体素会产生 4 个以上的方程。所以,通过增加扫描方向会有超过 100 000 个方程生成。通过求解这些方程,会发现 μ_{13}、μ_{23}、μ_{33}……μ_{nn} 的各个体素的值。

CT 值

衰减系数 μ 用于计算,但不用于图像显示。因此,重建后每个像素与水的吸收系数为标准,以下列方式获得整数值:

$$CT\ 值=k(\mu_{测量}-\mu_水)/\mu_水$$

水的衰减系数(0.195)是一个标准,当 $k=1000$ 时,CT 值称为豪斯菲尔德单位(HU)。CT 值从组织的物理特性中决定它们的对比,影响康普顿散射,如密度、电子密度、氢的相关丰度。定量 CT 值对临床诊断是有意义,如肺结节、钙化程度、骨密度、骨折风险,肿瘤体积或

病变直径。

每个像素以一定亮度在显示器上显示,对应的 CT 值范围为-1000~+3000。CT 值-1000代表空气,+3000 代表致密骨,CT 值为 0 表示水。人体器官的吸收系数随千伏和过滤而改变,吸收系数转化成 CT 值形成图像,不再受机器参数影响。这使得图像更加依赖患者解剖。然而,人体器官的 CT 值随着异质性而变化。表 11.1 给出了人体不同器官的 CT 值。

图像显示

通过分配灰阶到各个 CT 值,使重建图像显示在阴极射线管显示器上。系统中有 256个灰度,CT 值被分配到每个灰阶。显示器矩阵尺寸为 512×512,每个像素代表 2^{12} 或 4096 个灰阶,大于显示器的显示范围。

最初,选择特定组织的平均 CT 值,例如,腹部 CT 值是 20。然后,计算机指示将-108~+148 范围的每个 CT 值分配到每个灰阶,因此

中心的 CT 值称为窗位,决定亮度水平。每个像素的亮度与每个组织体素的平均吸收系数有关。

窗位上下(中心值)的 CT 值范围被称作窗宽,它决定了对比度(图 11.7)。窄窗宽比宽窗宽的图像对比度高,窗位和窗宽可以设置为任意的 CT 值。窗宽、窗位的设置仅影响图像显示,不影响重建图像数据。

图像可以永久保存在系统中,也可以复制到 CD 或胶片上。采用多幅相机(干/湿)在胶片上记录影像。头部、胸部(肺)和腹部(肝)的典型窗位分别是 40、-500 和 60。相应的窗宽分别是 80、1500 和 150。

CT 扫描始于一个正弦图(定位像),这是CT 获得的原始数据重建前的图像。它是通过机架内球管固定在某一位置(0°)上,让患者检查床前进得到的。它不是用于临床用途,而是用于理解断层成像的原理。常规实践中,它用于识别扫描容积的上下解剖边缘。

计算机断层扫描设备

市场上的 CT 扫描仪有单层扫描仪、螺旋扫描仪和多层扫描仪。一般来讲,所有扫描仪都具有一个控制台、计算机、机架和检查床。当今技术的发展,使滑环技术和多排探测器阵列被广泛使用。z 轴是机架旋转轴,纵向从头到足检查患者。y 轴垂直于患者,为地面到天花板的方向。x 轴是从患者的一侧到另一侧。

表 11.1　人体器官的 CT 值

组织	CT 值	100kVp 下的 μ
肌肉	50	0.237
白质	45	0.213
灰质	40	0.212
血液	20	0.208
脑脊液	15	0.207
脂肪	-100	0.185
肺	-200	0.093

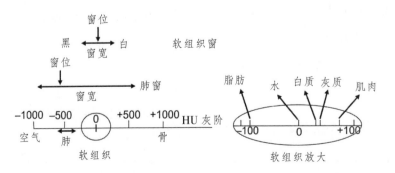

图 11.7　CT 扫描显示中的窗位和窗宽。

控制台

CT 有 3 个控制台，一个用于技师操作成像系统，一个用于技师做图像后处理，最后一个用于医生查看图像。控制台有数米长，它控制技术参数的选择、机架和患者检查床的移动、图像重建和传输的计算机命令，并选择 kVp、mA 和扫描厚度。通常，提供 2 台显示器，一个注释患者数据（医院、患者姓名、年龄、性别）并识别图像（序号、技术、检查床的位置），另一个用于操作者查看图像。

医生通过操作控制台收集并处理图像、优化诊断信息、调节对比和亮度、施行放大技术、观察兴趣区（ROI），使用在线软件包和图像存档及传输系统（PACS）网络。

计算机

计算机借助微处理器/阵列处理器用来解决 250 000 以上的方程式并初步储存。软件包括 CT 值的计算、兴趣区 CT 值的平均值和标准差、减影技术、计划和容积定量分析，并在冠状位、矢状位和斜面上重建图像。

机架

CT 机架包括 X 线管、准直器和过滤器、探测器和高压发生器等器件。

X 线管

X 线管使用强 X 线脉冲，且其性能必须稳定。X 线强度不能因图像采样周期而改变窄 X 线光谱（不改变 μ）。在高电流下 X 线管能维持长曝光时间（例如，90 s、120 kV、200 mA）。X 线管的热容大约是 4MJ，热交换器用于冷却油和空气，以保持机架低温。通常，扫描仪在 120 kV 下运行，可在 80~140 kV 范围调节。X 线管沿着阳极–阴极轴安装，为了减少足跟效应，使其平行于旋转轴。

焦点决定分布在探测器阵列上的信息量。随着焦点增大，信息播散到探测器上的量大，

限制了分辨率。CT 球管有两种焦点（0.6 mm 和 1.6 mm），而高分辨率 CT 采用小焦点。阳极是平的，易于散热，且角度比正常要小。阴极具有一定角度，且焦点位置可磁性转换。

多层 CT 球管尺寸大，阳极靶盘直径以及厚度较大。阳极热容量>8 MHU，阳极冷却约 1 MHU。它可以连续激发 60 s 以上，并需要很高的瞬时功率容量。为了最好的热量散发，它需要高速旋转。

准直器和滤过器

CT 扫描仪采用 1 个或 2 个准直器，通过限制散射线，降低患者剂量，改善图像对比。单层扫描仪采用患者前后（探测器前）2 个准直器。多层扫描仪仅使用患者前的单个准直器。患者前准直器决定其扫描范围，确定患者的剂量（剂量曲线）。探测器前准直器：①限制探测器阵列所接收的 X 线束；②减少散射，提高对比；③确定层厚（灵敏度曲线）。为了覆盖整个患者，等中心的准直器宽度大约是 50 cm，在 z 轴的厚度是 1~10 mm。

X 线束不是单能的，因此需要用滤过器去除低能光子。采用铝（2.5 mm）+铜（0.4 mm）作为滤过器，当今 CT 借助算法帮助可采用 6 mm Al。由于患者的横截面是椭圆的，X 线在外围穿过的组织比人体中心组织少。因此，噪声水平可能会有所不同，在中央最高，在周边最低。结果，在周边的剂量高于中央区域。为了解决这个问题，不同尺寸的蝶形滤过器用于扫描头部和体部（图 11.8）。

探测器

CT 扫描探测器要求：①有良好分辨率、小尺寸（对于单层 CT，具有 600~900 个探测器，宽度<1.5mm）；②高探测效率；③快速响应，发光后立即消失；④宽的动态范围；⑤稳定的噪声响应。目前，两种类型的探测器在使用，即电离室探测器和固体探测器，电离室指氙气填充探测器（单层 CT），固体探测

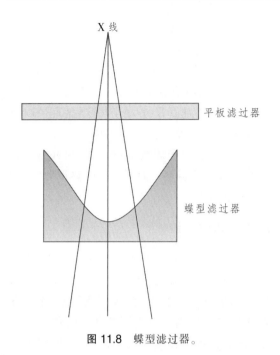

图 11.8 蝶型滤过器。

器指带光电倍增管,或二极管的闪烁探测器(多层 CT)。

氙气探测器

  电离室探测器填充的氙气具有高原子序数(54),其 k 层结合能为 35 keV。高原子序数使光电吸收,成为探测器中主要作用形式。气体保持在大约 2 MPa 的高压下,其探测器效率约为 60%。当 X 线入射到探测器时,会发生电离,产生电荷(图 11.9)。这些电荷形成电信号并被放大和数字化。数字化的电信号与入射的 X 线强度成正比。

  氙气探测器尺寸较小,在线束方向上是细长的。它对准焦点、且均匀、对高电压的稳定性依赖小,且具有内置的准直器。电离室多达 1000 个以上,探测器孔径为 1~2 mm,长度为 100 mm。灵敏度约为闪烁探测器的 50%。

  高压氙气被保存在长单元格,由于薄的隔膜,使得检测效率降低。它具有高度的方向性,它应该被定位在一个固定的方向上。

固体探测器

  固体探测器由耦合 PMT 或光电二极管的闪烁荧光体组成。在多排探测器阵列中,探测器的尺寸大约是 1.0 mm×15 mm 和 1.0 mm× 1.5 mm。当 X 线入射在探测器上产生被光电二极管检测到的光(图 11.10)。光电二极管使电信号数字化。数字化电信号与入射 X 线强度成正比。探测器的宽度(12 mm)比准直 X 线束厚度宽。用于 CT 的荧光体是碘化钠($NaI:Tl$)、铋锗酸盐($Bi_4Ge_3O_{12}$)、碘化铯 + 碘化钠(紫外线)、钨酸镉($CdWO_4$)和钇、钆陶瓷。

  固体探测器具有更好的 X 线吸收效率(90%)和大接受角。由于其紧密排列,检测效率高(90%)。几何效率低是由于为了避免交叠伪影使探测器之间具有一定的间隙。它减少了患者的剂量,提供了更快的成像速度,通过提高 SNR 改善图像质量。它具有微小的余晖,输

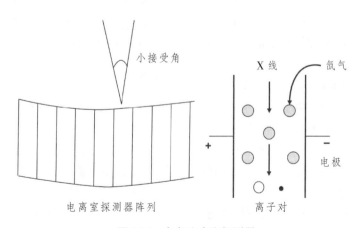

图 11.9 氙气电离室探测器。

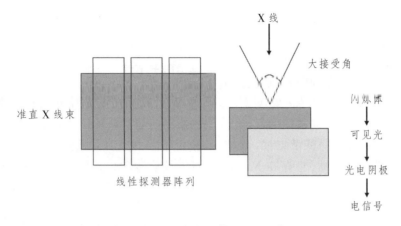

图 11.10 CT 扫描固体探测器工作原理。

出信号的稳定性取决于高压电源。

高压发生器

高压发生器安装在 0.3 s 旋转 1 周的机架上。机架可以倾斜 30°，重约 500 kg。发生器是 1 个 60 kW 的高频发生器。它提供稳定的管电流，电压由微处理器控制。发生器在 125 kV 可以给约 800 mA 的管电流，脉冲持续时间为 2~4 ms。

检查床

检查床舒适地支撑患者，它是由低原子序数的材料制成，例如碳纤维。它由电机驱动，平稳移动患者而不受其体重的影响。它纵向通过机架孔，床面可往返移动。在螺旋 CT 中，检查床的移动受螺距因子的制约。

各代 CT 扫描仪

为了获得用于图像重建的 X 线透射数据，研发了各种类型 CT。这些类型通常被称为"代"。各代演变的主要目的是减少扫描时间和简化机械运动。

第一代 CT

第一代 CT 扫描仪是旋转/平移的笔形束系统。它有两个 X 线探测器，使用 NaI 探测器和平行几何线束(图 11.11A)。160 条射线线性平移穿过一个 24cm 的 FOV，然后旋转 1°再平移，依次交替获取 180 个方向投影。每层扫描

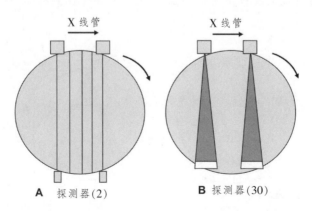

图 11.11 (A)第一代 CT 扫描仪为笔形线束几何形状，(B)第二代 CT 扫描仪采用窄线束几何形状。

大约需要 4.5 min,其中 1.5 min 用于重建一个 28 800 射线线性测量的层面(160×180)。

由于头部外的 X 线通量的增加,信号具有很大的变化,因此将患者的头颈部置于一个被水池包绕的柔性膜中。NaI 探测器信号响应速度慢并影响测量。该系统的优点是在几代扫描仪中最能有效降低散射线。其缺点包括水池像丸剂一样移动,且存在 NaI 的余晖。

第二代 CT

第二代 CT 扫描仪也是旋转/平移系统(图 11.11B),具有窄的几何线束(10°)。采用 30 个探测器线性阵列,以获取更多的数据,从而提高图像质量(600 射线×540 视图=324 000)。这些扫描仪提供更大的旋转增量和更快的扫描速度。每层最短的扫描时间是 18 s。狭窄扇形束允许探测更多的散射线。

第三代 CT

第三代 CT 扫描仪是旋转/旋转系统,具有宽的几何射线束(图 11.12A)。探测器的数量大幅度增长(>800 个探测器),扇形束的角度增加到覆盖整个患者。这消除了所需的平移运动。X 线管和探测器阵列机械地连在一起并一同旋转。新系统的扫描时间<0.5 s。

第三代 CT 扫描仪每个探测器探测的数据对应于图像中的呈环形分布的一圈数据,随时间变化探测器信号的任何漂移都会影响 μt

值测量,将其反投影产生的 CT 图像会有环状伪影。

第四代 CT

第四代 CT 扫描仪在设计上消除了环状伪影的问题。它具有一个约 4800 个探测器的静止环,X 线管在此探测器环中运动。因为它可连续旋转 360°,所以极短的扫描时间成为可能。探测器环的半径和 X 线束源之间可能有几何偏差。因为 X 线管不得不返回其启动位置(恢复原位),所以总体扫描时间会延长。

第三代 CT 扇形几何线束,将 X 线管作为扇形的顶点。在第四代 CT 中,各个单独的探测器就是扇形顶点(图 11.12B)。尽管是由 X 线管形成扇形线束,对于扇形线束射的重建,是通过把各个探测器作为扇形的顶点来处理数据。通过每个探测器获得的射线,成扇形散开到 X 线源的不同位置。在第三代 CT 中,在探测器阵列的中心和边缘测量 I_t 和 I_0。因此,参考探测器和单个探测器的信息获取可能不相等。在第四代 CT 中,每个探测器都具有其各自的参考探测器,因此参考探测器和单个探测器的信息获取是相等的。

第五代 CT

第五代 CT 扫描仪是一种专门为心脏断层成像开发的静止/静止系统。没有使用传统的 X 线管,而是大型钨弧(210°)环绕于患者,并直接位于探测器环的对面。它采用电子枪,

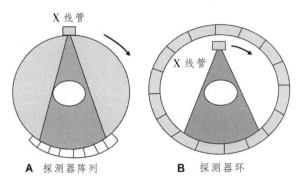

图 11.12 (A)第三代 CT 为扇形源是 X 线管,其为顶点,(B)第四代 CT 中为扇形探测器、探测器为顶点。

偏转并聚焦快速移动电子束至机架内的钨靶环上。由于探测器也是以环形呈现，它允许同时采集多层面图像。

图像可在 50 ms 内获得，并可以对跳动的心脏产生快帧帧率，具有最小运动伪影的 CT 图像。它的优点是数据采集的速度。整个心脏可在 0.2 s 内扫描完。这些扫描仪在心脏成像方面、儿科和创伤患者具有应用价值。它也可以用作常规 CT，平均多幅图像重复扫描。

第六代 CT

第三代/第四代+滑环技术+螺旋运动=第六代 CT(1990)。滑环与滑环刷环形接触，允许机架连续旋转。它消除了每个层面最后的惯性限制，使之具有更大的旋转速度及更短的扫描时间。检查床匀速直线移动，螺旋 CT 扫描仪获取数据(图 11.13)。对患者成像的总时间可以更短，其中不包括患者上检查床所需的时间。它允许更低的对比剂使用量，增加患者的通过率。在某些情况下，整个扫描可以在患者 1 次屏气内完成。从螺旋扫描获得的原始数据可以通过插值运算以类似于平面重建数据的采集。检查床运动的速度是非常重要的；因此定义了螺距。

第七代 CT

第七代 CT 使用多排探测器阵列(MDA)，准直器间距更宽、更多 X 线用于产生图像数据。单探测器阵列扫描仪通过打开准直器来增加层厚，但降低了层厚方向的空间分辨率。因此，层厚由探测器控制，而不是准直器。

4 个连续的 5 mm 探测器阵列得到 20 mm 准直器宽度。探测到的 X 线数量为 5 mm 单阵列探测器的 4 倍。此外，10 mm、15 mm、20 mm 层厚可以通过同样采集方法获得。尽管它提供了灵活的 CT 采集方案，但参数的数量增加了。它具有更好的成像效率，需重新定义探测器的螺距。

图像重建

当源探测器对人体进行横断面扫描时，人体内部结构依据其密度和有效原子序数对 X 线束进行衰减。根据这种衰减模式和强度曲线或投影可以探测 X 线的辐射强度的变化。这些投影不能可视化显示，而是以数字形式储存在电脑里。计算机处理这些投影值，即每个投影的叠加，以重建层面内解剖结构图像。

矩阵元素(μ)的单个值是通过解联立方程获得的。获得的值组成的矩阵代表横断面解剖。专用阵列处理机用于计算和实时图像显示。

图像重建算法有迭代技术，反投影和滤波反投影(FBP)。它们是基本的数学算法，处理投影数据并重建横断面 CT 图像。重建涉及的数百万数据点可在几秒内完成。因此，重建产生 1 幅图像，是 X 线衰减/兴趣区平面的组织 CT 值的图像。大多数现代扫描仪采

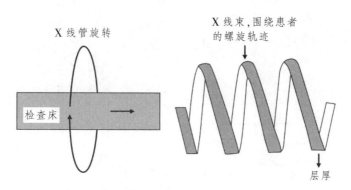

图 11.13　螺旋 CT：检查床运动及相应的 X 线束轨迹。

用滤波反投影图像重建。

迭代法

迭代法是 G. Hounsfield 所使用的最原始的方法。它使用一个精确的数学方法解决重建问题(图 11.14)。为了获得一个解决方法,它开始假设所有的像素具有相同的值。这些假设值被用来与测量的或采集的数值相比较。然后对假设值进行校正,使得它们越来越接近采集的数据。重复此过程,直到所有像素值等于所采集到的精确合理的数据。这个过程很慢,并且需要更长的计算时间,而且由于舍入误差会给出不精确的 CT 值(例如,$0.95 \approx 1.0$)。数据必须在重建前采集。

反投影法

反投影法是一个数学的过程(算法),基于三角法,其目的是模拟反向采集过程。在这种方法中,获取一个物体的投影需要多方向扫描。然后,反投影产生物体的图像。所有在反投影图像上的点受邻近组织密度的影响,并产生图像噪声。因此,图像质量很差,需要大量的投影来改善图像质量。

该方法的缺点是物体的图像模糊,特征性 $1/r$ 模糊存在,因此现在不再使用。

滤波反投影

它与反投影类似,但原始数据在反投影前

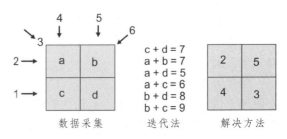

图 11.14　迭代法。

经过了卷积核的数学滤过(图 11.15)。滤过补偿了突然的密度变化所造成的影像模糊。在这个过程中,内部致密区域的边缘增强,而中央区减弱。因此,它抵消了图像模糊并恢复了物体的真实图像。

卷积积分运算,核是指在空间域滤波函数的模型。滤过在频率域中进行,而数据则处于空间域。因此,傅立叶变换(FT)是用于将空间域数据转换为频率域。

$$P'(x)=1/FT\{ FT[p(x)]*FT[k(x)] \}$$

$p(x)$ 是在空间域的投影数据,$k(x)$ 是空间域中的核,$1/FT$ 用于将投影数据转换回空间域。$P'(x)$ 是滤过后的反投影数据。

卷积核的各种类型包括 Lak 滤波器、Shepp-Logan 滤波器,以及 Hamming 滤波器。Lak 滤波器增加线性振幅作为频率函数,在无图像噪声的数据中效果好。然而,X 线图像包含了在高频的更多噪声。Shepp-Logan 滤波器可对高频信息衰减,在最终的 CT 图像中减少了高频噪声。Hamming 滤波器对高频

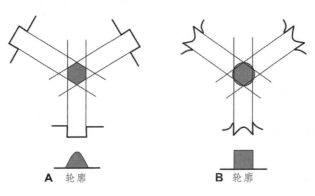

图 11.15　圆柱形棒状物的(A)反投影和(B)滤波反投影。

信息衰减更加明显,更好地抑制了高频噪声。

骨滤波器减少了高频衰减,并以增加噪声为代价使得图像频率更高,降低了信噪比。骨骼具有极高的对比度,因此信噪比良好,轻微降低信噪比,以获得骨骼区域图像中更锐利的细节。

使用软组织滤波器所得到的图像,减少了噪声,提高了信噪比。它被用于高对比分辨率比高空间分辨率重要的情况(例如肝转移瘤)。它使得图像降低了噪声,以及较低的空间分辨率。因此,不同的核用于不同的临床应用,例如软组织成像或骨骼成像。

多平面重建

多平面重建(MPR)是一种由断面图像形成三维数据显示的方法,可作为 1 幅图像呈现。它主要应用多层螺旋 CT。MPR 算法包括最大密度投影(MIP)、表面遮盖显示(SSD)以及遮盖容积显示(SVD)。

MIP 沿数据体的任意路径选择最高 CT 值的像素重建图像并仅显示它们。这是最简单的 3D 成像形式,并广泛用于 CT 血管造影。它从周围组织中区分血管,但缺乏深度血管。由于部分容积均化,斜穿体素的小血管可能无法成像。

SSD 是一种计算机辅助技术,借用计算机辅助设计和厂商应用程序,用于骨骼成像和虚拟结肠镜检查。SVD 使得边界十分清晰并提供精确的 3D 成像。它对操作者选择的像素范围非常敏感,实际解剖结构的成像是极其困难的。

CT 透视

CT 透视提供了组织同一范围的一组图像序列。这是一个伪实时体层摄影图像,没有检查床移动。图像重建在 X 线管连续旋转期间接近实时成像。CT 图像不断更新,包括以每秒 6 帧速度更新的最新投影数据。因此,6 张图像是在 1 s 内旋转 360°获得的。1 张图像需要的时间=1/6 s=167 ms,角度为 60°。

每过 1 s,CT 扫描 60°(167 ms),创造新的子帧并舍弃旧的子帧。因此,新子帧添加到旧的 5 个子帧中,使得新信息占了 17%,而旧信息占了 83%。最近的 6 子帧共同产生出 CT 图像。

CT 透视图像具有优良的时间分辨率,在图像层面的运动可以实时跟踪。X 线管在 20~25 mA 电流下运行,而常规 CT 使用 150~400 mA 电流。该程序通常用于细针活检或引流。

螺旋和多层螺旋计算机断层扫描

螺旋计算机断层扫描

在螺旋扫描中,X 线管连续旋转,检查床移动患者通过旋转的 X 线束平面。使用滑环技术,X 线管连续工作,同时不断采集数据。图像可以沿患者的任意 z 轴位置重建。

滑环于 1980 年引入,它有 3 个环。每个环都与 X 线发生器、探测器和控制信号相连接。滑环的应用,使得 X 线管可以旋转得更快(5秒/周)并且移动超过 360°。

滑环是导电的机电装置,通过在旋转表面固定的环和炭刷提供电信号(图 11.16)。电压通过固定环传输。滑动沟槽里的固定滑环,炭刷(银石墨合金)将电压传至机架。滑环用于螺旋 CT 或多层螺旋 CT 成像,允许机架不断旋转。它消除了连续旋转时的电缆的限制。

螺旋容积扫描过程中 X 线管和检查床同时移动,它于 1990 年投入临床使用。它在检查床移动时连续采集数据,在 1 次曝光中给出完整的容积数据。X 线源围绕患者以螺旋路径移动,因此被称为螺旋 CT。

X 线管和发生器

由于持续进行大容量数据采集,螺旋 CT

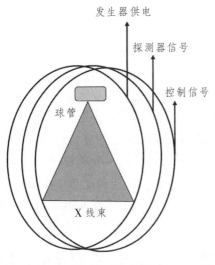

图 11.16 滑环技术。

需要更高的 X 线功率。X 线管用于更长时间的曝光，>90 s，它需要良好的性能。小焦点用于高分辨率薄层扫描。它提供飞焦点，对每次投影可快速偏转，以提高分辨率。阳极冷却速率必须高效，液态金属轴承用于缓解高温。

管电流可以在螺旋扫描序列的过程中变化，以适应个体结构的差异。它使得每次旋转 mAs 平均减少 15%~55%。Al+弓形滤波器通常由低原子序数材料（聚四氟乙烯或铜）组成，通常用 3 mm 滤过线束。有一个由钽制成的 100 μm 厚的前后准直器。机架的机械设计必须精准，以满足匀速运动。表 11.2 给出了一个典型的螺旋 CT 的规格。

探测器

在螺旋 CT 中，高效的探测器可以减轻 X

线管的负载。通常，以固态闪烁晶体或氙气电离室作为探测器。目前，正使用吸收效率约为 99% 的陶瓷闪烁荧光体作为探测器。表 11.3 对氙气和陶瓷闪烁探测器的固有性能进行了比较。一些常用的陶瓷闪烁荧光体有：原硅酸镥 ($Lu_2O:Ce$)，原硅酸钆（$Gd_2O:Ce$）以及钇铝钙钛矿（$YALO_3:Ce$）。

检查床在螺旋扫描中的运动是一个变量，它可以快也可以慢。因此，使用螺距一词来确定检查床运动的性质，它定义如下：

$$螺距=\frac{X 线管旋转 1 周检查床移动的距离}{层厚}$$

如果在 1 s 内机架旋转 1 圈，检查床移动 10 mm，以满足患者 10 mm 层厚，那么

$$螺距=\frac{10 \ mm/s}{10 \ mm}=1$$

内插法

CT 重建算法假设 X 线源的路径是环形，而不是围绕患者的螺旋状。但在螺旋扫描中，X 线束的路径本质上是螺旋的，并且只有螺旋数据集。因此，在实际的 CT 重建之前，必须往螺旋数据集中插入一系列平面数据集。有了内插数据集以后，就可以根据扫描的长度在任意位置重建 CT 图像（图 11.17）。

插值是对重建平面两侧的数据加权平均。每个投影角使用略微不同的权重因子。交叉重建允许沿患者置放额外的图像，所以临床检查对于细微的异常几乎都是敏感的（图 11.18）。这对于患者不涉及额外的剂量，但需要额外的时间来重建图像。然而，层厚仍然决定沿患者

表 11.2 螺旋 CT 的规格

X 线管	热容量	6.3 MHU
	焦点（mm）	0.7、0.9、1.2
	阳极角	7°
发生器	功率	60 kW
	kV 范围	80、100、120、140
	mA（最大）	440
	采集时间（最大）	120 s

表 11.3 氙气和闪烁陶瓷探测器的比较

性能	氙气	闪烁陶瓷
效率	74% @ 120 kV	90% @ 120 kV
	71% @ 140 kV	85% @ 140 kV
吸收率	<50% @ 120 kV	95% @ 120 kV
余辉	0.4% @ 100 ms	<0.1% @ 100 ms

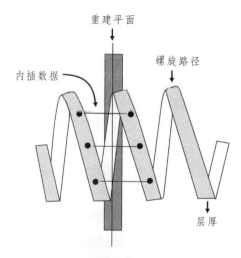

图 11.17　螺旋数据集和内插重建。

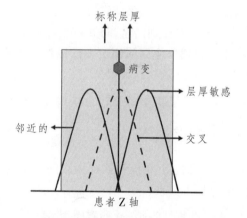

图 11.18　交叉重建预测扫描层面之间的病变。

长轴的空间分辨率。

螺旋扫描的优点是扫描速度和患者通过量：例如，1 次 10 mm 层厚的胸部扫描可在

15~20 s 的 1 次屏气（检查床移速 10 mm/s，螺距 1.5）内完成，避免层面失准。使用更高的螺距以降低患者剂量和曝光时间。

多层螺旋 CT

多层螺旋 CT（MSCT）始于 1992 年，那时的多层螺旋 CT 只有 2 排平行排列的探测器，1 次扫描得到 2 个层面。1998 年，采用了固体多排探测器使得 1 次旋转可得 4 个层面。多层螺旋 CT 通常采用带有螺旋扫描和低压滑环的第三代 CT。

MSCT 的特点是更快的亚秒级旋转（0.5~0.8 s），减少了检查时间。图像质量与单层扫描仪相近。不同之处在于剂量、螺距、图像伪影和图像重建的方法。为了扫描更长的解剖区域需要扫描 4 层以上，因此机架速度必须提高。与单层扫描仪 1 s 的扫描时间相比，MSCT 旋转时间为 0.5 s，并同时采集 4 个层面。因此，对于相同的扫描时间它的性能是单层 CT 的 8 倍。实际上，最新的进展扫描仪可以有 4、8、16、64 层螺旋 CT。

多排探测器阵列

多排探测器阵列是许多线性阵列的组合。它是多排固态探测器阵列的组合。在此，X 线管沿纵（z）轴对准多排探测器。每一排具有数百个独立探测器单元（图 11.19）。将每一排探测器结合起来组成的二维曲面阵列，探测器的数量超过 35 000。对于每个探测器单位具有

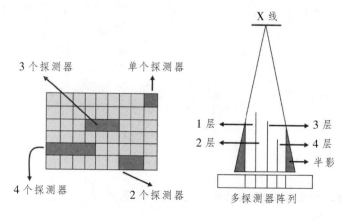

图 11.19　多探测器阵列和层面选择。

独立的数据采集通道,可以产生多个通道(4、8、16、64)的空间数据。在单层扫描仪中,探测器较宽(15 mm),准直器决定(调制)1~13 mm 的层厚。在多层 CT 中,各个探测器单元沿 z 轴集合,以获得各种层厚。因此,层厚由探测器而不是准直器决定。探测器总是位于等中心点。

它有 2 种商业设计,即自适应阵列探测器和线性或矩阵探测器(图 11.20)。在自适应阵列设计中,探测器宽度并不相等,例如从中心到边缘探测器宽度可能为 1.0 mm、1.5 mm、2.5 mm 和 5 mm。在线性阵列中,探测器宽度相等,例如整个 16 排探测器中每排探测器的宽度都是 1.25 mm。在 MSCT 中,对于 4 排探测器阵列通道,可以由 4×1.25 mm、4×2.5 mm、4×3.75 mm 和 4×5.00 mm 的组合得到不同层厚。一般来说,8、16 和 64 层 CT 系统在 z 轴上具有 32 mm 的探测器宽度。

8 层,32 mm:8×0.5 mm,8×1 mm,8×2 mm,8×4 mm
16 层,32 mm:16×0.5 mm,16×1.0 mm,16×2 mm
64 层,32 mm:64×0.5 mm,32×1 mm

通常,具有多排探测器阵列的 MSCT 采用 16 排探测器的第 3 代 CT 扫描。如果每个阵列具有 750 个探测器单元,那么对于 60°扇形束就需要 12 000(16×750)个探测器单元。而第四代 CT 需要更多的探测器单元来覆盖整个 360°探测器环。

MSCT 可用于传统的轴位扫描和螺旋扫描。2 个中央探测器阵列的宽度决定层厚。为了保持每个探测器的灵敏度相近,需要准直器

调制,以保证半影在探测器范围之外。增加辐射剂量以减少伪影。

螺距

在 MSCT 中,螺距影响辐射剂量、图像质量和扫描时间。螺距包括准直器螺距和探测器螺距。准直器螺距可由以下公式得出:

$$准直器螺距 = \frac{机架每旋转\ 360°检查床移动的距离}{准直器在等中心点的宽度}$$

螺距=1,是指常规扫描,螺距=0.75 指过扫描且检查床移动慢。它在增加图像质量的同时,辐射剂量也增加。如果螺距=1.5,是指正扫描不足,且检查床移动较快,患者很少运动。它消耗更少对比剂的量,对儿科患者有益。儿科 CT 协议通常主张采用更大的螺距。探测器螺距定义如下:

$$探测器螺距 = \frac{机架每旋转\ 360°检查床移动的距离}{探测器宽度}$$

准直器螺距和探测器螺距在一个给定的 CT 中有如下关系:

$$准直器螺距 = 探测器螺距 \div N$$

这里,N 是多层螺旋 CT 探测器阵列的排数。4 排探测器阵列的 MSCT 扫描仪采用 3~6 作为探测器螺距的值,例如,N=4 时,探测器螺距为 6 对应常规扫描仪螺距为 1.5。

MSCT 的临床优势包括:①更快的速度;②更短的采集时间,且提高了时间分辨率(较

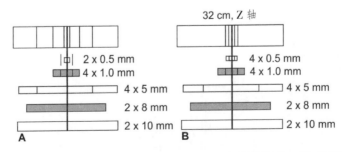

图 11.20　(A)自适应阵列:4 层,不等宽,中央层2×0.5 mm。(B)线性阵列:4 层,等宽,中央 4×0.5 mm。

少的运动伪影);③在纵轴(z 轴)上薄层有高轴向分辨率;④从原始数据中回顾性重建更薄或更厚的层面;⑤精准的解剖结构 3D 重建,尤其是血管造影术和仿真内镜,且螺旋伪影较少;⑥增加单位时间的容积覆盖;⑦减少部分容积效应伪影和噪声;⑧细致的多平面重建图像;⑨使用较少的对比剂,对比剂以更快效率传递,因此,增加了图像的对比。

CT 图像质量、伪影和辐射剂量

图像质量

CT 图像质量主要受 4 个因素控制,即空间分辨率、噪声,以及对比度和伪影。

空间分辨率

空间分辨率是指区分相邻物体的能力,用 lp/cm 表示。它取决于像素大小、焦点大小、探测器大小、图像重建滤过器的选择以及采样频率。CT 空间分辨率的范围是 5~15 lp/cm。

噪声

噪声是对 CT 图像质量最基本的限制。它降低了小物体的对比分辨率和低对比物体的空间分辨率。噪声有 3 个来源,即量子噪声、电子噪声和结构噪声。

量子噪声是主要因素,它是由检测到的光子数量的随机变化产生的。它取决于扫描参数的选择;电流、扫描时间、层厚。增加电流和层厚能减少噪声,但同时会降低空间分辨率并增加部分容积效应。增大 kV 能确保穿透力和更多的光子、减少噪声,但也会降低对比度。

缩小 FOV 会减少每个像素的光子数,从而增加噪声。在单层扫描仪中,螺距不影响噪声,但由于两次旋转之间的插值利用了检测到的光子,从而减少了剂量。在多层螺旋扫描中,增加螺距会增加噪声,因为锥形束的影响、复杂的重建以及来自每个投影角度每排探测器的数据。减小窗宽会使噪声明显,但会提高低对比细节。CT 扫描典型噪声水平是 3 HU,体型越小的患者噪声越少。采用细节滤波器增加噪声,而用软组织滤波器能减少噪声。

对比度

CT 对比度是指组织间 HU 值的差异。管电压降低时对比度增高,且不受管电流或扫描时间影响。对比度随着对比剂(碘)的增加而增大,随着光子能量的增加而减小。在高原子序数情况下,比起软组织病变,光子能量升高对比下降更快。病变组织与周围组织对比相差 5 HU(0.5%μ)即可被 CT 扫描检测到。但在屏/片 X 线摄影中需要 3%~5%的差异。因此,CT 比屏/片 X 线摄影具有更好的对比。采用窄窗宽能够提供图像的高对比。

伪影

伪影不仅会降低图像质量,还会导致误诊或漏诊。CT 图像典型的伪影有运动伪影、条状伪影、线束硬化伪影、环状伪影、部分容积伪影、螺旋伪影和棒状伪影。

运动伪影

CT 扫描中,患者的运动是随意的,或者是不可预测的(例如,患者打喷嚏)。图像将会在物体运动方向上显示运动造成的条纹。这取决于运动物体的密度,物体密度与周围组织差异越大,产生的运动伪影越明显。由于患者有意识或无意识的移动,运动伪影通常在 0.5~2 s 的扫描时间更易出现。组织结构从一个体素移动到另一个体素,并把错误引入重建中。运动伪影以重像或重影的形式出现,可能导致重新扫描。

条状伪影

条状伪影是由于 X 线到探测器的传输缺失,而出现黑白相间的条纹。条状伪影的因素是高密度材料,如金属植入物、齿科合金和弹片等。在一些 CT 扫描仪中,条状伪影随着运动增加,需提供金属伪影校正算法。

线束硬化伪影

线束硬化伪影和杯状伪影是由于 X 线束的多色性(25~120 keV)所致。当 X 线束穿过患者时,低能量射线被吸收,这意味着平均能量上升。因此线束变硬,导致 μ 和 HU 降低。可以采用一个合适的校正算法,将线束硬化效应最小化。射束硬化伪影出现在高对比界面(骨),例如,颅骨岩锥。

环状伪影

环状伪影是第 3 代 CT 扫描仪的旋转-旋转系统中计算失误或某个探测器损坏所致。由于特定探测器的损坏,每个投影的错误数据会以环状出现在图像上。环的半径由探测器在阵列中的位置所决定,环状伪影在当今 CT 图像中几乎消失。

部分容积效应伪影

部分容积效应伪影是在一个给定的含多组分的体素中(例如,同时存在骨与软组织)进行线性衰减系数平均化所致。该伪影随着像素大小和层厚的增加而增加。它在平行于 CT 层面的软组织周围结构中较明显。例如,当颅骨与脑组织处于同一体素时,脑实质的细节就会损失。采用更薄的层面和重叠螺旋扫描重建将减少部分容积伪影(例如,5 mm 层厚以 2.5 mm 为重建间隔)

螺旋伪影

螺旋扫描给出一个类似于部分容积效应均化(PVA)的图像。在一个方向上,PVA 由准直器决定,在另一方向上,它由准直器和每转 1 周检查床的增量决定。因此,一个椭圆而非正圆的重建完成了。在大线束顶角和大螺距扫描此伪影更明显,例如螺旋扫描颅脑顶部:沿颅脑交界处扫描到两个新月形高密度影,类似于硬脑膜下血肿。这些密度影围绕颅脑旋转就如同 X 线管围绕患者旋转一样。

棒状伪影

当高对比物在形状/位置上改变时会出现棒状伪影。例如,假如一个圆柱状物体与扫描平面成角,那么每个投影在不同位置上对柱状物定位。结果,圆柱在检查床不移动的情况下表现为椭圆。当检查床运动时,椭圆扭曲并扩散到周围组织,常见于肝脏/肋骨区域。

辐射剂量

在 CT 中辐射剂量有 3 个特别之处:①被原 X 线辐射的组织体积很小;②被辐射的组织几乎所有角度均有辐射(剂量均有分布);③技术参数(kV,mAs)的应用使得层辐射剂量较高。例如,胸部 CT 采用 120 kV、200 mAs 完成,而后前位胸部 X 线照片采用 120 kV、5 mAs 完成。

在 CT 中,散射辐射(康普顿效应)增加了剂量,相对于原射线束,层面外的组织也暴露在辐射中。沿患者轴位的剂量分布不均匀,患者表面的剂量可能会高于患者的中心剂量。在脑部扫描中,体表-中心剂量之比为 1:1,而在体部扫描中则为 2:1。由于散射的存在,CT 层面剂量分布通常不是完美的正方形,而会延伸到层面边界以外。剂量随扫描层数增加而增加。

多层扫描平均剂量

多层扫描平均剂量(MSAD)定义为一系列 CT 层面距体表一特定深度处的平均剂量(FDA,USA)。MSAD 可通过测量 CT 剂量指数和剂量长度乘积来估算。

CT 剂量指数

CT 剂量指数(CTDI)是单层扫描在 2 个方向上 7 个 CT 层面范围内在脑部或体部体模上中心或周边某点的辐射剂量。它是单层 CT 轴向剂量分布除以层厚的积分。剂量是 14 个层面通过 100 mm 电离室的集合。CTDI 总是规定 100 mAs。一般来说,由 PMMA 材料制成的脑部体模(直径 16 cm)或体部体模(直径 32 cm)与指型电离室一起使用来测量 CTDI。测量值包括在边缘的测量值(CTDI $_{边缘}$)和中心的测量值(CTDI $_{中心}$)。

CTDI 随千伏的增加而增加，由于人体体部对 X 线有更大的衰减,体部扫描的 CTDI 低于脑部扫描。加权 CTDI 表示为 CTDI$_w$,由以下公式得出。

$$CTDI_w = 2/3(CTDI_{边缘}) + 1/3(CTDI_{中心})$$

剂量长度乘积

因为层厚、层数和器官灵敏度没有考虑在内,CTDI$_w$ 并不能量化患者的风险。因此,定义了一个"剂量长度乘积(DLP)"的术语,将辐射风险考虑在内。

$$DLP = \sum CTDI_w \times T \times N \times C$$

上式中,N 代表层数,T 代表层厚(cm),C 则是曝光量,单位 mAs。DLP 与给予患者的总剂量(能量)成正比。它可以用来作为 CT 相对风险的指标。

有效剂量

CT 扫描曝光不会产生确定性效应，但有诱导癌症的风险。这取决于剂量以及器官/组织的放射敏感性。辐射剂量与管电流和扫描时间成正比。考虑到辐射的风险和组织的放射

敏感性,参数有效剂量(H$_e$)定义如下:

$$H_e = E_{DLP} \times DLP$$

上式中,E_{DLP} 是以 m3v/(mGy·cm) 为单位的组织特异性标准化有效剂量。表 11.4 给出了常规 CT 剂量指数、剂量长度乘积和有效剂量值。

表 11.4　人体各部位的常规 CT 剂量指数、剂量长度乘积和每层有效剂量

组织	CTDIw (mGy)	DLP (mGy-cm)	有效剂量 He (mSv)
头部	60	1050	2.4
胸部	30	650	1.1
腹部	35	800	1.2
盆腔	35	600	1.1

婴儿/儿童的脑部 CT 有效剂量是成人的 4 倍。婴儿/儿童的体部 CT 扫描有效剂量是成人的 2 倍。儿童剂量较高是由于其器官较小(剂量=能量/质量)。CT 在所有检查中只占 8%,但是占到了患者 X 线辐射剂量的 48%。

患者有效剂量与总储存能量、管电流和扫描时间成正比。kVp 从 80 增加到 140,剂量增加 5 倍。有效剂量与层厚和层数的乘积也成正比。在螺旋 CT 中,有效剂量与螺距成反比。螺距为 1.5 的螺旋 CT 相比螺距为 1 的螺旋 CT,有效剂量减少 67%。与之类似,螺距为 2 时,有效剂量减少 50%。腹部平扫加增强 CT 扫描患者剂量加倍。在 CT 透视中,皮肤剂量非常高。

(徐张聪　王骏　曹明娜　陈峰　刘小艳
顾小荣　张艳辉　译)

第 12 章 γ 成像

放射性

放射性是一种核现象,于 1896 年首先由亨利·贝克勒尔发现。贝克勒尔将一些铀盐放在照相板上,用黑纸包裹后置于暗室中。当他显影成相板时,发现成相板被污染了。之后,他又用其他铀盐重复这个实验,最后得出结论:铀及其盐发出无形的辐射,可以穿过纸张、木材、玻璃等影响成相板。这些辐射包括 α 粒子、β 粒子和 γ 射线。

放射性是原子核进行衰变并释放出 α 或 β 和 γ 辐射的过程。在辐射过程中,原子的原子序数和化学特性发生变化。一个有着不稳定原子核并均具有放射性的原子称为放射性同位素。最初进行衰变的原子称为母核,而衰变后的原子称为子核。放射可分为天然的和人工的。自发放射射线的现象,如原子序数大于 82 的重金属元素放射 α、β 和 γ 射线,称为天然放射,例如,^{226} 镭和 ^{40} 钾。

人工或诱导放射于 1934 年由 Curie 和 Joliet 发现,当时他们正在用 α 粒子研究轻元素的衰变。他们发现,当 α 粒子轰击轻元素如硼和铝时,会形成一个不稳定的原子核,这个原子核会自发衰变。人工放射性物质释放出电子、中子、正电子或 γ 射线。它们与天然放射性物质遵循相同的衰变规律,例如,^{60} 钴和 ^{32} 磷。

核力与稳定性

原子核内存在两种力,即质子之间的弱排斥力和中子之间的强交换力。中子间相互交换介子。中子间的强交换力保持原子核稳定并维持原子核间的距离为 10^{-14} m。原子核要保持稳定,需要克服排斥力。这意味着中子数(N)必须高于质子数 (Z),或者 N/Z 比值必须更高。低原子序数的原子中 N/Z 比值为 1,而高原子序数的原子中 N/Z 比值为 1.5。质子数与中子数均为奇数的原子核是不稳定的。相反,质子数与中子数均为偶数的原子核更加稳定。当质子或中子过量时原子核不稳定。一个不稳定的原子核需要通过放射来达到稳定。

放射性衰变

Rutherford 和 Soddy 发现,特定放射性物质的衰变率不受物理和化学条件影响。他们的定律指出,在单位时间内衰变的原子数量正比于那个瞬间的放射性原子的数量。假设 N 是特定时刻 t 的原子数量,dN 个原子在 dt 时间内衰减,那么:

$$\text{衰变率} = \frac{dN}{dt} = \propto N,\text{或者}$$

$$\text{衰变率} = -\frac{dN}{dt} = \lambda N$$

其中,λ 为衰减常数或衰变常数,是放射性核素的特征参数。衰变常数是指单位时间内衰变的原子占剩余原子的百分数,单位是 s^{-1}。负号表明 N 随时间递减。上述方程可表示为:

$$N = N_0 e^{-\lambda t}$$

其中,N_0 为原子的初始数量,e 是自然对数的底(e=2.719)。方程表明,一个给定的放射性元素的原子数随时间呈指数下降(图 12.1)。由图 12.1 可见,衰变发生时最初速度极快,之后衰变速度变慢,最终降为零。理论上,一个放

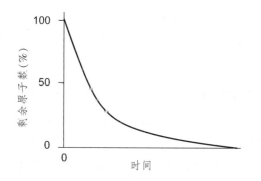

图 12.1　放射性同位素的衰变曲线。

射性核素所有原子全部衰减需要无限的时间。

半衰期

放射性元素的半衰期是指原子数量衰变一半所需要的时间。根据放射性衰变的公式：

$$N=N_0 e^{-\lambda t}$$

如果半衰期是 T，那么 $t=T$，$N=N_0/2$，代入公式可得：

$$N_0/2=N_0 e^{-\lambda T}$$
$$1/2=e^{-\lambda T}$$
$$2=e^{\lambda T}$$
$$\log_e 2=\lambda T，或 T=0.6931/\lambda$$

放射性元素的半衰期与该元素的衰减常数成反比。以下是医学中一些重要的放射性同位素的半衰期。

^{226}镭：1622 年

^{60}钴：5.26 年

^{137}铯：30 年

^{192}铱：73.8 天

^{131}碘：8.04 天

^{99m}锝：6 h

平均寿命（T_a）是放射性原子衰变的平均时间，定义为假定衰变速度恒定时的寿命。平均寿命与半衰期的关系是 $T_a=1.44T$，因此平均寿命与半衰期成正比。

比活度

比活度定义为单位质量的活性，单位是

Bq/kg。比活度越高意味着放射源体积越小。如果放射性物质是液体，那么比活度就是每单位体积的活性（MBq/mL）。核素成像研究时，使用比活度计算注入患者体内的放射性元素的活性十分有用。另外，比活度还提供了样品中载体材料（非放射性）的信息。

核跃迁

α 衰变

原子序数非常高的放射性核素（>150）衰变时主要放射出 α 粒子，其次是 γ 射线和特征 X 线。通常还伴随着内转换和俄歇电子的发射。因此，原子序数减少 2，质量数减少 4。衰变的一个典型例子是镭（Ra）衰变为氡（Rn）。

$$_{88}Ra^{226} \rightarrow {}_{86}Rn^{222} + {}_2He^4 + 6.4 \text{ MeV}$$

其中，6.4 MeV 是这个过程中释放的能量，称为跃迁能。α 粒子是氦原子的二次电离离子，带正电，质量是质子的 4 倍。产生的氡也有放射性并继续发射 α 粒子。经过 9 次转变后，成为了一个稳定的原子：铅。

特性

α 粒子带正电，能引起强烈的电离辐射。电场和磁场对 α 粒子有影响。它们的有效范围很小，在组织中数微米的距离即减弱，在空气中其范围是 1 cm/MeV。一张纸就能截断全部 α 粒子。α 粒子是高 LET 射线，在生物体中造成局部强辐射。

β 衰变

发射出电子或正电子的放射性衰变称为 β 衰变。发射出的电子表示为 β⁻，发射出的正电子表示为 β⁺。在原子核中，电子与正电子皆不存在，而是在放射性衰变的瞬间产生的。

β⁻衰变

细胞核内有较多的中子可以发生 β⁻衰

变,以达到核稳定。在这一转变中,一个中子转化为质子、β粒子和反中微子(v)。中微子是一种亚原子粒子,呈电中性,质量比电子小。中微子的反粒子称为反中微子。因此,β⁻衰变后中子数减少1,质子数增加1。

$$_0n^1 \longrightarrow _1p^1 + _{-1}\beta^0 (\beta^- 衰变) + v + 能量$$

β粒子的质量和电荷与电子相同。当发射出β⁻粒子时,产生的新的原子质量数相同,但原子序数增加1。β粒子可能携带所有或部分释放出来的能量。β⁻衰变的典型例子是钴(Co)转变为镍(Ni):

$$_{27}Co^{60} \longrightarrow _{28}Ni^{60} + _{-1}\beta^0$$

特性

β粒子带负电,会导致介质电离。β粒子可被电场和磁场偏转。β粒子的波长大于α粒子,能被几毫米厚的铝吸收。β粒子会使活体组织产生局部生物效应。

β⁺衰变

细胞核内有较少的中子可以发生β⁺衰变,以达到核稳定。在这个转变中,一个质子转化为中子、β⁺粒子和中微子(v)。因此,β⁺衰变后中子数增加1,质子数下降1。

$$_1P^1 \longrightarrow _0n^1 + _1\beta^0 (\beta^+ 衰变) + v + 能量$$

β⁺粒子带正电,命名为正电子。这是一个与电子质量相同,而所带电荷相反的反电子。正电子具有多能量,平均能量为$1/3E_{max}$。加速器产生的放射性同位素中子不足,通过增加N/Z比值发射出正电子。例如,^{18}F转变为^{18}O发射出正电子。

$$_9F^{18} \longrightarrow _8O^{18} + \beta^+$$

正电子在其路径上电离和激发,然后达到基态。正电子与电子发生强烈作用,其全部质量(1.02 MeV)转化为2个0.511 MeV能量的γ光子。2个光子发射方向相反,动量守恒,这个过程称为湮灭。这是爱因斯坦质能方程

$E=mc^2$的典型例子。这是正电子发射体层摄影的使用原理。当母核-子核的跃迁能≥1.02 MeV时,正电子衰减可发生于质子数多的轻核中。

电子俘获

缺中子核可吸引自身K层或L层电子而发生衰变。当吸引1个电子时,电子与1个质子结合为中子,并发射出中微子。电子俘获类似于正电子衰变。原子序数减少1,质量数保持不变,导致N/Z比值增大。

$$^{201}_{81}Tl + e \longrightarrow ^{201}_{80}Hg + 能量$$

电子俘获在壳层产生1个空穴,随即这个空穴被高能级的电子填充,并发射出特征X线。如果原子核处于激发态,则会发射出γ射线。这些特征X线和γ射线被应用于医学中。电子俘获常见于母核-子核跃迁能<1.02 MeV时。若跃迁能>1.02 MeV,那么电子俘获和正电子衰减都可能发生。质子越多、质量数越大,越容易发生电子俘获。

同质异能跃迁

在大部分放射性过程(α或β衰变)中,子代原子核大部分时间处于激发态。这种激发态称为亚稳态或同质异能态,用"m"表示。处于亚稳态的原子核称为同质异能体。原子核通过发射γ光子达到稳定的原子核基态。这个过程称为同质异能跃迁。因此,γ射线是由激发态原子核发出的,且能量离散。^{137}铯的同质异能跃迁如图12.2所示。

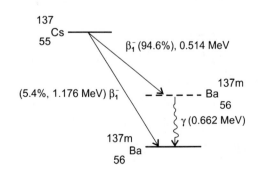

图12.2 ^{137}Cs 的衰变图。

γ 射线

放射性同位素从激发态转变为基态的过程中发生同质异能跃迁,释放出 γ 射线。在这个跃迁过程中,质量数、原子序数和中子数都不改变。只有能量的变化,没有放射或俘获粒子。例如,$_{55}Cs^{137}$ 衰变为亚稳态的 $_{56}Cs^{137}$,放射出 β 粒子。然后发生同质异能跃迁,放射出能量为 0.662 MeV 的光子,达到稳定的基态。γ 射线有以下性质:

1. γ 射线是波长(nm)较短的电磁辐射;

2. 没有质量和电荷;

3. 不受电场和磁场的影响;

4. 具有高穿透性,穿透能力是 β 粒子的 100 倍。γ 射线可以穿过数厘米厚的铅;

5. 可以影响成像板/胶片,使材料有荧光反应;

6. 使物质电离;

7. 以光速传播;

8. 破坏生物细胞和分子;

9. γ 射线入射固体表面时产生光电效应。

生物半衰期

物理半衰期是放射性核素衰减一半所需的时间,可表示为 $T_{1/2}=0.693/\lambda$,其中 λ 为衰变常数。生物半衰期(T_b)由放射性核素从器官、组织或体内被清除所需的时间决定。有效半衰期(T_e)由放射性核素在器官中的衰变和器官对放射性核素的清除两方面共同决定。有效半衰期、生物半衰期和物理半衰期之间的关系为:

$$1/T_e=1/T_b+1/T_{1/2}$$

例如,如果 1 个放射性核素的物理半衰期为 6 h,生物半衰期为 3 h,那么 $1/T_e=1/6+1/3$,则 $T_e=2$ h。有效半衰期总是小于物理半衰期或生物半衰期(图 12.3)。

放射性同位素的产生

大部分医用放射性同位素是人为使用高能粒子轰击稳定的靶原子产生的。α 粒子、质子和中子可以作为轰击靶原子所使用的粒子。研究发现,中子能更有效地使用核反应堆产生放射性同位素。

将一种少量的纯元素置于小型铝制容器中,放在核反应堆中几个星期,可制得这种元素的放射性同位素。经过反应堆中的中子连续轰击,这种元素转化为放射性同位素。例如,^{60}钴由(n,γ)反应产生。

$$_{27}Co^{59}+_0n^1\longrightarrow_{27}Co^{60}+\gamma$$

在另一种方法中,粒子通过回旋加速器加速后轰击元素产生放射性同位素。

粒子回旋加速器

回旋形的加速器称为粒子回旋加速器,由劳伦斯于 1930 年发明。其由 D_1 与 D_2 两部分空心圆柱体组成。因为与字母 D 相像,每个部分都称为 D 形盒(图 12.4),这两部分被单独置于一个真空室中。D 形盒与一个高频振荡器相连。整个装置置于一个强大的电磁体的两个磁极之间。磁场(B)与 D 形盒的平面垂直。

当 1 个电量为 q、质量为 m 的正离子被释放出来时,其在负电压的作用下向 D 形盒开始加速。受磁场的影响,正离子沿一个半圆形的路径移动。当粒子到达间隙时,D 形盒的极

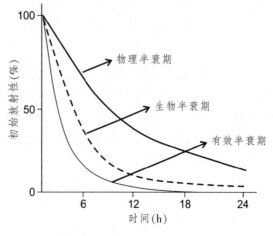

图 12.3　放射性同位素的物理、生物和有效衰变。

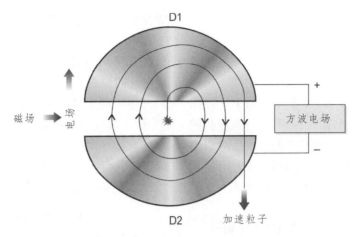

图 12.4 粒子回旋加速器的原理。

性翻转,粒子再次加速并以一个更大的初速度以半圆形的轨迹进入另一个 D 形盒。带电粒子的质量为 m,圆形轨迹的半径是 r,速度为 v 时,向心力与离心力相等;

$$Bqv=mv^2/r \text{ 或 } \frac{V}{r}=\frac{Bq}{m}=\text{常数}$$

其中,Bq 代表磁力,mv^2/r 代表圆周运动的向心力。经过 1 个半圆所需的时间(t)可由以下公式获得:

$$t=\frac{\pi r}{v}=\frac{\pi rm}{Bqr}=\frac{\pi m}{Bq},\text{将 } v \text{ 代入}。$$

由此可见,t 与粒子的半径(r)和速度(v)无关。在均匀磁场中,带电粒子的运动周期与速度无关。这是回旋加速器的基本原理。如果 v 是回旋频率,那么:

$$2\pi v=\omega=v/r=Bq/m$$
$$v=Bq/2\pi m$$

由于 $Bq/2\pi m$ 是一个常数,所以回旋频率也是一个常数。调节 RF 振荡器来满足给定的磁场 B 中电荷 q 的条件。在 D 形盒中多次回旋,获得了极大的速度(动能)之后,最终粒子借助偏转板从窗口被引出。

回旋加速器可以加速质子、氘核和 α 粒子。在高速状态下,由于粒子的相对质量发生变化,$Bq/2\pi m$ 不再是一个常数。随着速度增加,质量也会增大,这意味着粒子回旋频率降

低,粒子需要更多的时间来完成其回旋路径。这会导致粒子期相不稳定,极性反转时粒子可能没有恰好到达间隙处。然而,这种影响可以通过减少交变电压的频率,以适应加速粒子的变化来克服。这就是同步回旋加速器的原理。

另外,可以通过特殊设计来增加磁体的半径,进而增加磁场,称之为峰-谷设计。这种设计能提供可变磁场,用来适应相对质量变化。当然,增加磁场可能会导致粒子偏离回旋的正中面。因此,需要施加不同的最优磁场以保持粒子位于间隙和正中面。

医用回旋加速器设备

在医学上使用回旋加速器给粒子加速,用于放疗和医学成像。首批用于医学成像的是阴离子加速器,能同时加速质子和氘核,产生正电子放射性核素。阴离子加速器的优势:①用薄箔(5 μm)引出粒子是可能的;②引出效率更高;③结构紧凑而简单;④电子剥离不引起放射性等。然而,对其真空性要求非常严格。

医用回旋加速器可以采用自屏蔽设计的形式,可以将辐射水平降低至 1~5 μSv/h。对于自屏蔽,将高密度聚苯乙烯(HDP)、铅和硼化水用在 8 个水箱中作为屏蔽。这样可以同时降低中子和 γ 射线。1 个典型的医用回旋

加速器是由离子源系统、射频(RF)系统、真空系统、磁场系统、引出系统和靶系统构成(图12.5)。此外,还需要不间断电源、冷却系统、气体控制系统、放射性合成热室和质量控制室。

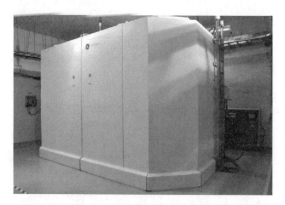

图 12.5 医用回旋加速器设备,美国通用公司(GE)。(Courtesy: Dr Kamakshi Memorial Hospital, Chennai.)

离子源系统使得氢气流经钽阴极,氢原子被电离,然后结合 1 个电子成为负离子。离子源安装在 D 形盒之间的回旋加速器中心。2 个有射频功率系统的谐振器在方位角调变的磁场作用下加速粒子。D 形盒可以有 2 个或 4 个。有 4 个 D 形盒时,粒子被加速 8 次(每个间隙 1 次推拉)。为了避免加速的粒子与气体分子发射碰撞,以及绝缘 D 形盒,真空(1.2×10^{-5} mbar)是必要的。

引出系统的圆盘转动器使用 6 个碳膜,剥离 2 个电子,使加速粒子变为正离子。靶体由银构成,规定为氢气冷却下的液体靶/气体靶。靶材料中富有 ^{18}O 的水用于通过(p,n)反应生成 ^{18}F[脱氧葡萄糖(FDG),半衰期 110 min]。其他可以用于生产医用回旋加速器的正电子发射器有 ^{15}O、^{13}N、^{11}C。粒子能量为 16.5 MeV、束流为 100 μA 时,回旋加速器可以在 2 h 内产生 10 Ci 活度。

回旋加速器产生的放射性核素

回旋加速器通过轰击高能量的稳定原子核产生放射性核素。质子、氘核和 α 粒子通常用于生产放射性核素。^{67}镓是一种广泛应用于回旋加速器产生放射性核素的材料。生产反应为:

$$^{68}Zn + p \rightarrow ^{67}Ga + 2n$$

其中,^{68}锌为目标靶,1 个加速到约 20 MeV 的质子(P)为轰击粒子。在这一反应过程中产生 2 个中子。在某些情况下,核反应产生的放射性核素的中子会继续衰变,产生新的放射性核素,如 ^{125}I、^{123}I 和 ^{201}Tl。常用的放射性核素及其特点见表 12.1。

核反应堆产生的放射性核素

核反应堆也用于产生放射性核素。中子不带电,其优势之一是不需要加速到高能状态即可穿过核。核反应堆可以采用 2 种方式,即核裂变和中子活化来生产放射性核素。放射性核素是从 ^{99}钼(^{99}Mo)、^{131}碘(^{131}I)和 ^{133}氙(^{133}Xe)的裂变过程中获得的。例如,放射性核素是从 ^{32}P 和 ^{51}Cr 的中子活化中产生的。

放射性药物

放射性药物应具有以下核医学成像的理想特征:

1.物理半衰期应在数小时内,等于准备和注射持续时间。应有一个稳定的衰减产物。

2.应发射 γ 射线(50~300 keV),不应发射 α、β 粒子和低能量中子。射线能量应高至穿过患者,低至被准直。

3.应具有单能的 γ 能量,易于散射线消除。优先选用具有同质异能跃迁和电子捕获的衰变。

4.在室温下应易于附着在药物上,但不能影响其代谢。必须迅速定位到大部分的靶目标的兴趣区。

5.必须具有高比活度、低毒性,以及在医院内便于获取。

6.易于从体内排出,并且有效半衰期与检

表 12.1 放射性核素的特点

核素	光子(keV)	产生方式	衰变方式	半衰期
^{67}Ga	93,185,296,388	回旋加速器	EC	78 h
^{99m}Tc	140	发生器	IT	6 h
^{111}In	173,247	回旋加速器	EC	68 h
^{123}I	159	回旋加速器	EC	13 h
^{125}I	27,36	反应堆	EC	60 天
^{131}I	364	裂变产物	β	8 天
^{133}Xe	80	裂变产物	β	5.3 天
^{201}Tl	70,167	回旋加速器	EC	73 h

EC,电子俘获;IT,同质异能跃迁。

查时间相近。

锝发生器

^{99m}Tc 能够发射 140 keV 半衰期为 6 h 的 γ 能量,临床上使用率为 90%。其能量非常合适,因为易于吸收,并且由薄晶体准直后具有很好的空间分辨率。其半衰期和纯 γ 辐射有助于患者注入大量活度,从而减少图像噪声。它每天从发生器中的 ^{99}Mo 获得,这是一种铅屏蔽容器(图 12.6),包含由氧化铝珠制成的交换柱,吸收初始的 ^{99}Mo 化合物。

^{99m}Mo 是由 ^{235}U 核裂变产生的,以钼酸铵 ($NH_4^+MoO_4^-$)的形式存在,半衰期为 67 h。当供应给医院时,^{99m}Tc 的活度被组合至最大,如同它的父代(Mo)。子核和母核共同衰变至母核的半衰期 67 h,称为暂时平衡。

钼酸铵负载到氧化铝柱(孔)上,^{99}Mo 衰变成 ^{99m}Tc。无菌生理盐水(0.9%)通过柱子去除 ^{99m}Tc。这个过程被称为洗脱,而且仅持续数分钟。^{99}Mo 不溶于生理盐水,因此保留在柱子上。当盐水流经柱子时,氯离子很容易与 TcO_4^- 粒子发生交换,产生高锝酸钠 $Na^+(^{99m}TcO_4^-)$。这些液体在压力作用下被收集到无菌的橡胶瓶中。洗脱完成后,^{99m}Tc 进行衰变,半衰期为 6 h。

^{99m}Tc 与高锝酸钠 –99m 一样用于临床各组织成像,如甲状腺、胃黏膜和唾液腺,因为它

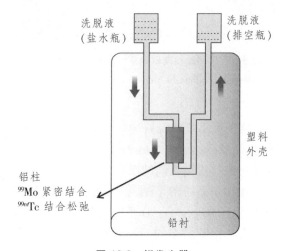

图 12.6 锝发生器。

们含有相似的碘和氯离子。可以通过注射氯酸钾来阻断甲状腺,而且能够用于脑血流量和睾丸的成像。^{99m}Tc 与麦片混合用于胃排空检查。锝易于标记多种化合物,见表 12.2。

^{131}碘

^{131}碘是反应堆产生的放射性核素,具有高活性和良好的示踪性。其易于被甲状腺摄取和代谢。同时也是成像首选的放射性核素,价格低廉,而且具有 8.06 天的长半衰期。其通过发射 β 粒子衰变为稳定的 ^{131}氙,β 平均能量(90%)为 192 keV,主要光子能量为 364 keV(丰度 82%)。其全身剂量为 0.5~3.5 rad/mCi,甲状腺剂量为 100~2000 rad/mCi。

表 12.2　锝标记化合物及其临床应用

标记化合物	临床应用
亚甲基二磷酸盐(MDP)	骨成像
六甲基丙烯胺肟(HMPAO)	脑成像
二巯基丁二酸(DMSA)和上巯基乙酰甘氨酸(MAC3)	肾功能研究
亚氨基二乙酸(HIDA)	胆源性研究
人血白蛋白(HSA)和胶体粒子(0.5 μm)	肝、脾和红骨髓成像
人血白蛋白聚合体(15~100 μm 微球)	肺灌注研究
二乙烯三胺五乙酸(DTPA)气溶胶(5 μm 粒子)	肺通气研究
自体红细胞	心功能研究
替曲膦或司他米比	心肌灌注研究

其在临床上作为碘剂注射,1 天内的同位素成像满意度较低,因为患者接受的辐射剂量较高。当碘作为碘离子给药时,易于被胃肠道吸收并分布在细胞外液。其浓聚在唾液腺、甲状腺和胃黏膜,主要通过尿液排出体外(24 h 内排出 37%~75%)。碘被正常的甲状腺摄取和有机化,有效半衰期为 7 天。目前,[123]碘替代了 [131] 碘,其是一种由回旋加速器产生的更加昂贵的放射性核素,可以被碘马尿酸钠标记用于肾成像研究。

其他放射性核素

除了锝和碘,还有其他放射性核素具有非常有用的特点和临床应用,包括 [133] 氙([113]Xe)、[81m] 氪([81m]Kr)、[67] 镓(^{67}Ga)、[111] 铟(^{111}In)、[111m] 铟([111m]In)和 [201] 铊(^{201}Tl)等。

[113]Xe 是反应堆产生的放射性核素,半衰期为 5.2 天,发射 β 射线和 81 keV 的低能量 γ 射线。[113]Xe 是惰性气体,能溶于血液,用于肺通气成像。[81m]Kr 是发生器产生的一种惰性气体,半衰期为 13 s,发射 190 keV 的 γ 射线。其与空气吸入用于肺通气研究。[67]Ga 是回旋加速器产生的放射性核素,半衰期为 78 h,发射能量分别为 93 keV、185 keV 和 300 keV 的 γ 射线,与柠檬酸钾一样用于检测肿瘤和脓肿。

[111]In 是回旋加速器产生的放射性核素,半衰期为 67 h,发射能量为 173 keV 和 247 keV 的 γ 射线,用于标记白细胞和血小板来检测脓肿和血栓形成。[111m]In 是发生器产生的放射性核素,半衰期为 100 min,发射 390 keV 能量的 γ 射线。[111m]In 常用于替代 [111]In。[201]Tl 是回旋加速器产生的放射性核素,半衰期为 73 h,发射能量 80 keV 的 X 线,与氯化亚铊一样用于心肌灌注成像。

一般来说,放射性药物是将放射性核素与被标记的化合物在室温下混合制成的。当然,也可能需要额外的化学物质。在一间充满无菌空气和正压的房间里需要无菌工作台、屏蔽注射器和手套盒。作为质量控制的一部分,在给患者注射之前,这些药品需要测试放射化学纯度、化学纯度、无菌性和致热源。

γ 相机

γ 相机是在 1950 年,由 Hal O Anger 在加利福尼亚州伯克利的唐纳实验室成功设计。其使用 [99m]Tc γ 射线(140 keV)和特征 X 线来形成图像。[99m]Tc 从静脉注射,浓聚在感兴趣器官,然后发射 γ 射线,这些射线可以被 γ 相机检测到。γ 相机是平面成像,产生患者体内放射性核素分布的图像。

γ 相机由多孔准直器、闪烁晶体、光电倍增管、位置电路和总和电路、脉冲高度分析器,以及计算机和显示器(图 12.7)构成。商用 γ

相机有单头、双头、三头等不同规格。视野为 250 mm 的移动相机与 ^{201}Tl 一样具有较好的分辨率,可用于心脏成像。视野为 400 mm 的相机,^{99m}Tc 适合通用设备。视野为 500 mm 时可能覆盖患者的整个宽度,适用于骨和镓的成像研究。

多孔准直器

多孔准直器是一个直径 400 mm,厚 25 mm 的铅盘,具有 20 000 个圆形或直径为 2.5 mm、间隔为 0.3 mm 的六角形孔。适合半价层为 0.3 mm 的 ^{99}Tc。每个孔接收来自垂直于晶体方向上的 γ 射线。非垂直方向上的光子则被准直器的壁(隔片)吸收。不过,散射线可以穿过准直器,但能量较少,可能在最后被脉冲高度分析器阻挡。

闪烁晶体

闪烁晶体是直径为 500 mm,厚 9~12 mm

的单个较大的圆形晶体,具有高原子序数(Z=53)和高密度等特点,例如 NaI(Tl)。其通过光电效应吸收 90% 的 ^{99m}Tc γ 射线和 30% 的 ^{131}I。闪烁晶体易碎、易潮湿,且受温度影响,因此,被密封在有一个透明面的铝桶内,以供 γ 射线入射。

γ 射线进入晶体,发出闪烁光线和紫外线(1:5000)。这些可见光子在小于微米的范围内经过多次反射,通过透明面到达光电倍增管(PMT)。5000 个光子中约有 4000 个光子可能到达 PMT。晶体的另一个面涂有钛化合物以确保反射。准直器的孔决定离开晶体后光的分布。为了避免光损失,在晶体与 PMT 之间放置一个丙烯酸树脂光耦合平板。

光电倍增管

晶体与许多 PMT(91) 耦合,每个 PMT 都是一个真空玻璃管,其内含有 1 个光电阴极(见第 6 章图 6.4 和图 6.5)。PMT 吸收光,发射

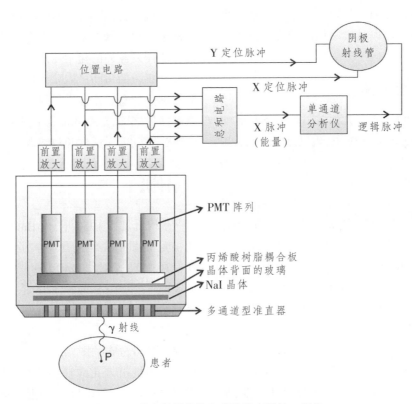

图 12.7 具有闪烁晶体和多孔准直器的 γ 相机。

光电子(每吸收 5~10 个光子,发射 1 个电子)。电子穿过一系列的倍增管电极,产生额外的电子。所有电子(10⁶)向阳极加速,形成 1 个电脉冲。

每个 PMT 都有一个前置放大器,将信号进一步放大。每个 PMT 产生脉冲的振幅与接收到光的数量呈正比,接着在晶体内与 γ 射线相互作用。晶体的发光模式将患者体内的 3D 活动分布形成 2D 投影。接近光子相互作用的 PMT 比远离的 PMT 接收到更多的光,并产生更大的电压脉冲。因此,来自 PMT 脉冲的相对振幅包含足够的信息来定位晶体平面的每个相互作用。

位置电路和总和电路

来自前置放大器的脉冲反馈给位置电路和总和电路。在晶体内每个光子相互作用,分别产生 X 位置脉冲和 Y 位置脉冲,然后,位置电路接收来自各个前置放大器的脉冲。X、Y 脉冲一起确定在晶体平面内相互作用的位置。

总和电路将来自各个前置放大器的脉冲相加,产生 Z 脉冲(能量)。Z 脉冲的振幅(幅度)与晶体内沉积的总能量(keV)成正比,这个幅度用 keV 表示。Z 脉冲反馈给脉冲振幅分析器(PHA),用于能量分析。

脉冲幅度谱

在能谱内,脉冲幅度是时间的函数。只有落在 PHA 窗口(光峰)内的脉冲才能用于成像。频谱包含光峰和尾部。光峰(A)由晶体内光电吸收产生的脉冲形成(图 12.8)。

γ 射线和电子的统计波动产生频谱扩散。尾部代表患者体内或晶体内发生的康普顿效应产生的低能量 γ 射线。在能谱内,只有光峰被用来定位患者体内放射活性物质的位置,而尾部则被忽略。

光峰 A 是由于入射的 γ 射线(140 keV)在晶体内被光电效应完全吸收引起的。峰宽用半峰全宽(FWHM)来测量。FWHM 用于表

示能量分辨率:

$$能量分辨率 = \frac{FWHM}{峰能量} \times 100\%$$

逃逸峰(B)是由碘原子的 K 层特征 X 线(28 keV)产生的,此时测量的 γ 射线的能量只有 112 keV(140−28=112)。铅 X 线峰(C)是由于原始的 γ 射线与铅屏蔽或准直器相互作用,发射特征 X 线(70~90 keV)而形成的。尾部或康普顿尾是由康普顿散射反作用电子形成,反作用电子在晶体内被吸收,同时产生 1 个峰(0~50 keV)。

脉冲高度分析器

脉冲高度分析器的窗口(PHA)设置成光峰±10%。⁹⁹ᵐTc 的窗口为 126~154 keV,能峰为 140 keV 的 γ 射线能量(图 12.9)。只有当脉冲在预设能量范围内,或者选择脉冲作为计数参考时,PHA 才产生逻辑脉冲。这个脉冲如果低于或高于预设脉冲将被"拒绝"。需要更多的 PHA 来检测多种能量。现代相机使用 ⁶⁷Ga 和 ¹¹¹In 制成的 2~4 个 PHA,可发射 1 个以上能量。

计算机和显示器

脉冲被模拟数字转换器(ADC)数字化,然后 X、Y 脉冲和 Z 逻辑脉冲被反馈到电脑中,在储存单元中根据对应的 X、Y 坐标计数和记

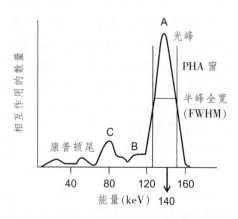

图 12.8　NaI(Tl)探测器与 ⁹⁹ᵐTc 的脉冲幅度谱。

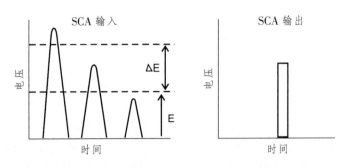

图 12.9 一个有窗宽和输出脉冲的单通道脉冲高度分析器。

录 Z 脉冲。产生的脉冲越来越多,电脑中每个储存单元内的计数也越来越多, 然后在 128×128 的像素矩阵中储存为数字图像。这些图像在显示屏上显示。

每个像素的亮度都与计数成正比,又与来源于患者的 γ 射线和对应位置的活性成正比。因此,图像是由每帧 50 000~1 000 000 个计数构成的。如果计数非常长或非常短,则显示屏可显示为均匀的明亮度或颗粒感。

准直器的种类

准直器用于将一定方向产生的光子引导至晶体。准直器由高原子序数和高密度的材料构成,例如铅。准直器有 4 种类型,即平行孔型准直器、针孔型准直器、聚焦型准直器和发散型准直器(图 12.10)。平行孔型和针孔型准直器更常用于 γ 相机。

平行孔型准直器

平行孔型准直器具有数千个平行小孔,可以是圆形、方形、三角形或六边形。间隔必须足够厚,以吸收其表面的入射光子。因此,厚间距准直器适用于放射高能量光子的放射性药物。没有一个准直器能够达到预期的空间分辨率和效率,两者只能取折中。

平行孔型准直器有多种类型,包括低能高灵敏度(LEHS)、低能通用(LEAP)、低能高分辨率(LEHR)、中能和高能准直器。准直器到物体的距离(COD)不影响图像尺寸,但增加 COD 会降低空间分辨率。视野和空气灵敏度在准直器面的所有距离都是一样的。

发散型和聚焦型准直器

发散型准直器适用于小直径的相机以获得更大的视野,用于大器官成像,如肺。这种类型的准直器使图像变小。聚焦型准直器能放大图像,但会减小 FOV,用于儿童或较小的器官成像。在准直器的边缘空间分辨率降低,且会有几何失真。这种类型的准直器,视野和空气灵敏度都随着距离而变化。

针孔型准直器

针孔型准直器是一种直径数毫米的单孔圆锥铅,可以获得浅表器官放大翻转的图像,例如甲状腺。灵敏度是 γ 射线检测的量度,在这种准直器中灵敏度<1%。孔越宽越短,则灵敏度越高,而且只需要较少的放射性核素,患者的辐射剂量也较少。但空间分辨率会降低,这是 γ 相机的局限性。

动态成像

一个器官的功能可以通过快速获取一系列单独的图像帧数加以研究,例如,肾、肺和心脏等。获得的图像能像电影回放一样在屏幕上显示或以多种图片格式存储记录。有一个光标来勾画感兴趣区(ROI),同时测量 ROI 内的总计数,并且可随时间显示,例如肾脏 X 线图像。在心脏多门控采集(MUGA)中,在 1 个心动周期采集 20~30 个点,每幅图像持续 49 s。每个点采集的几百幅连续图像逐个像素地叠

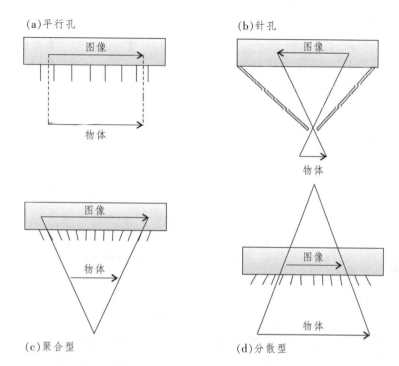

图 12.10　用于 γ 照相机的准直器种类。

加、融合,以提高统计数据和减少噪声。

单光子发射计算机体层摄影

在平面成像中,可以获得放射性药物三维分布的 2D 投影。其涉及器官的叠加、深度信息的丢失和对比度降低。这些都在发射体层摄影中得以解决。γ 相机用在单光子发射计算机体层摄影(SPECT)中。具有平行孔型准直器的相机围绕患者旋转,每隔 6°停止 20~30 ms,采集患者视图。因此,相机旋转 1 圈共采集 60 幅视图。这样,30 min 采集 3 000 000 计数。

灵敏度可以通过采用双头或三头照相机提高。由于衰减,中央部分的计数少于边缘部分,因此要采用衰减校正算法。滤波反投影法和迭代法都用于图像重建,将 60 个视图转换为横断面图像,得到 20~30 个平行横断面图像。此外,也可获得矢状面,冠状面和斜面图像。也可实现类似多层螺旋 CT 的 3D 显示和图像旋转。

SPECT 图像噪声

由于图像光子数少(20~30 ms),SPECT 图像常含有噪声。考虑到患者运动,长时间成像又是不可能的。厚层可以减少噪声,但会增加部分容积伪影。因此,需要使用 64×64 像素矩阵的 60 幅视图。利用算法降低噪声,但会降低分辨率。高灵敏度的准直器降低空间分辨率(18 mm),但比平面 γ 相机图像和 CT 图像的分辨率高。

图像重建会放大噪声和场的非均匀性。摄像头旋转会影响 PMT,所以需要防护和自动平衡。相机可以置于围绕患者的椭圆形轨道上,以减少间距和提高分辨率。另外,多个相机等间距放置将会提高分辨率和通量。

SPECT 的应用

对于心肌梗死和缺血,以及量化脑血流量中铊的研究是 SPECT 的主要用途。联合应用 SPECT 和 CT 可诊断肿瘤与骨病变。SPECT 也可作为平面成像设施用于门控采集，如MUGA 检查。心脏门控心肌 SPECT 可用于获取心肌灌注、心肌厚度、左心室射血分数、心搏量和心输出量的定量信息。

正电子发射断层扫描

正电子发射断层扫描（PET）产生横断面图像，描述患者体内发射正电子核素的分布。其相当于放射诊断中的 CT 扫描仪，检测透过患者的辐射。然而，PET 扫描仪给出活性分布的横断面图像，在穿过患者初始 ROI 的一个平面内。

原理

正电子发射同位素（10 mCi）经静脉注射到患者体内。放射性示踪剂衰变时发射正电子（β^+），半衰期较短，例如氟脱氧葡萄糖（FDG）。体内正电子湮灭产生 2 个方向相反（180°）的光子，每个光子能量为 511 keV。这些光子被设置在患者周围的环形探测器检测到。如果 2 个或更多的探测器同时检测光子，这被称为湮灭符合探测（ACD）。

闪烁探测器用于探测 ACD。这意味着靠近 2 个光子方向的连线方向已经发生湮灭。如果光子被 1 个单独的环形探测器检测出，然后扫描仪中的符合电路确定正电子湮灭的线路。因此，符合计数建立了光子轨迹，用来定位湮灭事件。

以上信息存储于电脑中。然后电脑对数据进行滤波反投影处理，以产生横断面图像。最后，获得感兴趣层面的视觉显示。ACD 检测方法更加强大，且无需准直器。因此，PET 扫描仪的效率是 SPECT 相机的 10~20 倍。

正电子发射器

PET 扫描仪利用半衰期较短的正电子发射器：^{11}C（$T_{1/2}$=20 min）、^{13}N（10 min）、^{15}O（2 min）、^{18}F（110 min）和 ^{68}Ga（68 min）。它们的物理性质见表 12.3。^{18}F 作为 FDG 被标记，用来研究葡萄糖代谢。其在人体内与葡萄糖分子相似，代谢后形成 6-磷酸葡萄糖。只存在于病变部位，湮灭前在患者体内只能行进 2 mm，需要在回旋加速器内部生产（图 12.11）。

PET 设备

PET 设备由围绕患者的一组环形探测器构成（图 12.12）。闪烁晶体（10 000~20 000）用作探测器。闪烁探测器的种类有：锗酸铋（BGO）、硅酸镥（LSO）和正矽酸钆（GSO）。通常，探测器必须具有高探测效率，更少的余辉和良好的能量分辨率。

探测器

多个探测器组成探测器块，与 PMT 耦合。单个较大的晶体与一个以上的 PMT 耦合。探测器的工作模式为脉冲模式，允许脉冲高度识别和 ACD。来自 PMT 的信号被传送至脉冲高度分析器（PHA）电路，而能量>511 keV 的脉冲则被 PHA 电路"拒绝"。PET 扫描仪探测发射的光子，并转换为光信号。这种闪烁事件被 PMT 转变为电信号，可以在显示器上显示出来。

符合探测

湮灭符合探测电路检测每一对探测器内的符合相互作用，并获得响应线（LOR）。确定2 个光子的有效衰减。光子的飞行时间（TOF）

表 12.3　PET 放射性核素及其物理性质

核素	半衰期	示踪剂	应用
^{15}O	2 min	水	脑血流量
^{11}C	20 min	蛋氨酸	肿瘤蛋白质的合成
^{13}N	10 min	氨	心肌血流量
^{18}F	110 min	FDG	葡萄糖代谢
^{68}Ga	68 min	DOTANOC	神经内分泌成像
^{82}Rb	72 s	^{82}Rb	心肌灌注

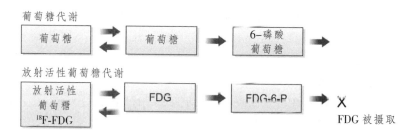

图 12.11 人体内 FDG 的代谢。

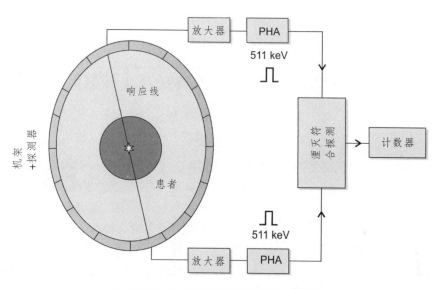

图 12.12 典型的 PET 扫描仪的几何结构。

也被探测到。

这种符合可以是真符合、随机符合、散射符合、多重符合(图 12.13)。真符合来源于同一平面内的单一事件。散射符合由于散射,来源于单一事件,但不在同一平面。随机符合来源于两个不在同一平面内的独立事件。多重符合是指同一时间检测到两个独立事件。

数据采集

利用计算机对数据进行滤波反投影处理,产生患者体内放射性核素分布的横向图像。现代扫描仪可在轴向距离超过 16 cm 同时采集 45 层以上的图像。

从声像图开始,绘制每个 LOR 的总计数,角度与距离等中心点的函数。正弦图包含许多不同振幅和相位的模糊的正弦波。间隔用来避

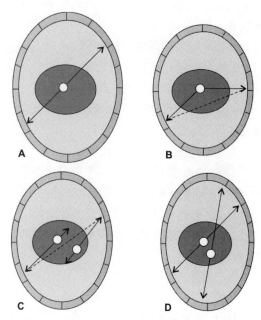

图 12.13 (A)真符合;(B)散射符合;(C)随机符合;(D)多重符合。

免交叉平面的重合。在一个给定的角度,水平的正弦图可转换成 1 幅断层图像。因此,每个横断层面有各自的正弦图,这些正弦图是电脑分析给出的一系列 2D 投影图像。

老一代扫描仪的 2D 采集是利用栅隔和正弦图进行信号采集的。只接收平行 2D 平面上的数据,计数率减少且包括随机符合和散射符合,导致轴向灵敏度受损。因此,现代扫描仪使用 3D 采集,有 6 倍的灵敏度。不使用栅隔,接收所有来自符合平面的数据(Micelogram)。它提高了计数率和灵敏度,以及随机符合和散射符合的校正率,以此提高了图像质量。3D 重建算法也被应用。

数据校正

数据校正是组织衰减所必需的,由患者的体型大小和组织结构决定。使用半衰期长的同位素(^{68}Ge 或 ^{137}Cr),置于 PET 的机架内。衰减校正分别通过 PET/CT 和 PET/MRI 中的 CT 或 MRI 数据进行。探测器为环形,LOR 集中安装在机架边缘,均匀地置放在中心。这需要校正,称为弧形校正。弧形校正适合于 LOR 远离中心的大器官。此外,下列情况需要大量的校正:

1. 对非均匀探测器的标准化;
2. 基于能量分辨的散射校正;
3. 没有空间信息事件的随机校正;
4. 使用麻痹模型或非麻痹模型的死时间校正;
5. 重建和显示。

目的是提供放射性药物分布的定量横断面图像。各种重建方法如下:

1. 2D 解析重建使用滤波反投影;
2. 3D 解析重建使用单层重组和傅立叶重组(FORE);
3. 三维重投影算法(3DRP);
4. 迭代法。

PET 采集和重建的最终结果形成 3D 图像。每个体素代表区域组织和放射性浓聚。

图像以轴位、冠状位和矢状位显示(图 12.14)。可用灰阶显示图像,每个灰阶代表一定的活性浓聚。

PET 扫描仪的特征是:①PET 图像能反映功能和生理信息;②无创,具有研究性的治疗过程;③提供灌注和代谢的绝对定量信息,且低噪声。通常,图像与 CT(PET/CT)和 MRI(PET/MRI)图像融合。有专门的 PET/CT 和 PET/MRI 设备在同一机架内融合 PET 与 CT 或 PET 与 MRI 图像。

PET/CT 扫描仪

PET/CT 是将 PET 和 CT 组合在同一机架系统内的医学成像装置。PET/CT 是混合成像装置,具有获取高质量解剖图像的 CT 扫描仪和获取高质量功能图像的 PET 扫描仪(图 12.15)。来自两种设备的图像可顺序采集,在患者同一层面可产生融合图像。

此外,CT 提供衰减校正,这是 PET 图像所必需的。由计算机和软件融合和显示图像。功能性成像通过 PET 获取,描述体内代谢或生化活动的空间分布,能够更加精确地配准 CT 扫描仪所获取的相关解剖图像。二维和三维图像重建可视为常用的功能软件和控制系统。在成像检查期间患者不可以移动。PET/CT 图像显示解剖、功能和一系列融合图像的参数信息。

患者准备

患者应 6~12 h 禁食过夜。检查前 24 h,食用低热量食物,避免运动。血糖值应为 150~200 mg/mL。注射后,患者应放松,不要讲话,静候 45~60 min。患者应在检查前排空膀胱。检查期间,患者躺下且匀速呼吸。

数据采集

数据采集从 CT 的定位像开始,螺旋 CT 扫描后开始 PET 扫描。CT 采集参数包括:

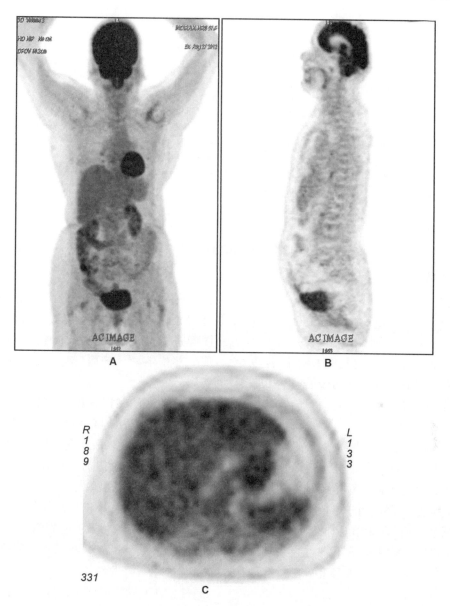

图 12.14　PET 图像显示,(A)冠状位,(B)矢状位,(C)轴位。(Courtesy:Dr. Kamakshi Memorial Hospital,Chennai.)。

①旋转速度(0.33~1 s),影响时间分辨率、扫描时间和剂量;②管电流(20~400 mA),控制 X 线光子数量和剂量;③管电压(80~140 kVp),决定 X 线能量;④检查床运动(10~100 毫米/转),与扫描时间呈正比;⑤准直器,影响轴向分辨率和扫描时间;⑥扫描长度。

衰减校正

　　来自深部组织和表面结构的光子束衰减不同。因此,浅表组织的图像显示高活性,而接近中心显示低活性。CT 透射扫描可产生衰减图像,以校正这种衰减的影响。CT 的 X 线光子能量(100~140 kVp)比 511 keV 发射光子的能量低,必须要用到衰减系数标度。

PET/CT 图像的显示和伪影

　　融合图像在图 12.16A~C 中显示,其标准摄取值 (SUV)(Strauss and Conti. J Nucl Med

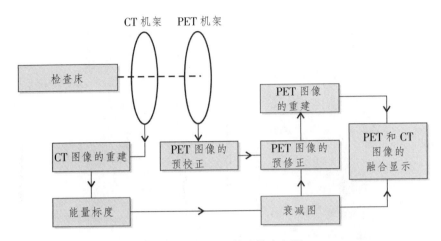

图 12.15 PET/CT 的功能直方图。

1991）为：

$$SUV = \frac{\text{组织摄取 FDG}}{\text{注射剂量/患者体重}}$$

与其他成像方式一样，PET/CT 图像也会出现伪影，主要的伪影是：①运动伪影；②截断伪影；③金属伪影，例如心脏起搏器；④口服对比剂伪影。

运动伪影是由于患者体位的改变，导致融合图像的配准不良。其常见于活动性强的头部和四肢。运动伪影容易导致对正常组织摄取的错误判读。同样，由于呼吸运动以及膈上和膈下器官的运动，PET 和 CT 的配准不良易发生于横膈。这种配准不良可导致衰减校正伪影。在图像上，可见肝顶和脾脏"漂浮"在横膈上。

截断伪影像条黑线，沿着患者头足方向延伸。由于 PET 图像采集时间较长(25~40 min)，扫描期间患者常无法一直保持其手臂置于头部。CT 扫描仪的轴向视野相对较窄，仅为 50 cm，因此，臂膀、肩部和臀部常位于视野之外。CT 衰减校正重建算法忽略了视野之外的所有组织的 X 线衰减，因此这些部位有伪影产生。

起搏器是最常见的由体内金属植入物产生的衰减伪影。在 PET 衰减校正图像上，起搏器区域可见一个活性增高的浓聚灶。通常沿着金属起搏器的铅导线。这是因为在CT 图像中，与正常人体组织相比，植入物具有明显较高的放射密度，随后对此部位 PET 图像进行过校正。无论如何，非衰减图像在那个部位不显示任何"热点"，被认为是一个伪影。

通常，PET/CT 使用一种低密度钡口服对比剂。在正常的浓度，稀释的口服对比剂没有足够的放射密度来产生衰减校正伪影。然而，随着时间推移，对比剂可在肠内聚集，放射密度显著增加，可见摄取增强的病灶。放射密度低于 400~500 HU 不产生任何伪影。非衰减校正图像应显示该区域的正常摄取。

放射剂量

PET/CT 成像不同于标准核医学成像。在 γ 相机成像中，使用 140 keV 的 ^{99m}Tc 光子，其在铅中的 HVL 和 TVL 分别约为 0.3 mm 和 0.99 mm。对于 PET 放射性核素，涉及 511 keV 的光子，窄束几何条件下，且其相应的 HVL 和 TVL 值分别为 4 mm 和 13.2 mm。

表 12.4 比较了 ^{99m}TC 和 ^{18}F-FDG 扫描患者在 0.1 m 和 1 m 处的辐射剂量。值得关注的是，PET/CT 扫描仪的辐射剂量率是 γ 相机的 5~10 倍。每次检查技师的辐射剂量为 3~14 mSv，50%的剂量是注射剂量。PET/CT 扫描时，患者辐射剂量高 2~5 倍。PET 的剂量为 5~

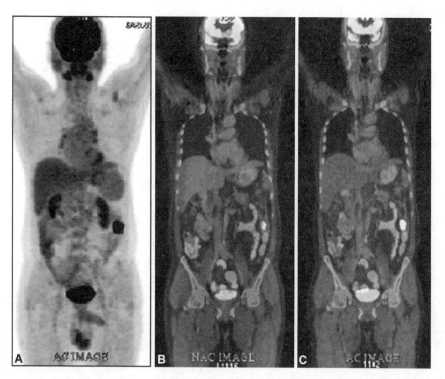

图 12.16　(A)PET 图像；(B)PET/CT 融合图像，无衰减校正；(C)PET/CT 融合图像，有衰减校正。(Courtesy：Dr. Kamakshi Memorial Hospital，Chennai.)

表 12.4　患者辐射剂量比较

放射性药物	0.1 m 处辐射剂量率(μSv/h)	1 m 处辐射剂量率(μSv/h)
^{99m}Tc MDP(600 MBq)	114	5
^{18}F-FDG(350 MBq)	550	70

11 mSv，而 CT 的剂量头部为 1~3 mSv、腹部为 5~20 mSv。离患者 1 m 远的辐射剂量为每小时 3 mSv/37 MBq。由于多层螺旋 CT 扫描容积较大，且在亚秒级旋转时间下采用 80~140 kVp 和 100~380 mA 的设置，导致患者的辐射剂量更大。因此，由于受益大于风险，可以折中考虑。

PET/CT 的优势

　　PET/CT 将组织特征和分类、肿瘤分期和再分期、患者预后和癌症疗效监测等详细的信息提供给医师。其优势包括：

　　1.优越的病灶定位，近乎完美的解剖/功能的配准，较少的运动伪影；

　　2.更好地区分生理性吸收与病理性吸收；

　　3.强化患者成像检查。

　　4.采用 CT 衰减校正，扫描时间更短(平均 30 min，而标准 PET 需要 60 min)。增加患者的舒适度，最大限度地减少幽闭恐惧症问题。

（刘希磊　王骏　孟庆乐　赵震宇　陈峰

刘小艳　张艳辉　译）

第 **13** 章　放射卫生与安全

20世纪初，发现X线不久就认识到了放射的危害。国际放射防护委员会（ICRP）于1928年提出放射曝光限制。ICRP报告形成了许多国家和国际放射防护方案的基础。在印度，1983年建立的原子能管理局（AERB），是管理放射在医学和工业方面的应用的主管部门。

辐射源

辐射源的分类：①天然本底辐射，②医疗辐射，③含放射性物质的消费品产生的辐射，④职业辐射（图13.1）。年人均总有效剂量是6.2 mSv（NCRP-160）。以上辐射约50%（3.1 mSv）来自天然本底辐射，48%（3.0 mSv）来自医疗辐射，其中CT辐射为主（24%）。本底辐射水平随地区而变化，喀啦啦邦具有较高的本底辐射水平，主要是由于独居石矿砂。

天然本底辐射

天然本底辐射包括：①氡和钍射气，②宇宙射线，③陆地辐射源，④人体内的辐射源。

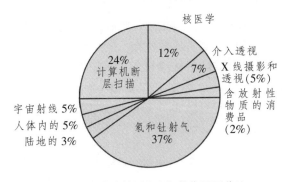

图 13.1　不同放射源和它们的作用百分比。

氡和钍射气

天然放射性核素发射 ^{222} 氡，其为一种惰性气体，由 ^{238} 铀衰变产生。^{222} 氡主要经吸入产生辐射。其衰减为钍，同时放射出 α 粒子，最终衰变为稳定的铅。氡气吸入后，辐射剂量沉积在肺部，每年有效剂量为 2.1 mSv，占天然本底辐射的68%。氡的浓度变化范围很大，起源于帆，并受结构的限制，也能溶于水。防风雨和节能技术减少了室内通风，导致室内氡浓度较高。

宇宙射线

宇宙射线是地球外部的辐射，包括所有的初级和次级射线。初级宇宙射线是80%的质子碰撞大气层，产生次级粒子的簇射（电子、介子）和电磁辐射。宇宙射线人均有效剂量是每年 0.33 mSv，占天然本底辐射的11%。

宇宙射线随高度增加而增加，每升高1500 m增加1倍，因此航空旅行增加个体宇宙射线照射。由于地球磁场的影响，地球两极的宇宙射线比赤道更大。建筑物可以阻挡部分宇宙射线，因此，室内有效剂量比室外低20%。次级宇宙射线主要是 ^{14}C。

陆地辐射源

陆地放射性核素自地球形成以来就出现了，它们主要以外部照射、吸入和摄取的形式辐射。^{238}铀，^{232}钍及其衰变产物和 ^{40}K 是造成外部照射的主要原因。陆地辐射源的有效剂量是每年 0.21 mSv，占天然本底辐射的7%。

人体内的辐射源

摄取的食物和水含有放射性核素,例如,^{40}K、^{232}Th 和 ^{238}U 导致人体内辐射。^{40}K 的辐射最为显著,其平均剂量率为每年 0.15 mSv。^{232}Th 和 ^{238}U 也可以在食物和水中找到,每年的辐射剂量约为 0.13 mSv。

医疗辐射

医疗辐射主要由 CT(24%)和核医学(12%)检查导致,它们每年的有效剂量分别为 1.5 mSv 和 0.75 mSv。虽然 CT 和核医学在医学成像中的应用仅占 22%,但它们的辐射剂量占 75%。X 线摄影和透视在医学成像中的应用占 74%,但有效剂量仅占 11%,每年的剂量率为 0.33 mSv。与屏-片系统相比,计算机 X 线摄影使用增多增加了 X 线剂量。介入放射学有效剂量为每年 0.44 mSv。

含放射性物质的消费品产生的辐射

消费品包括烟草、建筑材料和航空旅行。烟草包含 ^{210}Pb(铅)和 ^{210}Po(^{210}钋),如果 1 名吸烟者每天吸 1 包烟,则每年总的有效剂量为 0.36 mSv。建筑材料如砖、混凝土和花岗岩,包含铀、钍、镭和钾,总计每年剂量为 0.035 mSv。

增加自然放射源,如采矿和农业活动,可燃材料包括煤、天然气,消费品如烟雾报警器(^{241}镅)、气灯罩(钍)、牙科修复、某些陶瓷和光学透镜(铀),也会在一定程度上增加年有效剂量。

职业辐射

职业辐射来自医学、航空和工业,包括核和研究活动。医学职业辐射平均每年剂量为 1.1 mSv。介入放射医师的辐射剂量更高。无论如何,所有医学辐射实际上都是身体的一部分。

核医学技师每年接受 2~3 mSv 的辐射,PET 技师的辐射剂量估计更高。执行剂量管理和给患者定位的技师的年有效剂量估计为 10~15 mSv。空乘人员的年有效剂量为 3.1 mSv,有时比医学职业暴露更高。

辐射的生物效应

辐射通过间接和直接作用导致细胞生物损伤。如果人体受到辐射,体内会产生运动电子。这些电子进一步引发电离和激发,导致化学和分子的变化(图 13.2)。辐射也能产生自由基,这些自由基是具有化学活性的未成对电子。例如,辐射能够与水分子相互作用,产生羟基(OH)和氢基(H)。这些自由基能够进一步与 DNA、RNA 或蛋白质分子发生相互作用,导致组织损伤。结果,人体细胞的组成受到影响,因此损害其正常功能。因为人体 70%由水组成,因此,大部分放射损伤是通过水造成的,尤其是羟基(OH)(间接作用)。氧的存在可能增强放射损伤的影响。

辐射造成的生物损伤包括染色体的断裂和畸变。染色体畸变包括单一的断裂、形成环形、易位和双着丝粒等。畸变自发产生,采用人体淋巴细胞计数作为生物剂量计。对于急性和慢性辐射,采用这种方法能够探测到的全身最小的剂量分别为 250 mGy 和 400 mGy。

辐射可能诱导一个 DNA 分子结构的改

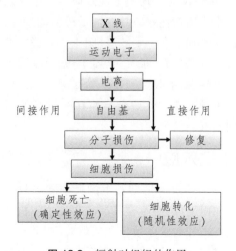

图 13.2 辐射对组织的作用。

变,包括:①氢键断裂,②分子断裂,③分子之间和分子内部交联。氢键断裂干扰碱基对,例如腺嘌呤胸腺嘧啶,导致基因改变。分子断裂可能包括单链断裂和双链断裂。单链断裂大部分是可修复的。细胞内的酶将修复辐射损伤。双链断裂是不可修复的,造成碱基丢失或改变,称为突变。

这个导致染色体畸变,从而产生致癌作用。高 LET 辐射可导致双链断裂。DNA 分子携带基因编码,因此其损伤会导致遗传效应。

高剂量的辐射可导致细胞死亡(确定性效应)或细胞转化(随机性效应)。淋巴组织和快速增殖的组织,如精子细胞和骨髓干细胞,对辐射相对敏感。神经细胞是对放射线最不敏感的细胞。

辐射对组织的影响取决于许多因素,如辐射的类型、剂量、剂量率、剂量分割次数、细胞周期和放射防护剂,以及放射增敏剂等。与长时间接受慢性剂量的辐射相比,短时间接受急性剂量的辐射所造成的危害更大。辐射后不久所显示的辐射效应称为早期效应,辐射后一段时间显示的效应称为迟发效应。

确定性效应

辐射的危害效应可分为确定性效应和随机性效应。吸收剂量越大,确定性效应越严重。剂量>0.5 Gy 时出现确定性效应,通常导致细胞死亡。确定性效应具有剂量阈值的特性,低于该阈值则不会产生效应(图 13.3)。确定性效应包括皮肤红斑、脱发、器官萎缩、纤维化、诱导白内障、血液改变和精子数量减少等。辐射事故可导致确定性效应,而在医用 X 线操作中则不可能发生。

随机性效应

随机性效应是指发生的概率随吸收剂量的增加而增加,而不是其严重程度。随机性效应进一步分为躯体效应和遗传效应。随机意味着不确定,随机性效应的严重程度与辐射剂量

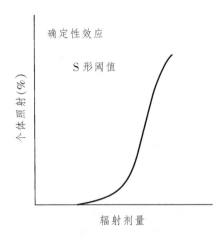

图 13.3　确定性效应与辐射剂量关系,具有阈值。

无关。辐射诱发的癌症和遗传效应都归于此类。其没有阈剂量,甚至在低剂量下也能发生(图 13.4)。因此,安全防护的目的是合理使用曝光,并使剂量尽可能低。随机性效应是低水平辐射的主要风险,例如诊断用 X 线。在曝光时随机风险与性别和年龄无关。

急性辐射综合征

在短时间内,全身暴露于高水平辐射照射中可引起急性辐射综合征。这是一组综合征,会持续数天至数周,包括造血功能综合征、胃肠综合征和脑血管综合征。辐射后不久,出现早期症状称为前驱辐射综合征。全身剂量>100 Gy 时在 24~48 h 之内可导致死亡,称为脑血管综合

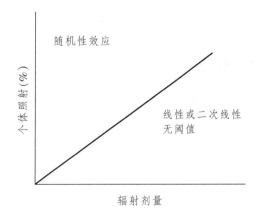

图 13.4　随机性效应与辐射剂量的关系。

征。5~12 Gy 的剂量水平可在数天内导致死亡，称为胃肠综合征。2.5~5 Gy 的剂量可在数周至数月内导致死亡，称为造血功能综合征。在特定时间(60 天)内造成 50% 个体死亡的剂量称为半数致死剂量，用 LD$_{50/60}$ 表示，人体的半数致死剂量是 4 Gy。

辐射风险

辐射风险是指特定个体接受一定的辐射剂量时，发生有害效应的概率。当个体暴露于辐射中，可能的风险包括躯体(癌变)效应、遗传效应和胚胎效应。

躯体效应

个体受到辐照时，终生在其体内产生的辐射效应称为躯体效应。癌变是 X 线摄影中辐射所致的最大风险。骨髓、胃肠道黏膜、乳腺组织、性腺和淋巴组织，对辐射诱发的恶性肿瘤最敏感。儿童的癌变风险一般比成人高。辐射可能诱发良性和恶性肿瘤，具有一定的潜伏期。对于工作人员，采用低放射剂量和低剂量率时，国际放射防护委员会(ICRP)推荐的标准为每 Sv 有 4% 的癌变风险。

遗传效应

对于曝光的个体，其后代出现的辐射效应称为遗传效应。遗传效应是性腺受到辐射的结果。人类的遗传效应尚无流行病学证据。当前 ICRP 估计的遗传效应的风险为每 Sv 有 0.1% 的风险，这是基于两代人的数据结果。

胚胎效应/妊娠效应

辐射对胚胎和胎儿的影响包括：①致死效应；②畸形；③伴有畸形的发育异常。胚胎在子宫内的发育分为 3 个阶段：①胚胎植入前期；②器官形成期；③胎儿期。胚胎植入阶段是最敏感的时期，受到辐射可能会造成致命的影响。胚胎的风险取决于妊娠的时期(图 13.5)。母体在妊娠晚期接受诊断性 X 线照射，将导致儿童白血病。诊断性 X 线照射可使儿童癌变风险增加 40%。超额绝对风险约为 6%/Gy。为了避免辐射诱发先天性异常，只有当剂量超过 100 mGy 时才考虑流产。

辐射防护原则

辐射防护的目的是防止确定性效应，并将随机性效应的发生概率限制到一个可接受的水平。这可以通过以下方式实现：①将限制剂量设置为恰好低于确定性效应的阈剂量；②根据合理使用低剂量(ALARA)原则，限制曝光剂量，以减小随机性效应的发生概率。整个辐射防护原则可以概括如下：

1.辐射实践正当化：只有当辐射实践的利

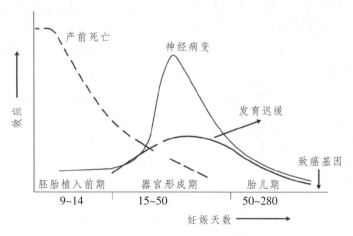

图 13.5　辐射与胚胎风险。

大于弊时,才能进行放射曝光。

2.辐射防护最优化:综合考虑临床、社会和经济因素后,努力将剂量减少到合理使用低剂量。

3.个人剂量限值:个人的有效剂量不得超过 ICRP 推荐的限值。

ICRP 发布了容许剂量的概念,定义为在目前的知识背景下,个体受辐照后,在辐照后终生的任何时间都不希望个体出现明显的身体损伤的电离辐射剂量。推荐剂量的限值见表 13.1。

职业剂量限值是除了医疗操作曝光和天然本底辐射之外的辐射。对于妊娠期工作人员,胎儿被认为是公众。妊娠期放射工作人员的腹部应有剂量计监测剂量,剂量计放置在腹部防护铅围裙的里面。腹部表面测得的剂量为 2 mSv 时,认为相当于胎儿受到 1 mSv 的照射。公众的剂量限值通常低于职业辐照剂量的 10 倍。

时间、距离和屏蔽效应

使个人辐射曝光剂量最小化的三原则是:①时间,②距离,③屏蔽。

时间

放射工作者所接受的辐射总剂量直接与在放射源下操作的总时间成正比。在放射源附近停留的时间越短,受到的辐射剂量越小。在辐射区域停留的时间越长,辐射剂量就越大。因此,停留在任何辐射区域的时间要最短。

表 13.1　推荐剂量限值(ICRP-60,1990 年)

应用	职业工作人员 (mSv/年)	公众(mSv/年)
有效剂量	20*	1*
眼晶状体	150	15
皮肤	500	50
手足	500	50
胎儿平均剂量	2(确诊后)	——

* 任意连续 5 年的均值。1 mSv=100 mrem。

必须掌握在辐射区域停留时间最短的技术,或者进行培训。

所有辐射源的照射率都不是恒定的。在较短的时间间隔中,诊断 X 线机通常产生较高的照射率。例如,胸部 X 线摄影在毫秒级(0.05 s)的时间内产生的皮肤入射剂量为 15 mR,相当于 1080 R/h。因此,当工作人员靠近机器时,不要启动 X 线球管,可以使辐射曝光最小。

在核医学操作过程中,可通过增加照射时间来减小照射率。注射 10 mCi 的 ^{99m}Tc 行骨扫描时,距离患者 1 m 处的照射率是 0.5 mR/h。由于衰变和经尿路排泄,2 h 后的照射率减少至 0.25 mR/h。因此,了解照射率及其如何随时间变化是减少个体曝光量的两个重要因素。

理解要执行的任务以及选择在短时间内可以安全运行的设备,可以减少在辐射源附近停留的时间。因此,必须规划这样一个放射过程,进行无辐射的实践操作,分担关键任务,以减少辐射曝光。例如透视检查,使用末帧冻结技术配合脚踏开关,可以缩短检查时间。

例 13.1

放射医师在透视下进行钡餐检查,每次检查时,设备处于"开"的状态 5 min,放射医师所处位置的辐射水平为 60 mR/h。放射医师每周要进行多少次这样的操作?

放射医师每年的等效剂量限值规定为:

(职业工作者)20 mSv=2000 mRem≫2000 mR
每周允许剂量=2000 mR/50 周=40 mR
放射医师所处位置的照射率=60 mR/h

=(60/60) mR/min

每次检查的曝光量=(60 mR/h)×5 min=5 mR
因此,1 周内放射医师操作的次数=40 mR/5 mR=8 次

例 13.2

一位技术员用 30 cm 长的操作钳来操作 5 mCi 的 ^{131}I 放射源,技术员在多长时间内受到每周允许的等效剂量?[假设 ^{131}I:1 R=1 rad,Γ_{20}=

2.18 R-cm²/(mCi·h)]

5 mCi ^{131}I 源在 30 cm 处的曝光水平

=2.18×5 mCi(30²)

=0.012 R/h

=12 mR/h

每周允许照射(2000 mR/50 周)=40 mR

允许的工作时间=40 mR/12 mR/h=200 min

距离

由于线束的扩散,点源的辐射强度(照射率)随着距离增大而减少。其遵循平方反比定律,即从点源辐射的照射率与距离平方成反比。如果在 d_1 点的照射率是 X_1,在 d_2 处的照射量率是 X_2,则:

$$X_2=X_1(d_1/d_2)^2$$

X 线源的距离增加 1 倍,则 X 线强度减少为 1/4。距离越大,辐射剂量越少。这种关系只对点源有效,因为相对于距离,点源的尺寸很小,可以忽略不计。因此,对于体内注射放射性同位素的患者而言,由于照射率下降小于平方反比定律,所以在注射放射性同位素的患者周围(<1 m),这种比例关系是不适用的。

诊断性 X 线摄影中,距离患者 1 m 处,散射线的辐射强度为原发射线强度的 0.1%~0.15%。因此,所有工作人员在进行 X 线操作时,尽可能停留在远离 X 线源处。工作人员停留位置应距离 X 线球管或患者至少 2 m,或停留在屏蔽物的后面,或位于机房的外面。

机房设计应使放射源与控制台间的距离最大化。无屏蔽的放射源禁止手工操作。操作钳或其他操作器械用于增加放射源与操作人员的手之间的距离。

例 13.3

透视 X 线机在距离 X 线球管 50 cm 处的照射率是 5 R/min,则在 40 cm 和 60 cm 距离的照射率将是多少?

X_1=5 R/min,d_1=50 cm,d_2=40 cm,X_2=?

X_2=[X_1×d_1^2]/d_2^2=[5 R/min×50 cm²]/40 cm²

=7.81 R/min

X_1=5 R/min,d_1=50 cm,d_2=60 cm,X_2=?

X_2=[5 R/min×50 cm²]/60 cm²

=3.47 R/min

屏蔽

当最大距离和最短时间都无法保证实现可接受的低辐射剂量时,必须提供适当的屏蔽物,以使放射线足够衰减。按指数规律衰减射线的材料称为屏蔽物,屏蔽物将降低放射源对患者、工作人员及公众的曝光量。如果 I_0 是没有屏蔽的某点的辐射强度,I 是该点经厚度为 t 的屏蔽物屏蔽后的辐射强度,则:$I=I_0e^{-\mu t}$,其中,μ 是屏蔽材料的线性衰减系数。屏蔽物越厚,辐射曝光量越小。

将辐射强度减小到一半时,屏蔽物的厚度称为半值厚度(HVT),其公式为:

$$HVT=0.693/\mu$$

n 个 HVT 产生的衰减因子为 2^n。对于诊断性 X 线,软组织的 HVT 范围为 2.5~3.0 cm。1/10 值层厚度(TVT)是指射线衰减 90% 时的材料厚度。对于 n 个 TVT,相应的衰减因子是 10^n,1 TVT=3.32 HVT。HVT 和 TVT 均用于机房屏蔽的计算。

屏蔽材料对 X 线和 γ 射线呈指数衰减,这意味着即使是大型屏蔽物也无法将射线衰减为零。然而,最佳屏蔽厚度要求将辐射水平降低至允许的限值以下。砖和混凝土用作 X 线机房防护结构的屏蔽材料。另外,铅也用作一种防护材料,如用于屏蔽甲状腺和性腺的铅围裙。

工作负荷的计算

屏蔽的计算基于 5 个要素,即工作负荷、使用因子、驻留因子、距离和辐射曝光水平。

工作负荷(W)

工作负荷是根据患者工作负荷和机器开机时间获得的预测曝光水平的测量值。在诊断性 X 线摄影中(<500 kVp),工作负荷的单

位为 mA·min，即射线的最大 mA 值乘以每周的照射时间(min)。

诊断性 X 线摄影的工作负荷

每天 20 例患者，每例患者采集 3 幅图像，每幅图像按 50 mAs 的射线量计算，则工作负荷如下：

W=(20 例患者/天)×(5 天/周)×(3 幅图像/患者)×(5 mAs/图像)×(1 min/60 s)

=25 mA·min/周

通常，管电压设置得越高，工作负荷越小。这是由于：①kVp 增加，输出量(mR/mAs)也随之增加；②在较高 kVp 下，mAs 减小，患者入射 X 线的衰减减小。各种类型的 X 线机房工作负荷值见表 13.2(NCRP 第 49 号报告)。这些估计值都偏高，因为是基于慢速(感光速度为 100)屏–片接收器进行估算的。

CT 扫描的工作负荷

在 CT 扫描的过程中，机房的所有墙壁都是次防护屏蔽，而探测器则起主要的屏蔽作用。CT 扫描的工作负荷根据每周扫描的平均患者数量、头部扫描相比于体部扫描的百分数，以及每例患者的平均 mAs 计算。

每天 20 次腹部扫描，每次扫描 30 层，每层用 250 mAs 扫描。头部 CT 扫描的工作负荷可以按如下方式计算。50%的扫描为平扫加增强扫描，50%的扫描没有增强扫描(假设 1.5 次检查/患者)。

W=(20 患者/天)×(5 天/周)×(30 层/次)

×(1.5 次检查/患者)

=4500 层/周

使用因子(U)

使用因子(U)是指每周射线与特定屏蔽(墙)直接作用时间的百分比。不同屏蔽物的使用因子如下：

主要屏蔽：U=0~1

次屏蔽：U=1

地板：U=1

墙壁：U=1/4

天花板：U=1/4~1/2

驻留因子(T)

驻留因子(T)与治疗室相邻的房间被占用的时间有关。地下区域未被占用，因此 T=0。间歇性占用的区域，如走廊，T 值稍大，而办公室则更大。驻留因子是个体在感兴趣区停留操作的时间所占的百分比(表 13.3)。

距离(d)

这是放射源至防护区的距离(m)。假定初级射线和散射线都遵循平方反比定律。

辐射曝光量(X)

某个给定位置的辐射曝光(mR/周)可以通过工作负荷、距离 X 线球管 1 m 处的输出[mR/(mA·min)]，以及给定位置与 X 线球管的距离计算出。在那个位置要考虑初级射线、散射线和漏射线，如果有的话。总之，在距离 d 处的每周辐射曝光量(X)为：

X=WUT×球管输出(1 m 处,mR/mA·min)×(1/d²)

用以下关系可计算出所需墙壁的厚度：

表 13.2　诊断性 X 线的工作负荷

操作	患者负荷/天	W(mA·min/周),100 kVp	W(mA·min/周),125 kVp
胸部, 3 幅图/患者	60	250	150
透视	24	750	300
普通 X 线摄影	24	1000	400
特殊检查	8	700	280

表 13.3 驻留因子(NCRP 第 49 号文件)

占用类型	驻留因子(T)
办公室、接待室、商店、儿童游乐场、员工房间、控制室	1(完全占用)
走廊	1/4(部分占用)
厕所、前室、室外的座位、储存室	1/16(偶尔占用)

$$墙壁厚度 = \frac{0.434 \times \ln X}{p} \times TVT$$

其中,p 为容许剂量当量限值,其公众标准为 2 mR/周,而工作人员为 40 mR/周。符合 TVT 标准的材料(砖或混凝土)可用于建造墙壁。

诊断性 X 线摄影中良好的工作实践

X 线检查

为了避免不必要的曝光,任何 X 线检查都必须对患者进行严格的评估,确实有必要才能开具 X 线检查申请单。如果可以从 X 线摄影中获得需要的信息,则不需要进行透视检查。

质量保证

每台新的 X 线设备,在应用于患者前应进行质量保证的测试。机器在放射安全员确认有足够的防护和操作安全性后才可使用。只有合格的 X 线技师才允许操作 X 线设备。

设备操作

当班时,所有放射工作者都应佩戴个人剂量监测仪。在曝光之前,X 线机房的门必须关闭。X 线不应朝向窗户、控制台或暗室的墙壁。医学生或实习人员不许操作 X 线机。当采用便携式 X 线机检查时,操作员应站在距离患者至少 2 m 处。

防护屏蔽

所有放射工作者必须穿戴 0.5 mm 厚的铅防护服,它能将辐射曝光减少至 1/10。在透视类检查时,应鼓励使用铅眼镜和铅手套。必须避免重复性 X 线检查以降低患者剂量。在 X 线摄影期间,应对性腺、眼睛和甲状腺进行防护,以保护患者器官。

照射野

应采用尽可能小的照射野覆盖患者成像部位。照射野减小使散射减少,进而减少相邻器官的辐射剂量。探测器上散射线也减少,从而改善图像的对比。因此,经验法则是:"使用最小的照射野和良好的准直"。

源物距

源物距(SOD)和源像距(SID)越大,患者剂量越小。增大 SOD/SID,可以减小射线散射,患者受辐射的体积减小,能够减少整体剂量。由于 X 线球管漏射,X 线球管远离患者,增加 SOD 也便于减小患者曝光。

采用固定 X 线机进行 X 线摄影和透视时,SOD 应不少于 45 cm。当 SID<100 cm 时,诊断信息的质量变得较差;因此,更大的 SID 具有临床优势。胸部 X 线摄影采用的 SID 至少为 120 cm。在 C 型臂 X 线机中,采用的是固定的 SID,因此增加 SOD 是降低患者剂量的唯一方法。在透视中,X 线源与患者之间的最小距离必须不小于 30 cm。

机房人员

曝光时,只有必需的人员才能待在机房内,并应避免过度拥挤。所有人员必须穿戴铅围裙或防护屏蔽。在放射曝光期间,X 线机房的门必须关闭。

协助患者

儿童患者或虚弱患者进行 X 线检查时,必须在成人家属或陪护人员的协助下进行。在成像过程中,医护人员不应待在患者旁。在诊断性 X 线摄影期间,任何人都无须陪同患者,除了妊娠期女性和 18 周岁以下的患者。

这些患者应穿戴防护围裙和手套。任何情况下，协助人员的身体都不应暴露在有效射束内，并且应尽量远离初级射线。任何情况下都不应手持 X 线球管的胶片。

患者移动

患者移动可导致运动伪影，可导致重复性 X 线检查次数增多及患者辐射剂量增大。减少患者移动需采用：①短曝光时间，②固定患者或使用镇静剂，③娱乐设施或分散注意力的设施。在儿童患者行 X 线摄影过程中，应使用固定装置防止其移动。

妊娠期女性患者

只有在绝对必要的情况下，才能对妊娠期女性患者行下腹部和骨盆部 X 线摄影检查。若末次月经（LMP）在 28 天内，则可以进行 1 次或 2 次 X 线检查。在所有其他 X 线检查过程中，腹部和骨盆必须进行防护。

日志

每个 X 线设备必须有一个单独的日志，提供了关于设备制造商、型号、序列号、购买日期、成本、维修和停机时间等信息。

记录

所有的放射学检查都应保持记录。应给患者提供报告和 X 线图像以供后续参考。

诊断性 X 线机安装规划

常规指南

机房大小

安装常规 X 线摄影和传统透视设备，机房面积不得小于 18 m²。CT 设备机房的大小不应小于 25 m²。此外，任何类型的设备在同一机房内只能安装不超过一套，这些 X 线机房的单边尺寸不应小于 4 m。乳腺 X 线摄影机房大小不应小于 10 m²，机房的单边尺寸不应小于 3 m。

墙壁厚度

如果 X 线机安装在复杂的住宅区，应确保：

1. 初 X 线束照射的机房墙壁厚度不得小于 35 cm 或 14 英寸（约 36 cm）厚的砖或等效物。

2. 散射线照射的机房墙壁厚度不得小于 23 cm，或 9 英寸（约 23 cm）厚的砖或等效物。

3. X 线机房的门窗前面必须有相当于至少 23 cm 或 9 英寸（约 23 cm）厚的砖或 2 mm 铅的屏蔽，以防护机房周围区域，无论周围区域是公众场所还是不属于机房的场所。通常认为，砖石结构的密度为 1.6 g/mL。

4. 天花板必须有一定厚度的混凝土（密度 2.35 g/mL），厚度不少于 6 英寸（约 15 cm）或 13.5 cm。

控制室

当设备在 125 kV 或以上运行时，应具有独立的控制室。控制室应有适当的屏蔽和观察窗（1.5 mm 铅当量），并有供操作者与患者之间交流的口头通信设施。在诊断性 X 线摄影中，X 线机在低于 125 kVp 运行时，无需上述要求。在这种情况下，控制台应设立在足够厚的移动保护屏障后面。

防护门

防护门采用 2 mm 厚的铅皮适当包埋，并有 9 英寸（23 cm）厚的砖墙及 6 英寸（15 cm）厚的混凝土天花板。

观察窗

提供适当厚度的铅玻璃作为观察窗，相当于 1.5 mm 厚的铅当量。

移动防护屏

控制面板应该安置在 2 mm 厚铅当量的

移动防护屏(MBP)后面。

暗室

暗室应位于初级射线不直接照射的地方。对于暗室必须提供适当的屏蔽，以确保存储在暗室中的 X 线胶片不被每周超过 10 μGy 的空气比释动能率所曝光。

警示牌

警示牌如图 13.6 所示，应张贴在门外出口或门上。

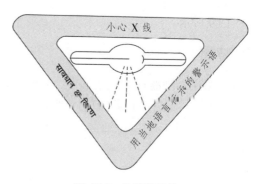

图 13.6 X 线警示牌。

常规 X 线摄影装置

这些 X 线机工作电压为 50~150 kVp。墙壁是 X 线束直接辐射的初级屏障。因此，对于胸片架后面的墙壁必须提供额外的屏蔽。要保证能观察到检查床上的患者并与之沟通。具有铅屏蔽的移动防护屏必须是 2.1 m 高的永久设施或移动防护。移动防护屏的观察窗大小必须为 45 cm×45 cm 且居中。一个典型的模型设计如图 13.7 所示。

透视装置

荧光透视成像系统通常在 60~120 kVp

电压范围内操作。在荧光影像接收器中装有初级防护屏。因此，透视机房的设计只需考虑次级防护屏，以防止泄漏和散射线。大多数荧光 X 线成像系统也进行 X 线摄影。对于这样的机房，屏蔽要求是基于透视和 X 线摄影的总负荷。典型的模型设计如图 13.8 所示。

乳腺 X 线摄影装置

乳腺 X 线摄影机一般在 25~30 kVp 之间运行。墙壁是用砖或石膏墙板建造。丙烯酸铅或铅玻璃能够提供足够的防护屏而被纳入专用乳腺 X 线摄影装置。石膏墙板可能含有气泡和不均匀的区域。因此，推荐使用更厚的石膏墙板，而不是计算的厚度。典型的模型设计

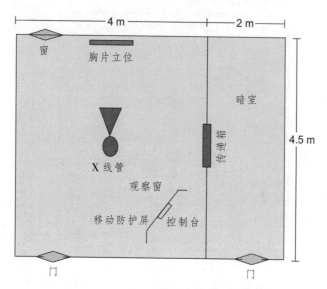

图 13.7 对于普通 X 线摄影机房的模型设计。

如图 13.9 所示。

CT 装置

CT 采用的是准直 X 线扇形束，其位于患者与探测器阵列之间。因此，只有次级辐射入射在防护屏上。其工作电压(通常为 80~140 kVp)和工作负荷比普通 X 线摄影或荧光透视要高得多。由于大量的次级辐射，地板、墙壁和天花板需要特别考虑。此外，来自 CT 系统的散射和漏射线不是各向同性的。在机架方向上的辐射水平比沿患者检查床的长轴线的辐射要少得多。典型的模型设计如图 13.10 所示。

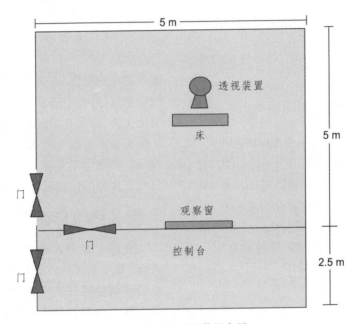

图 13.8 典型的透视装置布局。

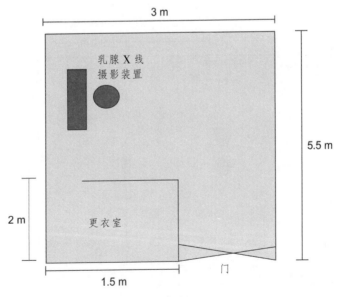

图 13.9 乳腺 X 线摄影机房的模型设计。

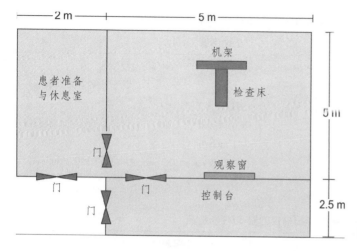

图 13.10　计算机断层扫描机房的模型。

诊断性 X 线摄影质量保证

　　质量保证(QA)描述了一系列政策,旨在控制和维护患者防护的质量标准。QA 在诊断性 X 线摄影中的目标是用最小辐射剂量和最低的成本获得最佳图像。QA 计划在 X 线机的安装过程中,首先进行验收/性能评价检测,然后定期或大修之后重复检测。通常,对机械性能、控制面板显示器/指示器和管套细节进行初步检测,

然后再进行一系列测试。不同类型的 X 线机的检测如下。

原子能管理委员会

　　原子能管理委员会(AERB)于 1983 年 11 月 15 日组建,由印度总统根据 1962 年颁布的《原子能法》的第 27 条(1962 年,33)颁布实施。其为一个规范全国电离辐射使用的纲领性文件。AERB 的宗旨是确保电离辐射和核能的

常规和介入放射诊断性 X 线机验收和性能检测

测试的参数	允许偏差
1.X 线射野与影像接收区之间的对应关系	$|c_1|+|c_2|+|d_1|+|d_2|\geqslant$ FFD 的 4%
2.中心射束校准	<1.5°
3.工作电压的精度	±5 kV
4. mA/mAs 线性关系	线性系数<0.1
5.计时器线性	线性系数<0.1
6.照射时间的精确性	≤±10%
7.辐射输出的可重复性	CoV<0.05
8.总滤过	<70 kVp:最小总滤过 1.5 mm Al
	70<kVp<100:最小总滤过 2.0 mm Al
	kVp>100:最小总滤过 2.5 mm Al
9.床面照射率	无 AEC 模式:≤5 cGy/min
	AEC 模式:≤10cGy/min
10.低对比度分辨率	3.0 mm 孔应可见
11.空间分辨率	1.5 lp/mm 应可见
12.在_kV、_ mA 下测得 X 线球管漏射线的位置与水平	<1 mGy/h

乳腺 X 线机验收/性能检测

测试的参数	允许偏差
1.工作电压的精确性	±1
2.计时器的精度	<10%
3.管电流的线性度(CoL)	±0.1
4.输出的再现性(CoV)	CoV≤0.05
5.在多少 kV、多少 mA 下 X 线球管漏线的水平	<1 mGy/h
6.总滤过	在 2 8kVp 下,0.3 mm Al≤HVL≤0.37mm Al

计算机断层摄影扫描仪的验收/性能检测

测试的参数	允许偏差
1.检查床到机架的距离	±5 mm
2.机架倾斜角度	±3°
3.检查床指数精度(mm)	±2 mm
4.层面厚度(mm)	±1 mm
5.工作电压的精度(kV)	±2 kV
6.计时器精度	<10%
7.管电流的线性度(CoL)	±0.1
8.输出的再现性(CoV)	CoV≤0.05
9.在 120 kV 下,辐射剂量的测试 CTDI-(mGy/100mAs)	±20%
10.低对比度分辨率	在 1%的对比中能分辨 5 mm
11.高对比度分辨率	3.12 lp/cm
12.在 140 kV、100 mA 下,X 线球管的漏线水平	<1 mGy/h

使用不会对健康和环境造成太大的风险,主要目标是开发和宣传具体的规范和指南,用于处理辐射的各种应用产生的辐射安全方面的问题。其也将发布公认的相关网站、设计、制造、施工、调试、运行、维护、关闭和处置放射源。AERB 履行二级立法,即安全规定,原子能(辐射防护)规则–2004 年,在印度为有效履行辐射防护而提供必要监管的基础设施。

监管要求

设计认证

每一个医用诊断性 X 线设备应符合 AERB 安全代码规定的设计安全规范。生产商/供应商在制造 X 线设备前应从主管机关获得设计认证。

认证类型/有效证书

在营销 X 线设备之前,制造商应从主管机构获得本国制造的设备认可证书。而对国外制造的设备,在销售设备之前,进口商/经销商须取得主管机构无异议证书(NOC)。只有型号认可且 NOC 验证的设备方可在国内上市销售。

布局许可和注册登记

一旦安装 X 线设备,应向 AERB 注册并得到批准。对于 CT 和导管室,工作人员必须获得工作操作许可证以及布局许可。注册和许可证、质量保证测试及 RSO 提名是强制性的。

X 线机安装验收

诊断性 X 线机安装后应在合适的时间向主管机构或其代理提供用户/厂家的验收，以确保符合安全规范。

X 线装置退役

X 线装置的退役应立即由设备的用户/厂家向主管机构申请注销。

RSO 认证

获得主管机构的认证之后，由履行 RSO 的职责与功能的任一人员对诊断性 X 线装置进行检测。这种认证应基于个人的资质、经验和可得到的测试/鉴定/剂量学设备的基础。

服务工程师认证

只有持有主管机构的有效证书的人员才能承担 X 线设备维修。认证应以具备资质、培训、个人经验和安全记录以及所维修的设备为基础。

雇主责任(第 20 条)

一.每位雇主应：

1.确保这些规则的条款是由获得许可者、RSO 和其他工作者实施的。

2.提供设施和设备给许可者、RSO 和其他工作者，以有效履行其职能。

3.从前任雇主那获取剂量记录和工作者的健康监测报告。

4.向新雇主提供工作者的剂量记录和健康监测报告。

5.提供给每位工作者其每年的剂量记录及健康监测报告。

6.如果获得认证者或 RSO 及其他工作者辞职，应上报主管机构。

7.对工作者进行健康监测。

二.雇主本人应监管放射源，并应确保放射源在任何时候的物理安全性。

三.若出现任何涉及放射源事件或其本人监管的放射源丢失，雇主应在 24 h 内上报主管机构。

法人的责任(第 21 条)

1.法人负责履行相关条款和条件。

2.法人应遵守由主管机构制定的监管程序、安全规范和安全标准。

3.法人应建立质量控制监控和曝光的评价的书面程序及计划，以确保对工作者、公众、环境及患者进行充分的防护。

4.法人应遵守放射性废物安全处置的规则中的条款。

5.法人应：

(1)保持工作者的记录。

(2)配备放射防护设备和监测仪器的预防性维护与维修。

(3)检查过量辐射照射并记录在案。

(4)通知主管机构对突发事件调查和跟踪措施，包括防止事态扩大而采取的一些措施。

(5)定期开展放射性物质的物理验证并保存清单。

(6)任何放射源的丢失都应上报相应的执法机构。

(7)任何放射源的丢失都应告知雇主和主管机构。

(8)任何涉及放射源的事件都应调查并上报主管机构，并保存调查记录。

(9)在放射装置中，验证辐射监测系统、安全联锁装置、防护器件和任何其他安全系统的性能。

(10)向 RSO 咨询并准备应急预案。

(11)进行有关结构、系统、部件、放射源及相关设备质量保证的测试。

(12)提醒雇主改善妊娠工作者的工作环境。

(13)如果 RSO 或工作者辞职，应上报主管机构。

(14)辞职时应上报主管机构。

6.法人须确保工作者熟悉主管机构和应急预案出具的相关监控程序的内容、安全标准、安全法规、安全助手和安全手册。

放射安全员的责任(第22条)

1.放射安全员(RSO)应向用人单位和法人提供放射安全方面的咨询和帮助。

2. RSO 应该:

(1)在控制区、监督区进行辐射和放射性水平测量和分析,并保存记录。

(2)调查可能导致潜在曝光的任何情况。

(3)建议用人单位确保监管约束、许可证的有效期和条件,以及在辐射装置内的安全储存和放射性物质的运动。初期适当校正测试导致潜在曝光的任何情况,以及装置内及其周围放射和放射性活度水平的常规测试和分析。

(4)雇主和法人向主管机构报告详细危害,并采取补救措施。

(5)进行有关结构、系统、部件和放射源的质量保证测试。

(6)确保监测仪器的定期校准。

3. RSO 应协助雇主:①使工作者对辐射危害与安全,以及良好的工作方法有充分认识;②安全处置放射性废物;③制订应急预案应对事故,并保持应急准备。

4. RSO 应告知法人:①改善妊娠工作者的工作条件;②确保放射源的安全与防护。应向法人及主管机构提供辐射安装安全状况的定期报告。离职时,应上报主管机构。

工作者的职责(第23条)

1.每名工作者必须遵守安全规定,并遵照安全操作和说明。不应做任何对自己、同事、安装人员和公众有害的事。

2. 工作者应向用人单位上报其以前的职业。应使用防护设备、辐射监视器、个人监测器件。应向法人和 RSO 上报可能发生的事故或任何潜在危害的状况。

3.女性职工一旦妊娠,应同时告知法人及放射安全员。

工作者的健康监护(第25条)

1. 每个用人单位应提供相应合格资质医生的服务,对不同类别的工作者进行职业健康监护。

2.每位工作者,包括新职工和专职人员,在接下来 3 年被雇佣的情况下,应遵循:①常规医疗检查;②卫生监督,以决定每位工作者未来所适合承担的任务。

3.卫生监督应包括:①超过监管约束的剂量,由主管机构对接受剂量的工作者按序进行专项测试和医学检查;②给妊娠工作者提供专业咨询。

(李永辉 王骏 姚志峰 姚建新 陈峰
刘小艳 张艳辉 译)

第 14 章　超声成像

引言

　　超声描述的声波频率超过人的听觉范围（>20 kHz）。人耳的听觉范围是 15~20 000 Hz，<15 Hz 的声音称为次声波。在医学上，基于超声的能量及其在体内的声学特性而产生静止和运动的人体图像。超声诊断利用频率为 1~20 MHz 的声波，声波在介质中传播的速度取决于介质的性质，而与频率无关。超声不是电磁辐射，但是在两种介质的界面会发生反射和折射。来自组织的反射波称为回波，图像由此产生。

超声基础

声音的传播

　　超声波（US）通过超声探头的压电效应而产生，超声波脉冲沿直线传播。声音是一种机械能，以疏密波的形式在弹性介质中传播（图14.1）。声波是一种纵波（正弦波），波长（λ）是相邻的 2 个波峰之间的距离。频率（f）是每秒振动的次数（赫兹），1 赫兹（Hz）=每秒振动 1 次。周期（T）是完成 1 个完整的波长所需的时间，T=1/f。声速（c）、波长和频率的关系如下：

$$c=\lambda f \ (\mathrm{m/s})$$

　　声速 $c=\sqrt{B/\rho}$ ，其中，B 是介质的弹性模

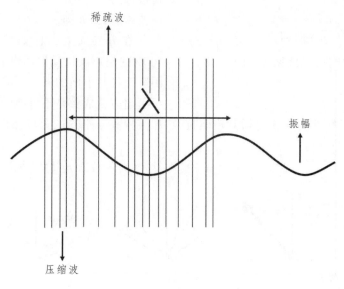

图 14.1　超声波的传播与压缩和稀疏纵波。

量(测量介质的弹性),ρ 是密度。声速反比于可压缩性且依赖于介质的温度。

声波在固体中传播得快,在气体中传播得慢。软组织中的平均声速为 1540 m/s(7 μs 传播 1 cm)。在骨骼和金属中传播更快,在肺和空气(可压缩)中传播更慢。组织分界处的速度差异(λ 的变化)是超声图像产生对比的基础。超声波的能量密度单位为 W/mm^2,正比于振幅的平方。相对声能密度以对数标度来测量,单位是分贝(dB)。

超声波与介质的相互作用

超声波在介质中的反射、折射、散射和吸收取决于介质的声学特性。反射发生在具有两种不同声阻抗的组织的分界面上。反射可能是边界的反射或者是组织的反射,组织的反射大多产生散射。折射反映了超声波的能量传递方向发生改变。反射和折射(小微粒)都会产生散射。吸收是指在介质中声能转换为热能。声阻抗(Z)是密度(ρ)和声速(c)的乘积,即:

$$Z=\rho \times c(kg/sq \cdot m/s)(瑞利)$$

声阻抗取决于密度和分界面的弹性,而与频率无关。声阻抗也与弹性模量(E)有关,其关系如下:

$$Z=\sqrt{E \times \rho}\ (瑞利)$$

人体不同组织的声阻抗见表 14.1。

反射

当声波由声阻抗低的介质传播到声阻抗

表 14.1　人体不同组织的声阻抗

组织	速度(m/s)	声阻抗(瑞利)
空气	330	0.0004×10^6
脂肪	1450	1.34×10^6
血液	1560	1.65×10^6
肌肉	1600	1.71×10^6
骨骼	3300	7.8×10^6
金属	>4000	$>30.0 \times 10^6$

高的介质时,反射波经历了 180°相位差(反向),与频率无关而依赖于方向(图 14.2)。声阻抗的差值决定了两种介质分界面反射的能量。入射角 θ_i=反射角 θ_r,并且遵循 Snell 定律:

$$Sin\theta_i/Sin\theta_r=C_1/C_2$$

其中,C_1 和 C_2 分别代表介质 1 和介质 2 中的声速。反射强度的百分比取决于入射角。反射系数(R)由公式给出:

$$R=[(Z_2-Z_1)/(Z_2+Z_1)]^2$$

当声束垂直于组织的边界,声音被返回作为回波。随着入射角增大,反射发生越来越少。当入射角>3°时,几乎无反射发生。当 $Z_1=Z_2$ 时,透射率为 100%,这两种介质被称为声学匹配。这被称为一个声窗;某些组织作为通道允许超声波透射,比如肺。

在分界面上,比如空气或气体,几乎100%的超声波被反射而没有透射。它们产生阴影而且其下面的器官不能成像,因此这种情况下超声波成像是不可能的,比如肺。类似的,超声探头与空气的分界面产生 100% 的反射,

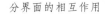
分界面的相互作用

组织的相互作用

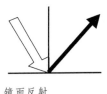
镜面反射
(光滑)

非镜面反射
(扩散)

小物体反射器

图 14.2　分界面及组织的反射。

因此,在超声探头与皮肤之间涂抹声学耦合剂,用于消除气泡。然而,由于匹配层的使用,只有 20%的超声波被传输并产生了透射。在骨–组织分界面上,有 30%的声波产生反射,70%的声波产生透射,因此骨成像较为困难,显示为无效区及阴影区。

例 14.1

计算肌肉–空气界面上的反射率和透射率,$Z_1=1.71\times10^6$ 瑞利,$Z_2=0.0004\times10^6$ 瑞利。

反射系数 $R=[(1.71-0.0004)/(1.71+0.0004)]^2=0.998$,即 99.8%。透射系数 $T=1-0.998=0.002$,即 0.2%。因此,在肌肉–空气界面上,约 99%的声波被反射,小于 1%的声波产生透射。

实际上,分界面的反射强度是入射强度(如 40 mW/Sq·cm)与反射系数的乘积:

如:40 mW/sq·cm×0.998=39.9 mW/sq·cm。

折射

折射描述了当声束不垂直入射在组织的边界上时,传送的超声波能量在方向上的变化。频率不变,但声速由于波长 λ 的变化而变化。折射束有更长的波长,在致密介质中遵循 Snell 定律:

$$Sin\theta_t/Sin\theta_i=C_2/C_1$$

θ_t 表示折射角。如果角度非常小,上述方程可简写为 $\theta_t/\theta_i=C_2/C_1$。当 $\theta_i>\theta_c$(θ_c 为临界角),折射波沿分界面传播($\theta_t=90°$),因此 $1/Sin\theta_i=C_2/C_1$。超声仪假定声束沿直线传播,因此折射产生的影响增加了伪影,不利于成像。

散射

当反射体的大小<λ(10 μm)时即会产生散射,如血细胞和薄壁组织。超声的散射以锥体的形式出现,仅有一小部分出现回波。回波的比例很小(1%~10%),且与频率有关,因此血流成像需要高频率。散射取决于 λ 和粗糙度。当入射声束不垂直时,对曲面成像及边界成像是有用的。

回波反映了组织特性及器官属性。不同部位的散射回波干扰被称为斑点。斑点图像与解剖细节无关,但斑点图像的变化反映了病理状态,如肝脏。高回声是指较高的散射幅度,低回声是指较低的散射幅度。高回声是由于数量更多且声阻抗差较大的大幅散射形成的。

在腹部成像中,强回声来源于气泡。肾脏、胰腺、脾和肝脏构成含有散射点的复合组织,产生斑点状结构。膀胱、血管和囊肿(流体)没有内部结构,因此无回声,为黑色。血管及灌注成像采用对比剂,对比剂是由含有空气、氮气或不溶性气体的微气泡(3~6 μm)封装而成。它们使气体和周围环绕的液体或组织形成较大的声阻抗差,从而产生组织灌注及回波。

衰减

衰减是指声能随着距离的增加呈指数减小。衰减反映了超声的吸收和散射。在吸收的过程中,由于摩擦及黏滞力使声能转换为热能。多种界面能够产生散射及局部反射。衰减取决于黏性、弛豫时间及超声频率。频率越高,衰减越大(图 14.3)。衰减系数(μ)由下式给出:

$$I_x=I_0 e^{-\mu x} \text{ (dB/cm)}$$

其中,I_0 和 I_x 分别指组织中原始和最终的超声强度,x 指深度(cm)。使声强减少为原始强度一半的组织厚度称为 HVL。在软组织中,线性衰减随频率变化,当频率为 1 MHz 时,HVL 为 3 cm。任意频率的衰减系数公式为:

$$衰减=f\times0.5 \text{ dB/cm}$$

其中,f 指频率。水中衰减很小,而骨骼中衰减很大(表 14.2)。超声波的衰减比可听声波衰减更迅速。

产生回声的组织深度是由发射脉冲与返回回波之间的时间确定的。回波的幅度以灰阶编码,形成 2D 图像。其也常被用来进行解剖结构的距离测量、体积测量、运动研究、血流速度的测量及 3D 成像。超声的软组织对比度

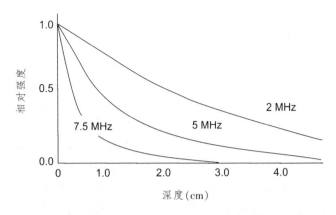

图 14.3 不同深度组织超声波的衰减,频率高时衰减更明显。

表 14.2 人体不同组织的衰减系数

组织成分	衰减系数(dB/cm@1 MHz)
水	0.0002
血液	0.18
软组织	1.0
颅脑	0.85
肝脏	0.9
脂肪	0.6
骨骼	20

与 X 线相当。高分辨率、实时成像、谐波成像、3D 数据采集以及能量多普勒是其额外的优势。对比剂可用于更好地界定解剖结构。超声也可用于测量组织灌注、精确的药物传递机制以及确定组织的弹性。

超声探头

　　超声探头是将一种能量转换为另一种能量的器件。超声探头将电能转换为声能,反之亦然。超声探头的工作原理是压电效应。当晶体(石英)受到机械压力时产生电压,反之亦然。

压电材料

　　压电是指压力产生电压。压电材料具有分子偶极子,包含正电荷和负电荷,净电荷为零

(图 14.4)。对晶体施加电压时,偶极子的方向改变,导致晶体厚度改变。晶体发生压缩和扩张。类似的,如果对晶体施加机械压力,分子偶极子改变方向,进而改变电场,产生电压信号。产生的电势差正比于施加于晶体的压力。

　　自然界的压电材料是石英晶体,合成陶瓷材料最常用作晶体,如锆钛酸铅(PZT,$PbZrTiO_4$)。PZT 在其自然状态下无压电性质。当被加热至超过其居里温度(328℃~365℃)并且施加外部电压时,陶瓷内的偶极子将重新排列。直至陶瓷被冷却,温度低于其居里温度时,电压都一直维持。一旦被冷却,偶极子即恢复其排列。

超声探头设计

　　超声探头由匹配层、压电晶体、背衬块、吸声块、金属屏蔽及信号电缆组成。有两种类型的超声探头,即谐振型和非谐振型(图 14.5)。

谐振型超声探头

　　谐振型超声探头遵循关系式:$\lambda=2T$,其中 T 为晶体的厚度。对晶体施加 150 V 的电压,持续 1 μs,陶瓷最初收缩,之后以自然频率振动。这被应用于脉冲回波超声成像。高频超声探头需要更薄的晶体,而低频超声探头则需要更厚的晶体。

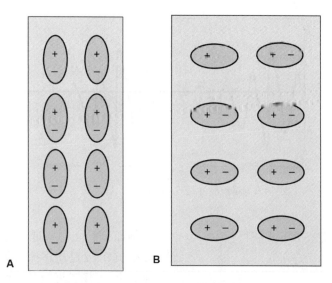

图 14.4 压电效应：(A)压缩和(B)扩张。

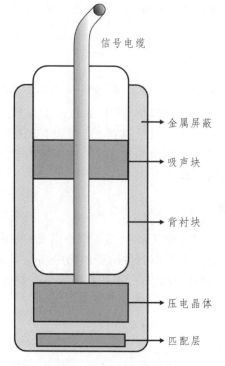

图 14.5 超声换能器结构。

脉冲特性

超声脉冲升降迅速(图 14.6)。空间脉冲宽度(SPL)是波长和脉冲周期数的乘积($\lambda \times \eta$)。超声诊断用的 SPL 的范围是 0.3~1.0 mm，取决于超声频率。脉冲持续时间(PD)是 SPL 的时间，其范围为 0.4~1.5 ms。超声波在组织的传播过程中，SPL 发生改变。与低频超声相比，高频超声衰减得更多，导致 SPL 增大，图像分辨率降低。脉冲重复频率(PRF)是每秒的脉冲数。脉冲重复周期(PRP)是 PRF 的倒数，其范围为 0.1~0.5 ms。

阻尼块

阻尼块位于晶体的背面侧，由悬浮于环氧树脂中的钨粒子组成[$Z=3\times10^7$ kg/($m^2\cdot s$)]。阻尼块吸收背向散射的超声脉冲，同时衰减偏离的超声信号。超声换能器和阻尼块与外壳之间有绝缘材料(橡胶软木)分离。阻尼降低了共振频率的纯度，引入宽带频谱。Q 值描述了带宽，$Q=f_0/$带宽，其中 f_0 为中心频率。高 Q 值的超声探头带宽窄、阻尼小、SPL 宽，用于速度测量和多普勒研究。低 Q 值的超声探头带宽较宽、SPL 窄，轴向空间分辨率较高。

匹配层

匹配层减小了超声探头与患者之间的声阻抗差异。其声阻抗介于软组织与超声探头之间。匹配层厚度等于波长的 1/4，称为 1/4 波

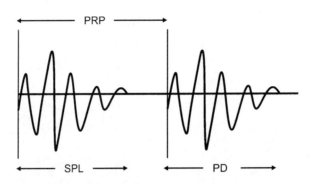

图 14.6 超声脉冲特性:频率增加,脉冲长度减小。

长匹配。匹配层的阻抗由下式获得:

$$Z_M=\sqrt{Z_T\times Z_L}$$

其中,Z_T 为晶体的阻抗,Z_L 为组织的阻抗。匹配层由有机玻璃组成[Z_M=3.2×10⁶ kg/(m²·s)],装有铝粉。此外,声学耦合剂应用于超声探头与皮肤之间。

例 14.2

利用下列数据计算探测器的匹配层厚度:f=7.5 MHz,c=1540 m/s,λ=0.2 mm。

答案:根据 1/4 波长匹配,厚度等于波长的 1/4。

$$厚度=(1/4)\times0.2=0.05 \text{ mm}$$

非谐振型超声探头

非谐振型超声探头产生多种频率,中心频率在发射模式中可被调整。压电元件被加工成大量的小元件,并且充满环氧树脂,以产生光滑的表面。声学特性比纯粹的 PZT 材料更接近组织。这种设计有利于减少匹配层,提高传输效率。这种超声探头的带宽约为中心频率的80%。使用 150 V 的较短的方波突发脉冲激发超声探头。它们接收频率范围较宽的回波,用于谐波成像,其中低频回波被发射,高频回波被接收。

菲涅耳区

菲涅耳区或近场与超声探头的表面相邻,由于多种相长干涉和相消干涉,具有一个聚焦束剖面(图 14.7)。近场的长度=d^2/4λ=(d^2×f)/4×C,其中,d 是超声探头的直径。频率越高,直径越大,近场长度越长。侧向分辨率取决于声束直径,在近场末端侧向分辨率最好(单一元素)。压力振幅特性在近场较复杂(最小−最大)。超声压力的峰值位于近场末端,此处声束直径最小。

夫琅禾费区

夫琅禾费区即远场,在此区域声束发散并遵循:$\text{Sin}\theta$=1.22λ/d,其中,θ 指声束发散角,d 为超声探头的有效直径。高频大直径的探头产生的声束发散角较小。超声声强随着距离的增加而减小。

旁瓣

旁瓣远离主脉冲,是不期望出现的超声能量发射。旁瓣由元件的径向膨胀和收缩而产生。在接收模式下,旁瓣在图像中产生伪影。

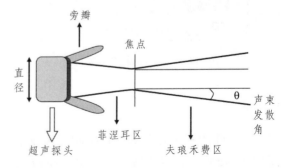

图 14.7 超声声束:菲涅耳区、夫琅禾费区及旁瓣。

单个元件的宽度越小(小于波长)、超声探头阵列越小,旁瓣越少。变迹法是将发射脉冲由方形转变为高斯函数,可以消除旁瓣,提高图像质量。

在连续模式下,旁瓣在窄带宽的超声探头中具有高值(高 Q 值)。在脉冲模式下,宽带宽的超声探头旁瓣减少(低 Q 值)。在多元件阵列中,旁瓣位于前方。当超声能量通过多元件阵列远离轴向发射时,就会产生栅瓣。这是由于离散元件的不连续超声探头表面所致。在主声束中产生高反射离轴物体的图像。

超声探头阵列

超声探头阵列由大量的元件构成,分为线阵、相控阵和环形探头。

线阵

在线阵探头中,大量元件排列成多组。在扫描期间仅有一组(8~16)被激发。当最后的元件被移除后,一个单独的元件则被加入。这样,孔径沿超声探头的长轴方向推进,并产生由各个元件定义的逐行的图像(图 14.8)。

线阵提供了更宽的声束和更高的分辨率,可在非聚焦或聚焦模式下运行。聚焦模式通过延迟或定相激励脉冲(ns)产生,目的是获得短或长的焦距。如果线阵以上述方式工作,则称为相控阵。线阵的视野为矩形或平行四边形,有利于动态孔径在不同的深度获得不同的焦点。帧频=脉冲重复频率/扫描线数。

线阵可由凸面的超声探头表面设计而成,用于扇形扫描,称为曲线阵列。曲线阵列超声探头尺寸更小,提供连续的元件转换,以及较小表面接触面积。声束在深处更宽,覆盖的解剖区域更大。

线阵探头的应用包括腹部(身体大面积)、妇科、甲状腺;浅表血管成像以及超声引导活检。优点是无论是邻近解剖部位还是远处的解剖部位都有良好的分辨率,并且所有深度和整个 FOV 都有良好的图像质量。缺点是大

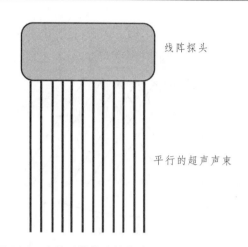

图 14.8　多种元件构成的线阵:矩形或平行四边形的图像显示。

的表面接触面积及有限的视野。线阵的规格如下:

- 元件个数:60~120;
- 每组元件个数:8~16;
- 频率:3.5~7.5 MHz;
- 元件宽度:1~41;
- 表面接触面积大小:2 cm×0.6 cm~1.4 cm×10 cm。

相控阵列

在相控阵列中,每个元件通过一个延迟旋转(±45°)的波阵面被激发(图 14.9)。这需要较小的元件,尺寸约为 $\lambda/2$。接收模式中利用相同的延迟,超声探头对特殊的回波敏感。通常利用较少的元件(48~128),这样接触面积也较小。每个元件都有独立的发送和接收通道,既可以产生定向声束,也可产生聚焦束。

一幅饼形或扇形图像通过极坐标产生。脉冲频率决定了扫描线数。在动态聚焦中,接收模式中改变延迟时间可改变焦平面,但增大焦平面却降低了帧频。它能通过变化的元件数目提供动态孔径。相控阵列的优点包括大 FOV、快的帧频。缺点是近场 FOV 较差。

相控阵列的应用包括用于超声心动图的小阵列,用于腹部产生较大 FOV 的大阵列。相

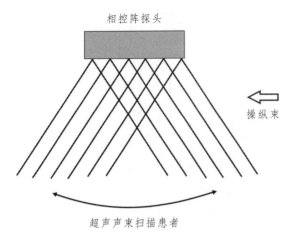

相控阵探头

操纵束

超声声束扫描患者

图 14.9　多元相控阵列：扇形图像显示。

控阵列探头也用于腔内检查，如直肠、阴道及食管。微型探头适用于血管腔内检查，可以在横向和纵向平面成像。相控阵列的规格如下：

- 频率：2.5 MHz、3.5 MHz、5.0 MHz、7 MHz；
- 帧频最高为 156 fps；
- 成像深度：25 cm；
- 孔径：14~28 mm；
- 旋转角度：40°~45°。

环形超声探头

环形超声探头包含一系列的同轴超声探头可以提供锥形束。每个环的信号都延迟，以产生一束聚焦束。其通过优良的层厚均匀性提供卓越的图像质量。环形探头用于动态聚焦，但不适合多普勒检查。

临床探头

超声探头常被制成适合临床个体应用的形状。临床用探头包括：①经阴道盆腔探头；②经直肠前列腺探头；③经食管超声心动图探头；④经血管腔内探头等（图 14.10）。

图像数据采集

超声利用脉冲回波成像。每个脉冲直接发射至患者，组织界面的部分反射产生回波，回波返回到超声探头以获得数据。

脉冲回波显像

超声间歇性发射脉冲，大部分时间都用于接收回波。脉冲通过 2~3 个周期的短电压波形而产生。发射脉冲和接收回波之间的时间延迟与界面深度有关。

- 时间$(\mu s) = 2D/c$
  $= 2D(cm)/0.154(cm/\mu s)$
  $= 13\ \mu s \times D$

- 距离$(cm) = ($速度$\times$时间$)/2$
  $= (0.154\ cm/\mu s \times$时间$)/2$
  $= 0.077 \times$时间(μs)

脉冲重复周期（PRP）是脉冲重复频率（PRF）的倒数，常用的 PRF 是 2 kHz 或 4 kHz。PRF 增大导致回波接收时间缩短。PRF 的最大值取决于回波从最远的物体到达超声探头

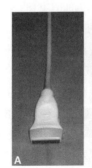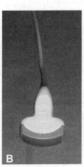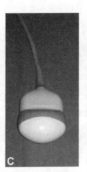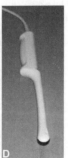

图 14.10　临床探头：(A)线阵，(B)曲线，(C)实时 4D 多普勒型，(D)经阴道探头。

所需要的时间。高 PRF 限制了穿透力，低 PRF 限制了线密度和帧频(跟随移动的能力)。

占空比是指开通时间(ON)所占的比例，等于脉冲持续时间/PRP。在实时成像中，占空比为 0.2%~0.4%，因此，超过 99.5% 的扫描时间都用于接收回波。各型超声的 PRF、PRP 和占空比见表 14.3。

表 14.3 不同类型超声的 PRF、PRP 和占空比

类型	PRF(kHz)	PRP(μs)	占空比(%)
M 型	0.5	2000	0.05
实时型	2~4	500~250	0.2~0.4
脉冲多普勒	4~12	250~83	0.4~1.2

超声设备

超声硬件包括：①脉冲发生器；②放大器；③时间增益补偿(TGC)；④压缩器；⑤调制解调器；⑥显示器(图 14.11)。

脉冲发生器

脉冲发生器通过调整施加的电压来控制输出的能量。其提供电压以激发超声探头元件。发射振幅增大会产生更高的强度，有利于探测到弱反射体的回声。脉冲发生器的信噪比较高，但患者体内沉积的能量也较高。脉冲发生器也有供使用者控制的标签，比如输出、能量、分贝以及发射。这样有利于设置低能量用于产科成像。另外还有能量指示器：热指数(TI)和机械指数(MI)。

放大器

每个压电陶瓷(PZT)具有独立的前置放大器及模数转换器(ADC)。每个元件产生一个小电压回波，并且有一个与扫描增益相结合的前置放大器(图 14.12)。初始的前置放大提高了可检测到的有用信号的电压水平(100 dB)，而且扫描增益补偿了信号的指数衰减。ADC 有更深的比特深度，可将信号直接在前置放大

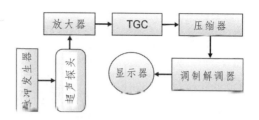

图 14.11 超声框图。

阶段进行数字化。

TGC

时间增益补偿(TGC)根据超声脉冲发射和检测之间的时间延迟按比例将信号放大。放大可能为线性，也可能为非线性，产生 40~50 dB 的信号。这个过程补偿了组织衰减，并且使得相同的反射界面产生相等的信号振幅，而与深度无关(图 14.13)。

压缩器

对数压缩增大了最小回波的振幅，降低了最大回波的振幅(图 14.14)。其缩小了信号范围，以适应视频显示器和胶片的动态范围(20~30 dB)。输出信号正比于输入信号的对数。将负向振幅回波整流反转为正向。

调制解调器

调制将整流振幅转变为平滑的单一脉冲。解调电路消除大量不良低水平噪声及散射(电子)。

显示器

扫描转换器根据回波信息及不同声束的方向产生 2D 图像，这样图像便可在视频显示器上显示。模拟扫描转换器随着时间的推移很容易改变且不稳定，而数字扫描转换器稳定且允许通过各种数学函数进行图像处理。扫描转换器内存配置为方形矩阵元件(512×512)。每个像素都有一个内存地址，此地址定义了其在矩阵中的位置。

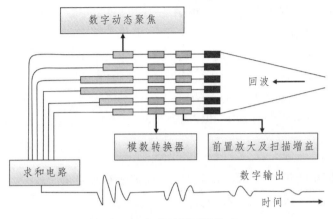

图 14.12 相控阵列回波处理。

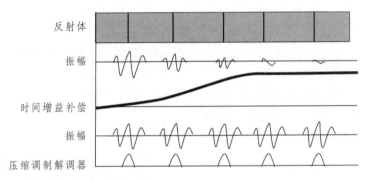

图 14.13 时间增益补偿原理概要,相同的反射界面具有相同的振幅。

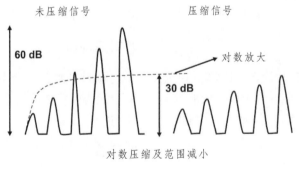

图 14.14 对数压缩。

数字信号通过内存地址被插入到矩阵中,对应于人体中相应的反射体。超声探头声束方向以及回波显示时间决定了正确的像素地址,数字信息存储于此。最终图像显示为一个512×512 的矩阵,每个像素的深度为 8 比特。彩色显示器采用 24 比特(3 字节)的深度。

超声图像显示

超声图像是回波数据的电子表示形式,并显示在电视显示器上。图像被组合而成,1 次 1 比特,就像电视画面一样。回波形成 1 比特的数据,许多比特集合在一起形成电子图像。这个图像可被显示为振幅型(A 型)、运动型(M 型或 TM 型)和亮度型(B 型)。

振幅型(A 型)

探头保持静止,向患者发达持续时间为纳秒的脉冲,形成回波。每个界面都形成一个回波。回波像尖峰一样突出于基线,可识别声束的中心轴。X 轴表示深度,Y 轴表示回波强度(图 14.15)。这是一种简单的超声技术,仅显示界面的位置。

A 型超声的应用包括眼科距离测量、颅脑超声检查、超声心动图、眼部检查、检测乳腺囊肿、研究颅脑的中线位移等。

运动型(M 或 TM 型)

A 型超声的尖峰转变为点和亮度代表振幅。当界面移动时,点也前后移动。连续的超声脉冲显示为彼此相邻,允许界面位置变化。在一段时间内记录脉冲。在运动模式下提供卓越的时间分辨率,将时间显示在 X 轴,深度显示在 Y 轴(图 14.16)。其应用包括心脏瓣膜运动的评估以及其他心脏解剖的评估。实时 2D 超声心动图、彩色多普勒血流成像降低了 M 型超声的重要性。

亮度(B)型

在 B 型超声中,患者某一解剖层面被成像。超声探头来回移动,这样声束即可扫描患者的 2D 切面,可进行线性扫描或扇形扫描。回波以点的形式被显示,亮度正比于回波强度(图 14.17)。这样,数以千计的各种亮度的点所代表的回波信号强度产生了灰阶图像。图像显示为解剖部位的一个切面。图像的深度取决于超声探头的频率和焦点等。B 型扫描通常由线阵或相控阵的电子扫描完成。

电子扫描

线性阵列

线性阵列由具有多个压电元件的加长阵列换能器完成。个别情况下,线性阵列的声束较差、近场较短、远场分散较宽。因此,线性阵列以组运行,如 1~6,2~7,这样可以产生较好的超声声束(前波)。元件的形状为矩形,并且每个元件都有各自的脉冲(图 14.18)。

电子聚焦:元件组由外层发射到内部,在同一点(焦点)同一时间脉冲增强。脉冲施加时间可变化,以获得所期望的聚焦深度。因此,其利用大量的扫描线扫描一个矩形区域。每个元件产生一条扫描线,线的长度形成图像的深度。电

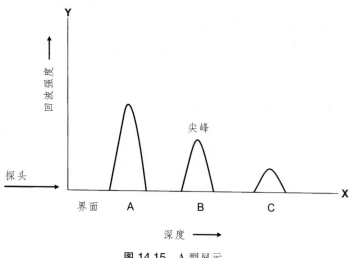

图 14.15 A 型显示。

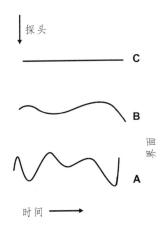

图 14.16 M 型超声显示：随着时间的变化界面位置改变，振幅被亮度取代。

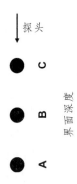

图 14.17 B 型显示：振幅由亮度取代，不同深度的界面产生多种正比于其回波强度的亮度。

子扫描超声声束扫过 VOI，进行动态成像。

相控阵列

　　相控阵列型应用较短的超声探头以及较少的元件。如果同时通电，即作为一个单一的超声探头，声束向前传播。如果分别通电，在快速序列中，脉冲增强仅发生在一个方向上，称为相控。例如，给 1、2、3 通电，增强发生在右边，而给 3、2、1 通电，增强的声束改变到左边。因而，扫描线横扫患者，产生一个切面野（图 14.19）。

聚焦深度

　　聚焦深度能够被操作者以电子方式改变。一对元件连续通电的时间延迟越多，聚焦的深度就越短。声束聚焦于偏转平面（平面与超声探头长度平行）。采用声学透镜使声束聚焦于

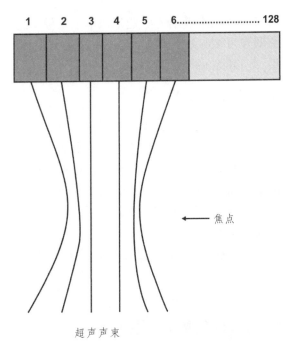

图 14.18 利用线性阵列的电子扫描：最外层的一对通电，接着为最内侧的一对。超声声束在焦点处增强。

横向平面（厚度）。电子聚集利用 1.5D 超声探头也可实现。聚焦使图像在焦点区域显像较好，而在焦点以外的图像则较差。

　　这一缺点可通过多区域聚焦能力而被克服。在发送和接收模式下，每个扫描线都会发送多个脉冲（3~4），相位延迟被改变，以获得不同的焦点。每次超声探头都被控制仅接受一个焦点区域的回波。其近处或远处到达的回波都会受阻。

实时扫描

　　实时扫描是图像即刻重建且每秒更新 30 次。它可实时更新结构的位置，包括解剖部位的移动。线性阵列和扇形探头都可被用于实时扫描（表 14.4）。实时扫描的图像质量取决于：①视野（FOV）；②每幅图像 A 线的数量（N）：高分辨率的图像每帧需要大量的扫描线（100）；③线密度（LN）；④深度（D）；⑤帧频：为追踪运动需要较大的帧频（帧/秒）。

　　帧重复频率取决于 N 和 PRF，而 PRF 反

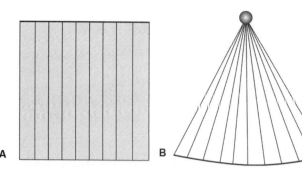

图 14.19　(A)线性阵列矩形显示,(B)相控阵列扇形显示。

过来取决于帧频和每帧扫描线数（PRF=帧频×每帧扫描线数）。因此,较高 PRF 必须用于较高的帧频,但这会减小选择深度(深度×PRF=0.5×声速)。同时采用较快的帧频和较深的深度是不可能的。在实时扫描中,下列关系式成立:

深度×帧频×每帧扫描线数=常数

多普勒超声

多普勒超声以超声波的频移为基础,由一个移动的反射体产生,如血细胞。其类似于消防车的警报:当消防车接近听者时(波长被压缩),声音较高;当消防车远离听者时(波长被扩大),声音较低。

将入射的超声波频率与血细胞的反射超声波频率对照,即可得出血液的速度。这也有助于血液流速的测定(间接),产生血管的彩色血流图等。频率的改变正比于界面的移动速度。超声探头的频率越高,或界面移动得越快,频率改变越大。

多普勒频移

多普勒频移(f_d)是指入射频率与反射频率之差。当反射体远离声源时,

$f_d=f_i-f_r$

=反射体速度×$2×f_i/$(反射体速度+声速)

其中,f_i是入射频率,f_r是反射频率。因此,当血液背向超声探头流动时,声波扩张,产生的回波频率较低。类似的,当血液朝向超声探头流动时,声波被压缩,产生的回波频率较高。

当声波和血液不平行时,多普勒频移较小,方程需要修改(图 14.20)。如 θ 为超声声束与血液流动方向的夹角,则:

Cosθ=邻边/斜边

在多普勒频移方程中,由于反射体的速度(200 cm/s)比声速(154 000 cm/s)小得多,因此,方程可写为:

表 14.4　扇形扫描与线性扫描

扇形扫描	线性扫描
皮肤附近的窄视野,更宽的深度	皮肤附近宽视野
易于操作	患者的接触面积较大
需要较小的声窗	较好的图像质量
通过肋间隙心脏成像	整个腹部、肝脏、浅表血管、甲状腺的成像
通过囟门婴幼儿颅脑成像	妇产科
应用于腔内探头	能够被制成曲面形式以产生扇形图像

f_d=反射体速度(v)×2×f_i×cosθ/声速(c)

因此,多普勒频移 f_d=2×f_i×v×cosθ/c,其中,v 为血流速度,c 为声速,f_i 为声波入射频率,θ 为多普勒角度。

血流速度 v=f_d×c/(2×f_i×cosθ)。当 θ=0°、30°、45°、60°、90°时,cosθ 分别等于 1、0.87、0.7、0.5、0。当 θ=0°时,cosθ=1,此时频移最大。角度较大时(θ>60°),位移较小,角度准确性上的较小错误能导致速度上的较大错误。血流的多普勒频移发生在可听范围,通过放大器可转换为声音信号。可被操作者听到,有助于定位及诊断。

例 14.3

在多普勒检查中,f_i=5 MHz,v=25 cm/s,θ=45°,计算多普勒频移。

多普勒频移 f_d=2×f_i×v×cosθ/c
=(2×5×10^6×25 cm/s×0.707)/154 000 cm/s
=1.14×10^3=1.14 kHz

多普勒系统

医用多普勒系统可分为:①连续多普勒;②脉冲多普勒;③双功能多普勒扫描;④彩色血流成像;⑤能量多普勒。

连续多普勒

连续多普勒有 2 个超声探头,一个用于发射回波,另一个用于接收回波。振荡器产生谐振频率到达发射器和解调器,将返回频率与入射频率相比较(图 14.21)。接收器放大返回的信号。混频器/解调器通过采用低通滤波器提取多普勒频移。低通滤波器滤去叠加的高频振荡。壁滤波器用于滤除血管壁和移动反射体的低频信号。音频放大器放大多普勒信号。有一个通道记录频谱随时间改变的函数来分析。

优点

自从采用窄带宽后,使得更加准确地测量多普勒频移成为可能。较高的速度可被测量而无混叠效应。无论血流方向是朝向超声探头还是远离超声探头,解调器都不显示。因此,采用一种称为正交相位检测的信号处理方法来确定血流的方向。

缺点

连续多普勒在声束传播途径中经过深度选择,因而准确性受物体运动的影响。多个重叠血管相互叠加,难以分辨。频谱展宽发生于横跨血管剖面的大样本区域,导致血管的中心为高速,边缘为低速。

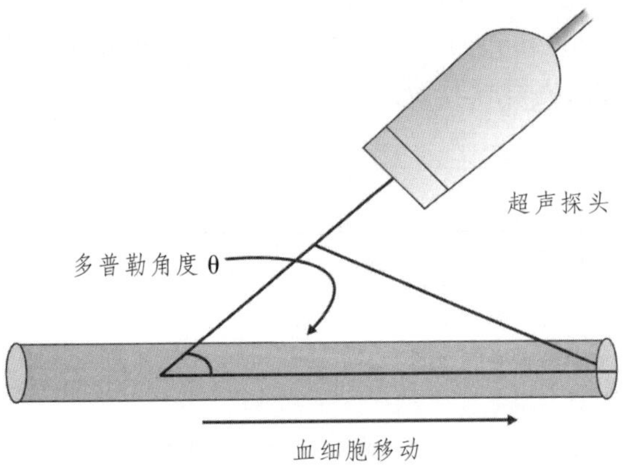

图 14.20　超声声束与血流方向不平行,与血流方向的夹角为 θ。

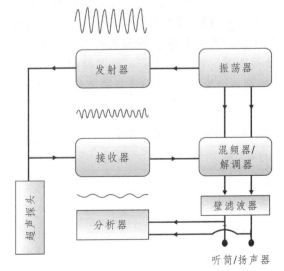

图 14.21　连续多普勒系统。

脉冲多普勒

脉冲多普勒将连续多普勒和脉冲回波成像相结合。前者可给出声速信息,后者可给出深度信息。在脉冲回波模式中,使用长 SPL 以得到准确的频移。深度选择通过电子门控而获得,电子门控会滤除门控窗外所有的信号。此外,多门控被用于获得血管的速度剖面。

与发射声波的相位相比,静止物体的回波相位不随时间变化。然而,从移动物体返回的回波相位随时间而变化。因此,测量频移样本的相位变化。按照抽样统计的理论,PRF 必须至少为多普勒频移的 2 倍,否则可能发生混叠。这可能导致速度被估计错误。

$$PRF=2\times f_{d(max)}=2\times 2\times f_0\times v_{max}\times cos\theta/c$$

或者 $v_{max}=c\times PRF/(4\times f_0\times cos\theta)$

因此,最大声速 v_{max} 取决于 PRF f_0 和 $cos\theta$(较大角度)。如果多普勒频移的最大值为 2 kHz,则 PRF 的最小值为 2×2 kHz$=4$ kHz。

双功能扫描

双功能扫描由 B 型实时超声和脉冲多普勒组成。由于脉冲多普勒不能提供视觉显示,而双功能扫描仪则可以。开始时,在 2D 层面 B 超模式产生一幅实时图像,选择一个多普勒声窗位置,再转换成脉冲多普勒类型。B 超模式使用一组电子阵列超声探头,然后一组或更多被用于多普勒信息。速率和多普勒角度分别从多普勒频移和 B 超扫描中获得。血量信息通过以下关系式获得:

流量(cm³/s)=血管壁横断面面积(cm²)
×速率(cm/s)

流量可能计算错误,由于:①血管轴可能没有全部在扫描平面内;②血管纤曲;③血流变化。它将会产生夸大,如果多普勒角度>60°,多普勒取样门的错误位置会高估速率,且血管横断面为非圆形导致在此区域错误。然而,多普勒扫描有以下特点:①流速剖面图可由多个门控获得;②速率图用彩色,血流图用灰阶表示;③血流方向由实时彩色血流表示等。

彩色血流显像

彩色血流显像基于灰阶图像对血流进行 2D 视觉显示(图 14.22)。朝向超声探头的血流编码为红色,背离超声探头的血流编码为蓝色。因此,动脉和静脉分别被编码为红色和蓝色。也就是说,彩色血流显像有两种方法:相位位移自相关和时间域相关。

在相位位移自相关中,当最大叠加存在时,测量一个扫描线与另一个扫描线的相似性。在时间域相关中,当反射体移动一段时间 △T 时,可测量连续脉冲回波之间的振幅。两者之间的相似度具有数学相关性。速率的精确测量在时间域相关中受限。

多普勒频谱

傅立叶变换从数学角度分析超声波信号,并给出振幅与频率图。这就是众所周知的多普勒频谱,在取样门中,在一段时间内由不同的频率(归于速率)组成(图 14.23)。其实时地连续不断地更新。

依据血管壁的特性、大小、形状和流速,血液流动可能是层流、缓流或湍流。快速层流出现在大的平滑的血管中心,由于管壁摩擦力,靠近管壁处的血流较慢。湍流是由于血小板或狭窄所致。因此,一个包含整个管腔的大的多普勒取样门包含的血液流速范围较大。血管中心部位处较小的取样门具有更小、更快的流速范围。邻近狭窄的多普勒取样门,在湍流图中将测量最大范围的流速。

显示

多普勒频谱为 1 条移动轨迹,在显示器上显示在二维 B 超图像的下方。流速(1 种频率)作为 y 轴,时间作为 x 轴。特定频率和特定时刻的多普勒信号强度显示为一个亮点。速率在一个方向显示为正值,在垂直的其他方向上显示为负值。当产生新的数据时,信

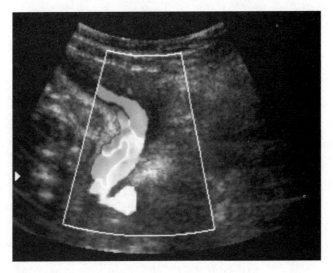

图 14.22　脐带的彩色多普勒。

息被更新,并从左至右滚动显示,呈现为上下波动的正弦波。

频谱分析

　　频谱反映了血流的存在、方向及其特性。多普勒角度为 30°时，对血流方向显示最佳。由于噪声,难以识别没有血流的状态。正常血流表现为特征性频谱。干扰和湍流改变了频谱的比例,成为疾病图像。搏动和阻力量化如下:

搏动指数(PI)=(最大流量–最小流量)/平均流量

阻力指数(RI)=(最大流量–最小流量)/最大流量

混叠现象

　　混叠现象是由于血流速度过快而导致的采样频率不足(相对于高频多普勒信号)。多普勒频移要求每个周期至少采样 2 次,才能明确速率。混叠信号卷褶形成负向频谱,造成镜像伪像。为了避免混叠现象,可加大速率范围,或调低频谱基线(图 14.24)。同时,最小的与最大的多普勒频移不能超过±PRF/2。

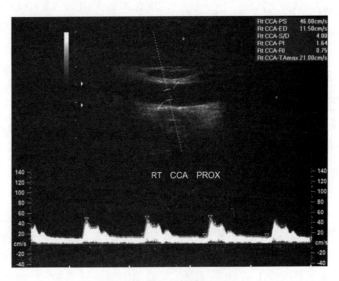

图 14.23　多普勒频谱显示。

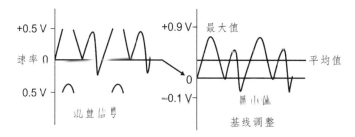

图 14.24　混叠信号和矫正措施。

能量多普勒

能量多普勒是一种信号处理方法,基于整体多普勒信号强度(振幅),而忽略其方向(相位)信息。信号采集的能量模式依赖于多普勒信号的振幅,而忽略频移。其以牺牲血流的方向和定量信息为代价,改善了对运动的敏感性(例如低速血流)。图像对运动更敏感,且不受多普勒角度影响。

由于仅分析频移的强度,而不分析相位,因此混叠现象不是问题。高敏感性可以探测和判读非常微小的低速血流信号。帧频较慢时,可能出现闪烁伪影,其与组织运动、患者或探头移动所致的彩色信号有关。能量多普勒采用与标准彩色血流显像相同水平的能量进行成像(不增加发射能量)。

超声图像质量、伪影和生物效应

图像质量

超声图像质量取决于空间分辨率、时间分辨率、对比度分辨率和噪声。

空间分辨率

空间分辨率是指分辨两个相邻物体的能力。它分为轴向分辨率、侧向分辨率和俯仰分辨率。

轴向分辨率

轴向分辨率是指能区分平行于声束方向的 2 个相邻物体的能力。其等于 1/2 脉冲长度。频率越高,脉冲越短,衰减越大,轴向分辨率越高。

侧向分辨率

侧向分辨率是区分同样深度相邻 2 个物体的能力。其取决于波束的宽度和形状,并随着与探头的距离变化而变化。波束加宽,侧向分辨率降低;频率增大,侧向分辨率增大(表 14.5)。

对于给定的轴向分辨率,侧向分辨率是其 3~5 倍。具有声学镜头的聚焦探头可以减小声波直径,在近场改善侧向分辨率,增加远场声波发散。相控阵聚焦减少有效声束宽度,提高侧向分辨率。增加焦点区域可提高侧向分辨率,但扫描时间延长并降低帧频。

俯仰分辨率

俯仰分辨率是指垂直于图像平面的层厚方向的分辨率。其取决于探头元件的高度,在近场、远场和平均容积方面具有重要意义。在阵列探头中俯仰分辨率是最差的,使用固定焦距超声透镜可以改善。5~7 排的多重线性阵列的俯仰分辨率较好, 也就是众所周知的 1.5D 探头。在给定深度由外向内进行相位激发以使层厚最小,可以提高俯仰分辨率。

时间分辨率

时间分辨率是实时分辨目标的能力。其对检测高速运动的器官非常重要,例如超声心动图。时间分辨率由脉冲重复频率(PRF)决定。

对比度分辨率

对比度是由于信号振幅不同而产生的,取决于声阻抗的差异、散射的密度和大小、信号处

表 14.5 轴向和侧向分辨率随频率的变化

频率(MHz)	图像深度(cm)	轴向分辨率(mm)	侧向分辨率(mm)
2.0	30	0.7	3.0
3.5	17	0.4	1.7
5.0	12	0.3	1.2
7.5	8	0.2	0.8
10.0	6	0.15	0.6

理、衰减差异,以及低衰减和高衰减(充满液体的囊肿,胆结石)的面积。微泡对比剂可提高脉管系统的显示,显示组织灌注。谐波成像通过降低低频回波的信号强度来改善图像对比度分辨率。脉冲反向谐波成像可增强对比度分辨率。

噪声

噪声来源于电子放大器、环境(功率波动、设备故障)以及 TGC,TGC 随深度增加降低对比度和增加噪声。为获得最佳低对比度分辨率需要低噪声高增益放大器。图像后处理可减少噪声。图像处理可增加对比噪声比,但降低帧频和空间分辨率。低能量超声操作系统(OG)需要更高的电子放大器,增加了噪声并降低了对比噪声比。可以通过高发射功率得以改善,但会增加生物效应,因而受限。

伪影

超声伪影是指与患者实际界面的位置和强度不相符的回波形成的图像。伪影表现多样化,来源于声束传播、衰减、设备故障或设计和操作失误。伪影给出错误信息,但有时有助于诊断。超声伪影包括:①折射伪影;②混响伪影或环晕;③多路径反射伪影;④斑点;⑤厚度伪影或宽度伪影;⑥旁瓣效应伪影;⑦声影及后方增强。

折射伪影

折射指发射脉冲的方向改变。折射声束使回波失真,导致显示的解剖结构移位,例如眼(晶状体–玻璃体液)和脂肪组织。解剖移位取决于探头的位置和声束在组织边界的入射角度。它表现为配准不良、散焦和鬼影。配准不良导致定位不准、大小和形状失真。散焦归咎于声束不一致,造成大的曲面结构的侧边声影(图 14.25A)。鬼影是由于声波路径改变所致(图 14.25B)。

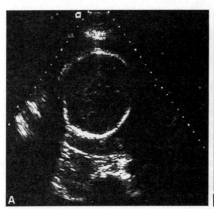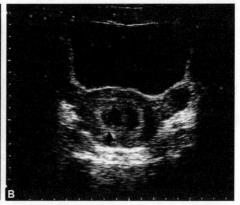

图 14.25 (A)折射伪影,散焦型,在边界造成声影,(B)折射伪影表现为鬼影:单一孕囊的重影。反射伪影产生的第 2 个复制图像与真实结构相邻并在同一深度探查到。

混响伪影或环晕

混响伪影是由于在 2 个相邻空间界面之间产生许多的回波,导致声束在探头与界面之间来回反射,出现等距离的多余回声。混响可引起振幅减少。该伪像通常是由探头与强反射体之间的反射所致,例如金属物体(如夹子碎片)和局部含空气或部分液体的解剖结构。

混响伪影表现为一系列与声束主轴方向平行排列的强度逐渐减弱的等距离的亮带。混响伪影也称为环晕或彗尾征,通常见于肠腔气体或胆囊壁图像(图 14.26)。

多路径反射伪影

当有倾斜的反射界面时,声束到达第 2 个反射面而探头接收的为第 1 次反射的回波。它将导致鬼影或类似的图像,并且在声束轴远端的解剖结构会移位。多路径反射伪影常发生于强反射表面的附近,例如肝脏与膈肌的界面。

斑点

如果散射表面在距离上的间隔小于轴向分辨率,则回波经历相长干扰和相消干扰,会增加噪声以及可见斑点(纹理显示)。回波类型是随机的,与散射的结构无关,但有助于区分组织。高频探头比低频探头产生的斑点更细小。斑点通常与肝实质、甲状腺、心肌、骨骼肌、脾和肾脏有关。

厚度伪影

在切面厚度以外的离轴回波出现在其他本应没有回波反射的区域。主要原因如下:由于部分容积平均导致的比容积元素小的物体信号缺失,以及将成像平面之外的物体信号一并显示在声像图上。厚度伪影产生错误的回波,不能被操作者所控制,例如,大血管腔和较大的囊肿。

旁瓣效应伪影

在离轴方向上所发射的超声波称为旁瓣或栅瓣。这些声波可产生大量的镜向反射,它们的能量与主波叠加在一起导致错位伪影。该伪影显示在图像两侧,而真实的反射可能看不见。它可能掩盖主瓣内回声,将邻近软组织弥散的回声叠加到原本为高回声的脏器上。典型的例子是胆囊,产生假的沉积伪影。

声影和后方回声增强

声影是物体或界面远端的无回声区,是由高衰减物体或入射声波的反射引起。高衰减物体减少了入射波的强度,在图像中产生低强度的条纹,例如,肠腔气体、肺、骨骼、胆结石、肾结石。因此,无回声位于高衰减介质的深面(图 14.27)。

声影可能阻碍真实解剖结构的显示,被视为有益的伪影。声影可分为清晰和杂乱的伪影。清晰的伪影可出现在钙化或骨骼的后部,归咎于大部分被吸收和反射,而没有透射。杂乱的伪影出现在充满气体的结构后方,归咎于大部分的反射和小部分的透射。

超声的生物学效应

诊断性超声是一个安全的工具。无论是

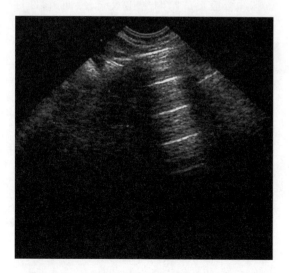

图 14.26 在肠腔气体中可见环晕伪影(反射)。

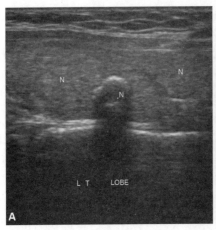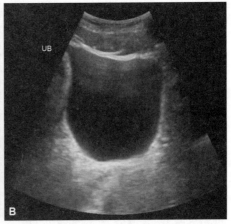

图 14.27　(A)声影(甲状腺),(B)后方回声增强(膀胱)。

对患者还是操作者有害的生物学效应从未见报道。然而,诊断性超声强度有可能导致损伤,因此,使用者必须考虑利益与风险的问题。主要的生物学效应是热效应、空化作用和声功率。

热效应

热效应是由于超声能量吸收所致。其取决于组织中热量的沉积(随着焦点区域的沉积率而变化),以及热量被血流带走得快慢。频率越大,吸收的热量越多,还与组织类型有关。骨骼有更高的衰减系数,在组织与骨骼的界面会导致明显的热量沉积。热量指数有空间峰值时间平均声强(I_{SPTA})和热指数(TI)。

热指数是指声波所在的组织温度升高1℃所需要的探头输出功率。其由频率(f)、声束面积和声输出功率估算。TI 值与声强、I_{SPTA}、软组织的 TI(TIS)、骨骼的 TI(TIB)和颅骨的 TI(TIC)有关,这些都可以被量化。TI 对于妊娠晚期的产检和多普勒超声非常有用。

在诊断性超声中,温度上升 1℃~2℃,恰好低于潜在损伤的水平,然而,多普勒检查具有较高的 PRF 和较长的脉冲持续时间,可能接近这个水平线。非热效应是指介质粒子的机械运动,归咎于辐射压和声流效应,结果形成稳定的循环流动。

空化效应

空化效应是指在超声波的作用下,气泡可被高度压缩。其由负压导致,在介质中产生气泡。该效应是细微的、易于观察、不可预测,但有时也很强烈。

稳定的空化效应是指组织中的气泡持续不断地振动,发生于低或中等强度的超声波中。瞬时空化效应可发生在高强度声波下,气泡在强大的能量下发生非线性反应,气泡塌陷,接近声速(气泡可能溶解、分解或回弹)。自由基如 H、OH 可能导致 DNA 的化学反应。短脉冲可能形成瞬时空化效应,然而,诊断性超声强度低于 1 kW/cm² 的阈值限制。

机械指数(MI)是用来预估超声波产生空化效应的可能性的一个指标。MI 与峰值稀疏压成正比,与频率(MHz)的平方根成反比。估算 MI 时,假定衰减系数为 0.3 dB/cm。当超声输出功率增大时,则 MI 呈线性增加。探头频率增大时,则 MI 减小为 1/2(4 的平方根的倒数)。MI 值与 I_{SPTA} 有关(强度的测量)。

超声功率

超声功率是能量产生的效率,单位是瓦特(W)。声强是指通过单位面积的超声能量,单位是 W/cm²。超声功率取决于系统工作特性,即输出功率、PRF、频率和操作模式。在诊断放射学中,声强水平保持在低于产生生物学效应的阈值。

现已证明,在较高的超声功率水平会产生生物学效应。其包括肉眼可见的损伤(血管破裂、血胞破碎)和镜下损伤(染色体断裂、细胞有丝分裂指标的改变)。当 $I_{SPTA}<100\ mW/cm^2$ 时,未发现存在生物学效应。为避免已知的不良反应,对于典型的成像和多普勒检查,其超声功率和持续时间都需要低于临界值。尽管超声检查是安全的,但只有明确患者获益时才能应用。

(郭涛　许娟　王骏　袁莉　陈峰　李直
张艳辉　译)

第 **15** 章　磁共振成像

引言

磁共振成像 (MRI) 于 1970 年由 Parul C Lauterbur 和 Stony Brook 在纽约发现。MRI 主要采用射频(RF)和空间磁场梯度产生图像,展示了质子的磁场特性,反映了临床相关信息。这实际上是用于人体成像的核磁共振 (NMR)技术。由于上述发现,Peter Mansfield 和 Parul C Lauterbur 共同荣获了诺贝尔医学奖(2003 年)。

核磁共振(NMR)是对原子核磁场性能的波谱研究(1940 年)。原子核的质子和中子具有磁场,与它们的核自旋和电荷分布有关。共振是一种能量的耦合,当单个原子核被置于较强的外部磁场中,它能选择性地吸收和释放能量,这些能量是这些原子核及其所处的环境所独特的。

MRI 的特性包括:①软组织对比度较高;②对患者安全(无电离辐射);③能提供患者的解剖和生理学信息;④无需对比剂的血管成像。其局限性包括:①设备成本高;②扫描采集复杂;③成像时间长;④图像伪影;⑤患者幽闭恐惧症。

MRI：基础

磁性

磁性是物质最基本的特性,由移动电荷产生。每个物质都具有磁敏感性。基于磁敏感性,物质可分为抗磁性、顺磁性和铁磁性。抗磁性物质具有磁不敏感性,其反作用于施加的磁场,例如钙和水。顺磁性物质具有轻度磁敏感性,能增强磁场,例如,钆对比剂。铁磁性物质具有更高的磁敏感性,使外磁场明显增强,例如铁、钴和镍。

磁场具有方向,磁场方向取决于移动电荷的极性和方向。磁场强度(B)或磁密度曲线是指单位面积内磁力线的数量,国际单位是特斯拉(T)。其转换单位是高斯(G):10 000 G=1 T。

氢特性

人体内 70% 是水,氢含量丰富。氢原子核由质子和中子组成。它们像陀螺一样不停地自旋,自旋和电荷分布具有磁场特性。氢质子带正电荷,原子核自旋产生磁性偶极,具有磁矩。原子核外电荷不均质的比例, 使中子产生磁场。中子磁场与质子磁场相等, 但方向相反。因此,原子核中的质子和中子数相等,抵消了它们的磁矩。不成对的原子核自旋决定原子核的磁矩(图 15.1)。

如果原子核内所有质子数(P)和中子数(N)为偶数,则磁矩为零。如果 N 为偶数且 P

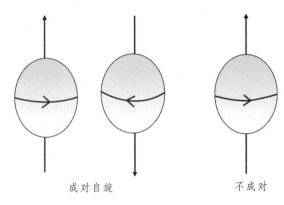

成对自旋　　　　　不成对

图 15.1　原子核的成对自旋,不成对的自旋产生磁矩。

为奇数,或者 N 为奇数而 P 为偶数,则非整数
的原子核自旋产生磁矩。因此,^1H,^{16}O,^{23}N 和
^{31}P 是人体内可进行 MR 成像的原子核。然而,
由于氢磁矩较大,相对含量和相对敏感性较高
而优于其他同位素(表 15.1)。

质子和磁场

旋转的质子(自旋)被认为就像一个条形
磁铁。单个质子的磁矩非常小,不可测量,只
有数亿的原子才能探测出 MRI 信号。通常情
况下,自旋的质子在组织中是随机分布的,由
于分子热运动,组织没有磁性。在外部磁场
(B_0)的作用下,自旋质子有序排列,方向一致

(图 15.2)。

因此,自旋有两个能量状态,即低能级和
高能级。低能级的自旋质子与外部磁场方向
一致,自旋方向向上。高能级的自旋质子与外
部磁场方向相反,自旋方向向下。然而,大多数
的质子自旋处于低能状态,归咎于样本的热能
(图 15.3)。磁场越高,能级差越大,处于低能级
的原子核更多。

在 1T 磁场强度下,大约每百万质子有 3
个自旋质子。通常,在 MRI 体素中,大约有
10^{21} 个质子,在低能状态下至少有 $3×10^{15}$ 个质
子自旋($3×10^{-6}×10^{21}=3×10^{15}$),从而可测得磁矩
和 MR 信号。

表 15.1　MR 成像的各种原子核的物理特性

原子核	同位素含量(%)	磁矩	相对生理浓集	相对敏感性	磁旋比 $\gamma/2\pi$(MHz/T)
^1H	99.98	2.79	100	1	42.58
^{31}P	100	1.13	$7.5×10^{-2}$	$6×10^{-5}$	17.2
^{23}Na	100	2.22	0.08	$1×10^{-4}$	11.3
^{16}O	99.0	0.0	50	0	5.8

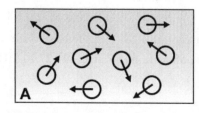
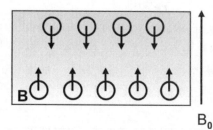

图 15.2　(A)随机分布的自旋质子的方向和它们的磁矩。(B)在外部磁场的作用下自旋质子有序排列。

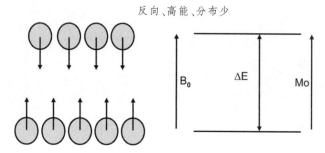

图 15.3　在外部磁场作用下,原子核自旋方向有序排列和能量分布。

磁化矢量

磁化矢量(M)由三部分组成,即纵向磁化矢量(Mz)、平衡态宏观磁化矢量(M₀)和横向磁化矢量(Mxy)。Mz 是由平行于外加磁场方向的磁矩组成。Mxy 是由与外加磁场方向垂直的磁矩组成(图 15.4)。

平衡态宏观磁化矢量是指 Mz 最大,而横向磁化为零的环境,即 Mz 等于 M₀。在低能状态下,它是由众多的质子数决定的。在平衡状态下,XY 平面自旋矢量的组成方向随机,且彼此间的磁矩抵消,因此横向磁化矢量为零。

进动

外加磁场不仅能使自旋的质子发生偏移,而且能产生使质子进动的磁矩(图 15.5)。自旋轴倾斜并围绕外加磁场旋转,频率固定。进动产生的角频率(ω_0)与磁场强度(B_0)呈正比。拉莫尔方程显示了磁场强度与角频率之间的关系:

$$\omega_0 = \gamma B_0$$
$$2\pi f = \gamma B_0$$
$$f = (\gamma / 2\pi) B_0$$

其中,γ 表示磁旋比 (MHz/T),f 为线性频率(MHz)。能量差 $\triangle E$ 与进动频率呈正比,场强越大,进动频率越大而且能量差越大。如表 15.1 所示,各种元素的磁旋比不同。

射频与共振

如果射频脉冲的频率(42.58 MHz)与垂直于磁场的组织的拉莫尔频率相等,那么质子核会吸收能量并产生共振。在共振中,射频脉冲完成以下两点:

1.自旋从低能级(顺磁场方向)向高能级(逆磁场方向)转化,也就是激发自旋。

2.共振带动质子并使它们在相位上变化,但是它们仍在持续地进动。

两种射频脉冲用于 MRI,即 180° RF 脉冲和 90° RF 脉冲。180° RF 脉冲拥有总能量,以便它给所有的质子所需要的能量,使它们倾斜 180°。它使磁化矢量由 Mz 至相反方向 -Mz。90° RF 脉冲只有总能量的一半,它使偶极倾斜一半。因此,采用 90° RF 脉冲将使等量质子上下自旋,仍在相位中且持续进动。此时,Mz 减少至零,相位一致的偶极产生横向磁化矢量 Mxy,它使 Mz 倾斜到 90°。

磁场强度决定组织的共振频率。随着磁场强度增加或减小,频率也呈线性地增加或减小。通常用于成像的磁场强度范围为 0.1~4.0 T。以氢质子为例,磁场强度分别为 0.5 T、1.0 T、1.5 T 和 3.0 T 时,质子进动频率分别为 21.29 MHz、42.58 MHz、63.87 MHz 和 127.74 MHz。

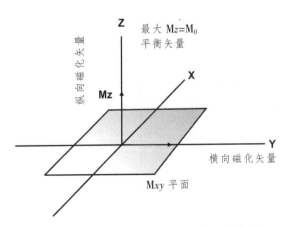

图 15.4　质子的纵向磁化矢量和横向磁化矢量。

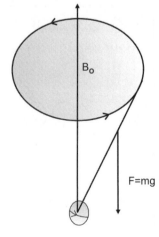

图 15.5　在外磁场的影响下,质子按拉莫尔频率(ω_0)进动。

翻转角

　　翻转角描述的是纵向磁化矢量被取代以产生横向磁化的旋转(图 15.6)。常用的翻转角为 90°和 180°(与时间呈正比)。90°角(10~100 ms)提供最大可能的横向磁化。快速 MR 成像技术采用更小的翻转角(30°),并在横向位中产生更少的信号。但是,每次激发时获得更大的横向磁化矢量耗时越长。相对于 90°翻转角,45°仅需要一半的时间,但是 sin45°=0.707,这就意味着只有 70%的信号具有价值。

MRI 信号

　　当 90° RF 脉冲停止时,相位干扰逐渐丧失恢复其平衡状态。而横向矢量继续在 Mxy 平面旋进,并且在接收线圈中感应 AC 电压,这种 MR 信号称为自由感应衰减(FID)信号。这种信号也是一种逐渐衰减的脉冲电压。

　　当 90° RF 停止时,MR 信号最大。此后,各个自旋质子失相位,回到其原来方向。Mz 增加而 Mxy 减少。因此,感应 MR 信号经历衰减,而频率保持不变(图 15.7)。

　　因此,来自每一个体素的 MR 信号都可以被识别,在最终的图像上产生灰阶。当施加 90°脉冲时,在 Mz 平面即刻产生信号。信号与质子密度 (p/mm³)、核磁旋比以及磁场强度 (B₀)呈正比。

　　只有移动的质子才产生 MR 信号,主要部分的信号是由水产生的。大分子或排列紧密的分子(骨)不能产生信号。有空气的窦道中没有

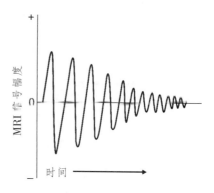

图 15.7　MRI 信号:90° RF 脉冲停止后,自由感应衰减(FID)。

氢质子,因此显示为黑色。脂肪的质子密度比软组织更高,灰质比白质的质子密度高。

弛豫时间

　　当 RF 脉冲关闭后,磁化矢量回归平衡状态,并且自旋的质子群失相位。结果,横向磁化矢量衰减,纵向磁化矢量增长(图 15.8)。因此,获得 2 种信号,即 T1 纵向时间对比和 T2 横向时间对比。它们都被组织的分子结构和化学特性所影响。正常和异常组会改变 T1 和 T2。

T1 弛豫时间

　　从 Mz 到平衡态 M₀,需要变换自旋与组织晶格之间的能量,称为自旋-晶格弛豫。它是一种指数关系,通过 T1 时间测量。T1 是指纵向磁化 Mz 恢复到 63%所需要的时间(图 15.9)。

　　Mz 的恢复相对时间由此关系式得到:

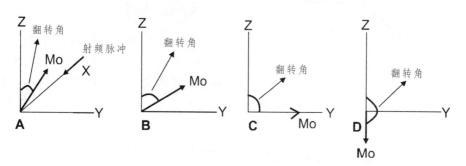

图 15.6　(A)小翻转角;(B)大翻转角;(C)90°翻转角;(D)180°翻转角。

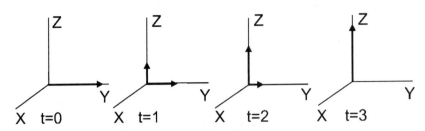

图 15.8 横向磁化随时间衰减,纵向磁化增加。

$$M_z(t)=M_0(1-e^{-t/T1})$$

其中,M_z 是指在一段时间 t 后恢复的纵向磁化,为 T1 弛豫。当 t=T1,则 $1-e^{-1}$=0.63、M_z=0.63M_0。纵向磁化完全恢复取决于 T1 时间常数。当时间等于 3×T1 时,在 90° 脉冲后,95%恢复到平衡状态。当经过 5×T1 时,所有磁化恢复到平衡状态。

样本的 T1 时间可以通过 2 个 90° RF 脉冲之间不同的延迟时间(DT)来测量。在延迟中,已经恢复的纵向磁化转变为横向磁化。FID 的最大振幅被记录,作为延迟时间的函数。

T1 弛豫和组织

质子释放能量到周围的组织,并且能量传递的速率由组织构成决定。T1 取决于周围分子晶格吸收能量时的消耗。弛豫时间的变化实际上取决于组织结构和病理学。组织越复杂,能量损失越快,T1 越短。能量在简单的分子,如水中,损失越慢而 T1 较长。

如果被激发的质子进动频率接近于分子

晶格的振动频率,则能量转换有效。大而稳定的分子振动频率低,重叠少,则 T1 最长。小而含水的分子具有宽的振动频率(低、中、高),重叠少,T1 长。适度大小的分子,如油脂、蛋白和脂肪具有更多的晶格结构,它们具有更多的重叠,更有助于自旋-晶格弛豫,且 T1 较短。

通常,没有能力向晶格释放能量的组织会有相对长的 T1 弛豫。水具有相当长的 T1,添加可溶于水的蛋白(氢层与分子结合),可减慢分子运动。振动频率从高到低转变,重叠频率增加,T1 缩短。在软组织中,生物组织 T1 范围为 0.1~1 s,含水组织(CSF)和水中为 1~4 s。

游离水、尿液、羊水、CSF 和含盐的溶液具有长 T1。组织中含有更高百分比的水,具有长 T1。致密的骨骼、牙齿、结石和金属夹具有长 T1,因为它们是固体而且坚硬。T1 弛豫随着场强的增高而增加,然而,这增加了拉莫尔频率,减少了频谱重叠,导致 T1 时间更长(表 15.2)。

对比剂通过限制自由质子而使 T1 弛豫减少。这产生了氢层,它被认为是自旋-晶格能量库。甚至纯净水中少量的钆对比剂能使 T1 从秒显著减少至毫秒。

T2 弛豫时间

横向磁化 M_{xy} 的衰减,需要在自旋质子之间交换能量。由于失相位,一些自旋质子行进更快或更慢。这被称为自旋-自旋弛豫,它呈指数衰减,由 T2 时间测量。它是指横向磁化矢量从峰值减少到 37%时所要的时间(图 15.10)。横向矢量和平衡矢量的关系如下:

$$M_{xy}(t)=M_0e^{-t/T2}$$

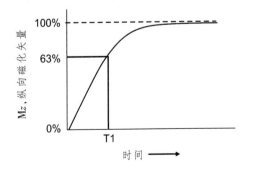

图 15.9 自旋-晶格弛豫时间;纵向磁化呈指数增长;T1 为 M_z 增长到 63%所需的时间。

表 15.2　不同磁场强度下,各种生物组织 T1 时间的变化

组织	T1(ms)@0.5T	T1(ms)@1.5T
脂肪	210	260
肝脏	350	500
肌肉	550	870
白质	500	780
灰质	650	900
脑脊液	1800	2400

其中,Mxy 是在时间 t 时的横向磁化。当 t=0 时,横向磁化 M_0=Mxy。当 t=T2 时,e^{-1}=0.37,Mxy=0.37M_0。

T2 弛豫与组织

固有磁场的不均匀性与组织特性和患者有关。外部磁场的不均匀是由磁体的缺陷造成的,加快失相位进程与机器有关。T2 的机制是由样本的分子结构决定,且 T2 仅为数十毫秒。

小而可移动的分子在非晶格液体中显示长 T2(例如,游离水)。它们快而迅速的分子移动减少或消除了自旋固有磁场的不均匀性。更小的分子在做迅速的热运动,使局部磁场变化平滑,因此 T2 较长。因而,游离水、尿液、羊水、CSF、含盐的液体具有长 T2。

组织中游离水的百分比越大,T2 越长,例如,脾脏>肝脏、肾髓质>皮质。蛋白表面的结合水或其他大分子,移动越慢,T2 越短,例如脂肪中的氢。当分子大小增加,分子运动受限,固有磁场不均匀性增加,则 T2 衰减更快。大而不运动的有着固定不均匀性的结构具有非常短的 T2,例如致密的骨骼、牙齿、结石和金属夹。

T2* 弛豫时间

外部磁场非均匀性所致的失相位比自旋-自旋的相互作用更快。考虑到外部磁场(B_0)的非均匀性和自旋-自旋弛豫作用,T2 减少为 T2*(图 15.11)。T2* 取决于主磁场的均匀性和组织中磁化剂(对比剂)的存在。

T1 与 T2 的比较

T1 明显比 T2 长,T1 时间为 500 ms,相应的 T2 时间为 50 ms（短 5~10 倍）。分子的运动、大小和相互作用影响 T1 和 T2。小的分子显示长的 T1 和 T2(图 15.12)。中等大小的分子具有短的 T1 和短的 T2。大的、移动慢的或结合分子具有长 T1 和短 T2。MRI 感兴趣区的大多数组织包含中等或小的分子。

因此,长 T1 常结合长 T2,短 T1 结合短 T2。T1、T2 和 T2* 的差异在 MRI 中对比明显。磁场强度影响 T1(拉莫尔频率),但是对 T2 衰减的影响不明显。异常组织与正常组织相比,具有

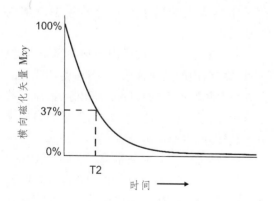

图 15.10　自旋-自旋弛豫：横向磁化呈指数衰减;T2 为 Mxy 的 37%的时间。

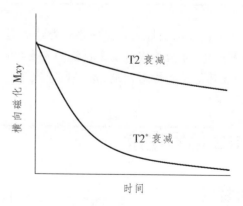

图 15.11　内部磁场非均匀性 T2 衰减,内部和外加磁场不均匀性 T2* 衰减。

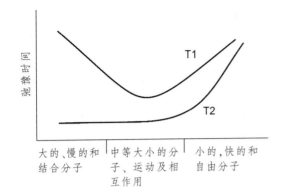

图 15.12 分子大小、运动、相互作用影响 T1 和 T2 的弛豫时间。

更高的质子密度(PD)、T1 和 T2,这归咎于水的含量增加或血管增多。T1 和 T2 显示比质子更大的变化。与 CT 相比,脑的 T1 和 T2 值范围更大。因此,MRI 有更好的软组织对比度(表 15.3)。

表 15.3　不同人体组织的 T1 和 T2 时间

组织	T1(ms)	T2(ms)
水	3000	3000
CSF	2000	150
灰质	800	100
白质	650	90
脾	400	60
肾	550	60
肝	400	40
脂肪	250	80

干扰局部磁场的对比剂是顺磁性血液的降解产物,或为不成对电子自旋的元素(例如钆)或其他铁磁性对比剂,这些均导致 $T2^*$ 显著减少。

MRI 信号定位

梯度场

图像的产生包括:依据振幅、频率和相位对信号的采集和分析,经过傅立叶变换获得图像的单个像素。为了在 3D 空间内区分患者信号的位置,磁场梯度用于定位 MRI 信号。这些梯度场通过一个或多个线圈所形成的叠加磁场来获得的。因此,RF 的激发和梯度磁场用于患者单个体素的信号定位。

通常,梯度场按特定顺序排列,有时梯度场部分或全部重叠。正极梯度场增加外部磁场(B_0),而负极梯度场减少 B_0(图 15.13)。所采用的 3 个梯度场沿 z、y 和 x 轴,被命名为层面选择梯度场(SSG)、相位编码梯度场(PEG)和频率编码梯度场 (FEG)。当某个梯度场被激励时,FOV 内各个梯度场产生线性变化。梯度极性反转也有可能发生。

梯度场的振幅峰决定梯度磁场强度的斜率,变化范围为 1~50 mT/m。转换速率是实现磁场振幅峰所需要的时间。越短的转换速率越好,其范围为 5~250 mT/(m·ms)。

选层

MR 图像由一系列平行的层面组成,比如依次成像的横断面。施加 90°脉冲激励,由直流电激励 z 轴线圈(图 15.14)。由此沿 z 轴(头尾位)产生可控磁场梯度(SSG)。整个磁场在头侧减弱并在足侧增强,在等中心点保持相等。它从头到足按 mT/m 的固定增量变化。头侧的质子进动慢,而足侧的质子进动快,中间(零点)的质子进动速度居中(图 15.15)。被选中层面内的质子在较窄的频率范围内进动。

窄带宽射频脉冲被应用于整个容积,但仅在很薄层面内的质子被激发。当梯度场产生的自旋与射频场产生的自旋频率相等时,由于共振,自旋质子将吸收能量。此时,上述的自旋磁矩将翻转,产生 MR 信号。

层厚取决于:①射频带宽,②通过 FOV 的梯度场强。减小层厚的方法:①增加梯度场;②减小射频带宽。较薄的层面由于减少了部分容积效应从而得到更好的解剖细节,但会消耗

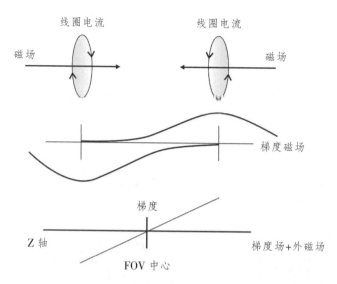

图 15.13　利用直流电激发 z 轴线圈,以产生梯度磁场。

更长的时间,常用的层厚范围是 2~10 mm。RF 脉冲可以激发被选层的任何一侧组织,因为射频带宽与梯度信号频率可高可低。这被称为串扰(cross talk),影响图像层面。因此,相邻层面间应有层厚的 10% 的间隔。而在间隔扫描中则不需要。

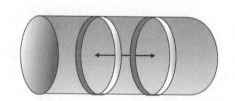

图 15.14　用于选层的 z 轴梯度线圈。

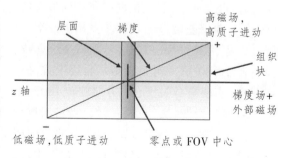

图 15.15　梯度磁场使质子在足侧进动快,头侧进动慢,中间(零点)进动居中。

相位编码梯度

所选层面内的质子首先被 90° 脉冲所激励,使所有质子同相位。然后 y 轴梯度线圈通过直流(DC)电压在几毫秒内被切换(图 15.16)。它沿着 y 轴方向(从前到后)产生磁场梯度。顶部(前面)体素内的自旋进动慢,底部(后面)的进动快。因此,顶部体素内的自旋滞后于底部的体素。即使梯度脉冲停止,使所有质子的进动同频率,但相位差依旧存在,且其取决于质子的位置。因此,所选层面内的 MR 信号因组织像素位置的不同而会有相位差异。

陡峭的梯度使自旋量平滑的分布,总信号为零。没有梯度时,意味着所有的自旋都同相位,会产生最大的信号。它被称作零空间频率,其数据被储存在 K 空间的中央。512×512 矩阵可以具有相等数目(512)的空间频率。相位编

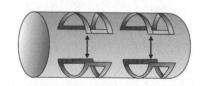

图 15.16　用于相位编码的 y 轴梯度线圈。

码必须按梯度增量的步数(256)重复,它将会提高相位转换。像素尺寸=FOV/相位编码步数。

频率编码梯度

当 PEG 被应用时, 正交方向（患者冠状位）的 X-梯度线圈(图 15.17)将被激励。纵轴的质子接受相同的磁场激励,并发射相同频率的 MR 信号。左侧的自旋进动慢,右侧的自旋进动快,从而产生了从左到右的频率梯度。所选层面的 MR 信号由从左到右的 RF 频率的信息组成。

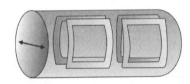

图 15.17　用于频率编码的 x 轴梯度线圈。

复合信号

整个层面发射的复合信号由相位和频率频谱组成。计算机进行频率和相位信号的分析。信号被放大、转换成数字信号,并由傅立叶转换解码。信号幅度取决于自旋密度和 T1、T2 时间。傅立叶转换是将复合信号(振幅与距离)转换成振幅与频率信号的数学过程。这个过程使信号易于储存和数字化。

正弦脉冲、K-空间、成像时间

组织层面被认为是矩形的。为了激发一个矩形层面,RF 脉冲需要合成一个被称为正弦脉冲的特殊波形。脉冲宽度决定输出频率的带宽(BW)。窄的高频正弦脉冲产生宽 BW。宽的低频正弦脉冲产生窄 BW,从而可提高信噪比。带宽越窄并不一定越好,它会产生化学位移伪影和其他不良的图像特点。图像质量和最佳 RF 带宽以及梯度场强三者相互制约。

数据信号被储存在 K-空间,K-空间是计算机的空间频率域。K-空间储存空间信号频率和其来源。空间频率相当于图像亮度。被填充

的 K-空间行数等于所选序列的编码数。K-空间的中心由浅的梯度数据组成,空间频率低、细节少且信号强。顶部和底部的 K-空间储存陡的梯度数据,空间频率高、细节好且信号弱。

成像时间等于信号平均值（激励次数）×相位编码步数×脉冲重复时间(TR)。增加激励次数会减小噪声,但会增加成像时间。

MRI 成像序列

MRI 的序列涉及时间、排序、极性和 RF 脉冲重复频率,以及梯度磁场。MRI 信号取决于 T1、T2 或自旋密度的弛豫特性。各种序列包括：自旋回波脉冲序列、翻转恢复序列和梯度回波序列。

自旋回波序列

自旋回波脉冲序列不受外部磁场变化的影响,比如由于磁体缺陷造成的影响,由于患者(磁化率)造成的失真以及体素内梯度造成的影响。因此,在 90° RF 脉冲停止后,一些偶极子进动比其他的快。在这个序列中,90° 脉冲之后是 180° 脉冲, 它们相隔 TE/2 的时间,信号在下一个 TE/2 时间被检测到,称为 TE(回波时间)时刻。以上所述是一个周期,成百个如此的周期重复使用才可获得一个 MR 图像(图 15.18)。

成像周期

一个周期内所发生的事件有：①在 90° 脉冲之后,自旋质子同相,横向磁化达到最大值,FID 信号并不能被检测到；②失相位产生,自旋进动更快或更慢,FID 信号随着 $T2^*$ 衰减；③当施加 180° 脉冲时,磁矩从自旋上方翻转到下方。它使自身矢量在 x 方向旋转 180°。原来快的自旋变慢,慢的自旋变快,当它们重相位时信号增加；④在 TE/2 时间后, 自旋同相位,MR 信号达到峰值,接着自旋开始失相位,MR 信号衰减。

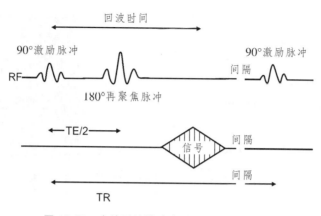

图 15.18　自旋回波脉冲序列原理和一个周期。

重相位脉冲和 TR

　　180°RF 脉冲被称作重相位或再聚焦脉冲,并且可以逆转和消除外部磁场不均一的影响。MR 信号表现为最初的 FID 回波,TE 越长,MR 信号越小。TR 称作重复时间。脉冲回波序列采用一系列 90°脉冲,90°脉冲之间被重复时间（TR）所分隔。TR 的范围为 300~3000 ms。下一个 90°脉冲施加在纵向磁化完全恢复之前。

TE 和 MR 信号

　　TE（回波时间）是指 90°脉冲开始到回波信号采集的时间。延迟时间(TE/2)是介于 90°脉冲与 180°脉冲之间的时间,TE 范围为 5~140 ms。MR 信号取决于自旋密度(ρH)、流体流动的信号[$f(v)$]、T1 和 T2（组织特性）,以及 TR 和 TE（机器特性）。总而言之,MR 信号(S)可由方程式表示：

$$S \propto \rho H \, f(v) \{1-e^{-TR/T1}\} e^{-TE/T2}$$

图像对比

　　MR 图像由三个组织特性值组成,即 PD、T1 和 T2。而 TE、TR 是机器参数,用来权衡图像的对比。像素的亮度取决于：质子密度、M_z 的恢复（与 TR 相比 T1 的长度）,M_{xy} 的衰减（与 TE 相比 T2 的长度）。TR 与 TE 的选择是关键,而图像亮度取决于任一组织参数：T1、T2、PD。所获得的图像有 T1 加权像、T2 加权像和质子密度加权像。

T1 加权图像

　　T1 加权图像产生对比基于非侧重 T2 加权组织的 T1 特性。它采用短 TR(300~800 ms)得到最大对比,以及短 TE(15 ms)使 T2 衰减最小。图像对比取决于 T1 的恢复特性,T1 越短,图像越亮。在脑部,大脑组织、脂肪、白质、灰质和 CSF 在 T1 加权图像中可以被很好地区分(图 15.19)。脂肪信号最强,表现为白色;而 CSF 信号最弱,表现为黑色。

T2 加权图像

　　T2 加权图像产生对比基于非侧重 T1 加权的组织 T2 特性。它采用长 TR(1000~2000 ms)以减小 T1 对比,以及长 TE(90~140 ms)以得到最大 T2 对比。图像对比取决于 T2 的恢复特性,T2 越长,图像越亮。在脑部 T2 加权图像中,CSF 比脂肪更亮(图 15.20)。

质子密度加权图像

　　自旋密度加权主要取决于每毫升组织质子数的差异。自旋密度越大,纵向磁化越大（如脂质、脂肪）。它采用长 TR(1000~3000 ms)使 T1 对比最小,以及短 TE(15 ms)使 T2 效应最小。噪声减小,信号强度增加。PD 密度越高,图像越亮,因此 CSF 显示为白色,而白质显示为黑色。尽管信噪比(SNR)提高了,但图像对

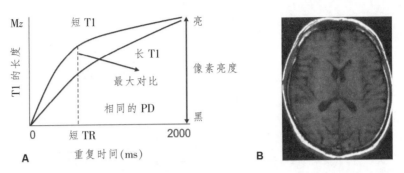

图 15.19　(A)PD 恒定,T1 对比随 TR 变化,短 TR 对比最大。(B)脑部 T1 加权图像,短TR=500 ms,短 TE=8 ms。

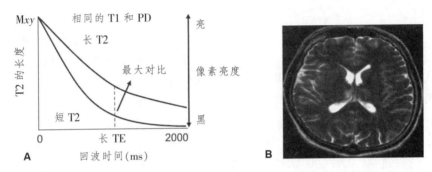

图 15.20　(A)与 T1 和 PD 相比,T2 随回波时间而变化,长 TE 得到最大对比,(B)脑部 T2 加权图像,长 TR=2400 ms,长 TE=90 ms。

比减弱(图 15.21)。

反转恢复序列

反转恢复强调 T1 加权，并且 Mz 的振幅

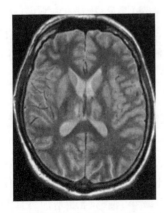

图 15.21　脑部质子密度加权像，长 TR=2400 ms，短 TE=30 ms。

比 T2 加权更大。最先使用 180°脉冲,使自旋反向 z 轴,Mz 翻转到-Mz。自旋通过自旋-晶格弛豫时间恢复到平行方向,Mz 在 0.69×T1 时间后恢复。在 TI 时间(反转时间,500 ms)之后, 应用 90° RF 脉冲,使 Mz 翻转到横向平面,并且产生 FID 信号。在 TE/2 时刻采用第 2 个 180°脉冲,并在 TE 时刻产生 1 个回波信号(图 15.22)。

在反转恢复序列中,1 个周期包括 180°、90°、180° RF 脉冲,在 TR(1000 ms)之后,重复整个周期。回波振幅取决于 TI、TE、TR 和 Mz 的幅值。它采用短 TE(20 ms)缩小 T2 依赖。基本上,反转恢复序列产生 T1 加权图像,并且具有较长 T1 的组织会被抑制 (图 15.23)。TI 越长或 T1 越短,MR 信号越好,因此 TI 可控制组织对比。这种成像技术耗时较长,但可以更好地区分灰质与白质。

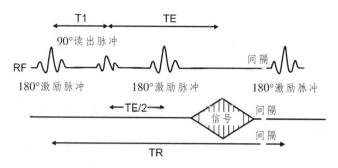

图 15.22 反转恢复成像序列原理和一个周期。

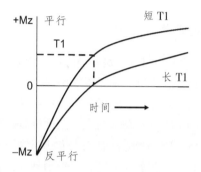

图 15.23 当 TI 一定时,短 T1 的组织产生强 MR 信号。长 T1 组织还没恢复就被抑制。

STIR 和 FLAIR

短时反转恢复序列(STIR)主要用于脂肪抑制。脂肪可以产生高亮信号而模糊了其他组织的对比。它采用短 TI (125 ms) 和 TR (2500 ms),可消除化学位移伪影。

液体衰减反转恢复序列(FLAIR)采用较长的 TI(2400 ms)和 TR(7000 ms),以减小 CSF 和其他具有长 T1 弛豫时间组织的信号水平。它通过采用 TI 选择 CSF 或接近 CSF 反转点施加 90°激励脉冲,降低 MR 图像中 CSF 和其他含有结合水的解剖结构的信号。

梯度回波

梯度回波(GRE)采用磁场梯度产生回波,取代了 180°脉冲。在 TE/2 时间衰减后,磁场梯度翻转(图 15.24)。GRE 不是一个真正的自旋回波技术,但可以有目的地使 FID 去相位和复相位。由于 GRE 中磁场不均匀,且组织磁敏感性强,因此图像为 T2* 加权图像。

根据需要,选择 10°~90° 的翻转角。若采用短 TR(<0.2 s),则采用小翻转角;若采用长 TR(>0.2 s),则采用大翻转角>45°。用较小的翻转角可以产生更多的横向磁化,因为组织中的磁化水平得到快速增强。在 GRE 脉冲序列中,组织对比取决于 TR、TE 和翻转角。对此,我们采用较小角度的 RF 脉冲。这样可缩短 TR 时间,但长 TR 成像可区分 T2 和 T2*,并且使流动的血液表现为明亮的信号。GRE 有一些特殊的序列,包括:

1. GRASS:稳态梯度回波采集;
2. FISP:稳态进动快速成像;
3. FAST:傅立叶采集稳态梯度回波;

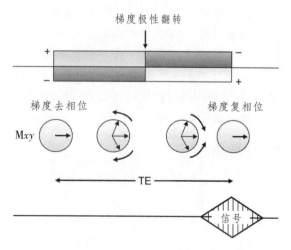

图 15.24 梯度回波成像原理。

4. SPGR：扰相梯度回波。

特殊 MR 序列

除了自旋回波、反转恢复和 GRE 序列，还有一些序列可以产生组织、分子特性和结构的特殊信息。它们包括：磁共振血管造影、灌注成像、弥散成像和 MR 波谱成像。

磁共振血管造影

磁共振血管造影（MRA）以血液流动增强为基础。血液的流动增强取决于速率、流动界面、相对于层面的方向、脉冲序列及其参数，以及层面的采集和流动的方向。流体产生的信号可以产生 MR 血管造影图像。

周围组织的相对饱和性和进入层面容积的血液决定着信号。即将进入层面的血液包含着不饱和的自旋质子，而层面内的血液包含着饱和的自旋质子。血液流出层面，不同饱和成分的自旋质子随之流出。与成像容积内的自旋质子相比，容积外的血液与 RF 场无相互作用，而进入层面后会产生强信号。这种效应在慢速层流中较强，因此血液表现为亮信号。由于主动脉血流速度快，它表现为黑色或流空。湍流致血流一致性迅速减少，表现为黑色。

有时，MRA 并不需要流动相关增强，而是将预饱和脉冲应用于成像容积的上面和下面。这种技术可通过 GRE 序列实现，因此静脉、动脉和 CSF 表现为亮信号。它有利于避免运动伪影，此技术取决于血流速度、层厚和 TR。MRA 技术可以通过相位对比血管造影或时间飞逝血管造影来实现。

灌注成像

灌注可加快氧气和营养成分的输送，促进代谢废物的排出，如二氧化碳。灌注测量可显示血液进入毛细血管床的比率，反映了代谢能力，可通过应用团注对比剂或动脉自旋标记法来实现。第一种方法采用顺磁性对比剂，如钆-二乙烯三胺五乙酸（Gd-DTPA）进行测量。对比剂会改变血液中质子的弛豫时间，从而缩短 $T2^*$，进而造成信号的改变。因此，比较注入对比剂之前与注入之后的图像，便可显示灌注水平。但肾功能不全的患者禁用。

在动脉自旋标记灌注技术中，可以获得 2 幅图像。第 1 幅图像通过自旋翻转技术（自旋标记图像）获得，而第 2 幅图像没有采用翻转技术（对照图）。将 2 幅图像进行减影便可获得灌注图像，它可用于血流测定。

功能性磁共振成像

功能性磁共振成像（fMRI）是以自然生理活动使颅脑部位的血流增加为基础。脑功能区被激活时减少了脱氧血红蛋白的水平，脱氧血红蛋白是一种顺磁性物质，可以改变 $T2^*$。因此，fMRI 通过比较刺激与静息时的血氧水平来研究脑功能。这种效应较短暂，需要快速成像序列研究，如 EPI，快速 GRE。

静息态的氧合血红蛋白与脱氧血红蛋白水平是相等的。而在刺激状态下，更多的氧气从毛细血管中释放出来，血流中的氧气增加，从而造成了脱氧血红蛋白的改变。氧合血红蛋白（富含氧气的血液）是反磁性物质，对信号无影响。而脱氧血红蛋白（还原血红蛋白）是顺磁性物质，由于具有不成对电子，可造成组织磁场的不均匀性，增加了 $T2^*$ 值。因此，脱氧血红蛋白在 fMRI 研究中起内在的阳性对比剂的作用。其浓度受血氧变化和组织新陈代谢的影响，称为血氧水平依赖（BOLD）法。

在 BOLD 技术中，静息态时先获得头颅的多幅 $T2^*$ 加权图像。接着，患者接受刺激，并再次获得多幅图像。静息态的图像数据从刺激态的图像数据中逐个体素地减去。颅脑某个特定的区域信号改变就代表颅脑的活动区域。

所用的激励方法可以是手指运动、闪光或声音。通过统计分析颅脑中活动的区域并用色彩编码，其他区域不用色彩编码。所得图像再叠加到颅脑的灰阶图像上，便可获得脑功能图。

弥散加权成像

在正常和异常组织中水都可以产生 MRI 信号。在正常情况下,由于热能(布朗运动)水分子可以随机运动,而在组织中水分子的运动则受限,因此,阻尼效应表明了弥散的存在。在大多组织中,弥散是各向同性的。而在一些组织中,弥散是偏向一个方向的,因此是各向异性(例如,肌肉、白质/灰质)。在弥散加权成像(DWI)中,采用强的 MR 梯度场以产生信号差异,这基于水分子弥散的运动性和方向性。正常组织的水分子具有较强的运动性,会使信号大受损失。而在异常组织或损伤组织中水分子运动性减弱,导致更少的信号丢失。因此,DWI 技术可以评估弥散系数,弥散系数是对分子运动的测量。弥散成像技术包括平面回波成像和导航成像技术。

平面回波成像(EPI)在单一发射中便可以获得 1 幅完整的图像,并且它对磁场的不均匀性敏感,会表现出由于界面磁化率变化而产生的图像失真伪影,如气体、骨骼和软组织。所得图像具有噪声,并且空间分辨率也有限,因此这种技术需要获得信号平均值。

导航技术需要在多次发射中采集图像,它对每一次发射都应用导航 MR 信号,来探测和校正大量运动。它以最小的图像失真伪影提高了空间分辨率和 SNR。所需的采集时间约为 10 min,主要用于心电门控中的心脏研究。由患者运动产生的重像伪影也较少。

弥散成像可以区分快质子与慢质子的弥散区域。相对于质子运动较慢的容积,质子运动较快的容积信号增强。该技术对于脑卒中和神经病学有诊断价值,在成像过程中需要用固定带牢固地固定患者。

MR 波谱成像

MR 波谱成像(MRS)是测量组织化学成分的方法。其以分子的运动和成分为基础,提供组织波谱频率。波谱中的峰值强度和位置表示分子中原子的束缚情况。MRS 分析的是由频移导致的代谢峰值。

原子核周围的电子云屏蔽导致共振频率稍有改变,将这个改变与标准频率比较,即可获得化学位移。化学位移上要应了水与脂肪之间。因为水和脂肪的振幅比较大,它们需要被抑制。然后,对信号进行傅立叶转换并绘制成频谱图。

MRS 可以由单个体素或由多个最小容积约 1 cm³ 的体素完成。在单个体素中,MRS 采用受激回波采集方式(STEAM)或点解析波谱序列(PRESS)。此研究可显示病理学问题,并可以用比率表示胆碱(Cho)、肌酸(Cr)和 N-乙酰天冬氨酸(NAA)浓度之间的关系。较高的 Cho 浓度与降低的 NAA 和 Cr 浓度提示肿瘤的存在。脂质峰值提示缺氧或高级别肿瘤。

因此,MRS 有助于识别新陈代谢紊乱、感染和治疗评估。为了研究个体的新陈代谢,需要使用相位编码梯度来连续成像。为了得到好的波谱分辨率,需要使用高场强(3 T)且磁场必须均匀,运行频率在百万分之一内。为了减少成像时间,需要使用大像素(1 cm)。

其他成像技术

其他的 MR 成像技术包括:多层面成像、多回波成像、快速自旋回波、平面回波成像、3D 傅立叶成像和平行成像。

在多层面成像中,一系列不同频率的 90°、180° 脉冲在重复激励第一个层面前激励 32 个以上的层面。在多回波技术中,在 90° 脉冲之后,2 个或多个的 180° 脉冲按每层 2 幅图像的速率,随着 TE 的增加而产生连续的回波。在快速自旋回波中,通过不同的相位编码梯度,90°、180°、180° 脉冲被修改以产生 4~16 个回波。它可以减少 4~16 倍成像时间,脂肪产生高信号,而肌肉信号通常较黑。常采用大矩阵以提高分辨率。

平面回波成像(EPI)是 GRE 的一种快速成像形式(50 ms)。在一个 90°、180° 自旋回波序列和选层之后,频率编码梯度的极性快速翻转,且相位编码梯度也切换。在 M_{xy} 衰减前获得多个回波,颅脑扫描只需要 2~3 s。

在 3D 傅立叶成像中,为了覆盖整个容积采用小的 z 梯度来选层厚。频率编码只被用于一个轴,而相位编码用于其他的两个轴。所需的数据处理和扫描时间很长,但可通过短 TE 的 GRE 来缩短时间。3D FT 用于解码信号,但会产生运动和卷褶伪影。

平行成像可以替代多层面成像和高梯度场 MR 技术,而产生较高的时间和空间分辨率。有两种技术,即 SMASH(空间谐波同步采集)和 SENSE(敏感性编码)。它们都采用一个 RF 探测线圈阵列,以完成相位编码。在一个阵列中,每个线圈都被连接到一个 RF 接收器上,来产生一套平行的数据,每套数据产生一个独立的图像。使用较少的相位编码步数即可获取图像。EPI 可以与 SMASH 或 SENSE 一起使用,使成像时间缩短了一半。

MRI 设备和生物安全性

磁体

磁体是 MR 系统的核心,患者被置于磁体中,并被连接于 RF 的发射线圈包围。磁体的类型包括:永磁体、阻抗型磁体(常导磁体)和超导磁体。

永磁体

永磁体由两个相对的扁平电极片(铁、铝合金、镍、钴)构成。永磁体较为昂贵,但运行成本较便宜。其不需要电能,可产生 0.3 T 以上的垂直磁场。没有幽闭恐惧症的禁忌,适合于儿童和老年患者及介入治疗。

阻抗型磁体

阻抗型磁体由一套 50~100 kW 直流电供电的线圈(铝或铜)运行。阻抗型磁体会产热,需要用水冷却。它可以提供 0.5 T 以上的垂直和水平磁场,并且没有散射场。阻抗型磁体在紧急情况下可被切断,价格最便宜,体积也小,重 2 吨。

超导磁体

超导磁体由一个直流电螺线管组成(在铜矩阵中有铌钛合金)。其主要部分是一个直径 1 m、深度 2~3 m 的空心圆柱(图 15.25)。超导磁体需要被 4K(−269℃)的液氦制冷剂冷却。它几乎没有电阻,所以使用大电流也不会过热。它可以提供 3.0T 水平磁场,且具有很高的磁场均匀性(40 cm³ 内只有 1 ppm)。超导磁体尺寸大、昂贵,且患者可能会有幽闭恐惧症,重约 6 吨。超导磁体需要用数小时冷却并建立电流。电流即便没有功率,也会消耗制冷剂。

关闭磁场时,为了避免失超,线圈中存贮的电磁能需要小心地被移除。液氦被储存在一个低温恒温器中,需要定期加满。制冷系统用来减少氦的损耗。空气进入制冷系统将会被固化。必须每日检查制冷剂的液位。如液位太低,将会失超,机器温度会升高,将会失去超导电性。当机器温度升高时,液氦会迅速沸腾,并排放到外面,对建筑物造成危害。当超导电性消失时,铜将会传导电流。

超导磁体的缺点包括:①初始成本和安装成本高,制冷剂贵;②磁场关闭困难;③边缘磁

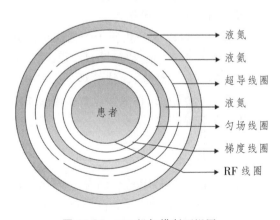

图 15.25　MR 机架横断面视图。

场广泛;④液氮沸腾后,失超难以控制。

磁场

为了获得良好的性能,磁场强度、时间稳定性和磁场均匀性都很重要。磁场的均匀性要达到 5 ppm 以上,在大容积的 MR 波谱研究中应达到 1 ppm 以上。边缘磁场在永磁体中可忽略,但在阻抗磁体和超导磁体中比较大。磁场越强,MR 信号越强,SNR 越高。但是更高的磁场会增加 T1,需要更长的 TR 和成像时间。

线圈

MRI 机器有 3 个重要线圈,即匀场线圈、梯度线圈和 RF 线圈。匀场线圈由直流供电,使主磁场在整个成像容积内均匀一致。

梯度线圈可以提供 20 mT/m 以上的梯度磁场。它有 3 套梯度线圈,并由直流供电。所有的线圈均被连接到放大器上,放大器控制上升时间和梯度最大值。线圈快速切换(约 1 ms)会产生很大的噪音。

RF 线圈由发射和接收线圈组成或只由接收线圈组成。RF 产生与主磁场相垂直的磁场。它接近于成像部位。RF 线圈包括体线圈、头线圈、表面线圈、相控阵线圈和传输相控阵线圈(图 15.26)。体线圈是在机架中永久固定的。它发射 RF 和接收 MR 信号,如用于胸部和腹部。头线圈用于颅脑成像,并发射和接收信号。

表面线圈只有接收线圈,使用时接近成像部位,如腰椎、膝关节和眼眶。它们可以在一定深度处有效地接收信号,体素越小,分辨率越好,但 FOV 越小,磁场均匀性越差。接收线圈可提供更强的信号,噪声更低,并提高 SNR。在相控阵列中,使用 4 个或更多的接收线圈,它们各自接收信号然后再合成。这使得大 FOV 时,信号噪声更小,SNR 更高。

传输相控阵线圈的每个元件都由直流供电,并且有特殊的放大器。对振幅和相位的控制要求它们相互独立。它降低脉冲时间,使 SNR 更高,提高了磁场均匀性,减少了特殊吸收率,并且它可用于平行 MRI(SENSE)。

生物安全性

MRI 没有电离辐射。危害来自于静磁场、梯度场和 RF 场、制冷剂、幽闭恐惧以及噪声。

静磁场

静磁场会在血液中感应出电压,导致运动的心肌去极化。妊娠期女性不可暴露于>2.5 T 的磁场中。对医务人员的限值是全身<2 T,四肢<5 T,在 24 h 内不可暴露于>0.2 T 的磁场中。

具有植入物、假肢、动脉瘤夹、起搏器、心脏瓣膜等的患者应远离边缘磁场>0.5 mT 的 MRI 区。铁磁性物质带入成像室后,会被磁场吸引(如静脉输液架),并会变成对患者致命的投射物。

梯度磁场

梯度磁场在有传导性的组织内会产生涡流,造成神经刺激、肌肉不自主地收缩、呼吸困难和室颤(<60 T/s)。有心脏病的患者应小心。由于梯度快速切换,非金属移植物材料会明显发热。

感应电流会造成视网膜眩光、眩晕,导致

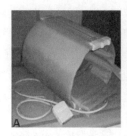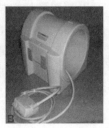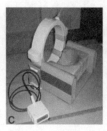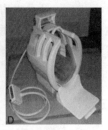

图 15.26　(A)体线圈;(B)膝关节线圈;(C)头和肩线圈;(D)头线圈。

恶心、金属味感。因此,不建议妊娠早期的女性接受 MRI 检查。感应电流会影响植入器件和检测设备,如人工耳蜗、心脏起搏器和心电监护仪。因此,应使用 MR 兼容设备。噪音会导致不可逆性损伤,限值为 140 dB。然而,为了保护听力,噪音应<90 dB。耳塞可减小噪音 10~30 dB。低频声音可能会传输给胎儿,并损害胎儿听力,但尚未得到证实。

边缘场

主磁场周围微弱的磁场被称为边缘场,如 1.5 T 的磁场在 9.3 m 处有 1 mT 的边缘场,在 11.5 m 处有 0.5 mT 的边缘场。广泛的边缘场在邻近区域会产生危险情况,干扰电子信号和电子设备的敏感性。γ 相机、图像增强器、彩色 TV 在<0.3 mT 的边缘场中也会受到严重影响。1.0 mT 以上的区域需要使用警示标志限制进入。边缘场的破坏会减少成像容积内磁场的均匀性(如汽车、电梯等)。边缘场会影响手表、擦除 CD 数据和信用卡、扭曲视频图像显示,并影响光电倍增管(PMT)。

RF 场

高频高场强会产热,造成皮肤和直肠温度升高。发热会影响金属移植物、角膜和睾丸。RF 的热效应用特殊吸收率 (SAR) 来量化,SAR 是 RF 能量在每单位体积内的沉积。SAR 在全身的限值为 1 W/kg,其限制温度升高在 0.5℃ 以内。人体体积越大,磁场越高,组织传导性越高(颅脑、血液、肝和 CSF)会使 SAR 增大。SAR 在 180° 脉冲下比在 90° 脉冲下大,在自旋回波序列中比在 GRE 中大。

类似的,RF 信号进出房间也会产生危害。这可以被法拉第屏蔽结构所抑制。MRI 室的墙壁用铜板屏蔽,窗户由铜网防护。这样可以阻止 RF 信号从室外进入。

投射效应

磁场对铁磁性物质的吸引力随磁场的平方而改变,与距离的立方成反比。在 MRI 室中,剪刀、手术刀都会变成致命的投射物。既往曾有报道,氧气瓶、病床、灭火器都造成过严重伤害。

安全限值

当 MRI 符合 USA 的 FDA 管理指南时,其是非常安全的。指南推荐静磁场的限值为 2.0 T,磁场变化限值为 6 T/s,RF 能量沉积限值为 0.4 W/kg,声学噪音限值为 200 Pa。

MRI 图像质量与伪影

MRI 图像质量

MRI 的图像质量由以下因素控制:空间分辨率、对比度、信噪比和扫描时间。

空间分辨率

空间分辨率取决于像素大小,像素大小取决于矩阵大小和 FOV,例如,1 个 25 cm 的 FOV 和 256×256 的矩阵,像素大小为 1 mm。使用大矩阵或小 FOV,局部线圈会减小像素大小,提高分辨率。相比于 2D,使用薄层和 3D 数据采集可以提高分辨率。高场强会提高空间分辨率,但这有片面性。场强越高,SNR 越大,层厚越薄,部分容积效应越小,最终提高了空间分辨率。然而,高磁场会增加 RF 产热,从而产生伪影,增加 T1。

对比度

对比度是相邻组织间的 SNR 差异。它可以被图像加权技术(T1、T2 和 PD)或对比剂所增强。非共振 RF 频率可被用于获得游离质子的信号。它会抑制结合大分子的质子的信号。STIR 可抑制脂肪信号,从而增强病灶与邻近脂肪组织的对比度。T2 加权图像可增强正常与异常组织的对比度(亮度)。

顺磁性钆剂可缩短邻近组织的 T1,增强

固有对比度。超顺磁性物质如 Fe_3O_4、镝（Dy^{3+}）可产生较大的局部场强，缩短 T2 和 $T2^*$，使组织呈黑色。超级化气体（暴露于激光中的疝-129）作为对比剂，可溶解于血液中，产生较大的化学位移。它可与低场强一起使用提高 SNR，例如，肺、低场血管造影术和波谱成像。

噪声

噪声是指 MR 信号的随机变异，可发生于任何序列中的任何时刻。噪声可降低对比度，在低质子密度和低信号下对比度最差。可通过增强信号和减小噪声来提高 SNR。影响噪声的因素有：①患者、扫描仪、体素容积的环境；②信号平均值；③RF 带宽和 RF 质量因数；④磁场强度；⑤交叉激发；⑥采集和重建算法。

信号增强可增大 SNR，可以通过以下方式来增强信号：通过增大 FOV 和层厚来增大体素，或通过减小相位编码步数来提高 SNR，但会降低分辨率。减小 TE，增大 TR 或翻转角，采用自旋回波序列而不是 GRE，以及高磁场都可以增大信号，增大 SNR。

减小噪声也可以提高 SNR，可以通过以下方式来减小噪声：增加激励次数，减小 RF 接收带宽，通过增大层间隙减小串扰（交叉对话），用表面线圈（相控阵）减少组织容积，采用 3D 成像而不是 2D（扫描时间长），都是减小 MRI 噪声的方法。

扫描时间

扫描时间控制运动伪影和图像质量，是表示 TR 和激励次数的物理量。短 TR 可减小 SNR，减小层数，增加 T1 加权。减小激励次数会降低 SNR，增加运动伪影。

MRI 伪影

MRI 伪影表现为阳性或阴性信号，但并不代表解剖信息，会潜在地影响诊断。对影像采集协议和伪影形成原因的了解有助于获得更高诊断价值的图像。伪影可以是机器相关的、患者相关的，或信号处理相关的。伪影可分为：①磁化率伪影；②梯度场伪影；③运动伪影；④化学位移伪影；⑤卷褶伪影；⑥RF 伪影；⑦K-空间错误；⑧环形伪影；⑨部分容积伪影。

磁化率伪影

磁化率伪影是由于组织磁敏感性的变化引起的，会使磁场变形，导致信号丢失，原因是在组织-空气界面上快速的失相位（$T2^*$），如肺、鼻窦。其对诊断也有一定的价值，如判断出血时间，因为血红蛋白含铁，是铁磁性物质。这种伪影在 GRE 中比在自旋回波序列中更明显。

梯度场伪影

梯度场伪影由梯度场不均匀性和梯度故障引起。梯度边缘场的强度不理想，导致解剖上的压缩假象，在图像上导致桶形失真。

运动伪影

运动伪影是由于扫描时间长，心脏跳动或呼吸，以及血液流动所致。运动伪影会造成图像模糊，对比度减小，产生重影，它表现在相位编码方向（慢相）。运动伪影抑制技术，如心电门控和呼吸门控。

化学位移伪影

化学位移伪影是由于共振频率的改变引起的，表现为频率编码方向上的移位。场强越高，化学位移越多。如水和脂肪，水在梯度场上比脂肪高几个像素，如视神经周围和椎体周围的脂肪。

卷褶伪影

卷褶伪影是位于 FOV 外的解剖结构错置于体层容积中的现象。且 RF 线圈从 FOV 外获得信号，并在矩阵中占据了成像空间。在相位编码方向上，外部解剖被错置于图像对侧。

产生的伪影原因为梯度场非线性或频率信号取样不足。抑制伪影的方法有：用定向 FEG（低通滤波器）回路抑制混淆现象、采用双倍相位编码步数、在 PEG 方向上采用双倍 FOV、减少激励次数、移动 ROI 到图像中心或只显示图像中心，以及使用表面线圈来匹配 FOV。

RF 伪影

射频伪影来自于表面线圈均匀性的变异，变异是由于 RF 的衰减、不协调，及随距离变化敏感性下降，导致图像亮度变弱。干扰 RF 信号(TV、收音机、发动机、氟光灯、电脑)进入 MRI 室也可能产生伪影。

RF 伪影的类型包括：①中心点伪影，由于 RF 放大器(2 个)不协调，造成图像中心形成 1 个亮点；②拉链伪影，由于窄 RF 带宽噪声；③人字形伪影，由于宽带宽噪声(图像对比减小)。

非矩形 RF 脉冲是由于受邻近层面的激励和邻近层饱和质子的影响。它会降低 T2 加权图像的 SNR，减小 T1 加权图像的对比度。因此，使用层面交错技术来减小伪影。

K–空间错误

K 空间的错误编码会影响图像重建，造成 FOV 内的重叠波形伪影，这就叫做 K 空间错误伪影。抑制方法是识别成像不良的像素，并和邻近的像素信号取平均值。

环形伪影

截断或环形伪影表现为多个有规律的、黑白信号交替相隔的平行带，随着距离增大慢慢减弱。其被描述为由于磁场转换形成的逐渐缩小的高或低的信号振荡，称之为吉布斯现象(Gibbs)。它发生在尖锐边界处和高对比界面处，如颅骨和脑组织的交界处，脂肪和肌肉交界处。这是由于高频取样不足，也可能是在 PEG 方向上矩阵尺寸过小所致。抑制伪影的方法有增大矩阵尺寸或减小 FOV。

部分容积伪影

部分容积伪影是由于有限的体素尺寸超过了平均的信号范围，造成了细节的丢失和空间分辨率的减小。使用小像素或薄层可以减小部分容积伪影。然而，这也会降低 SNR，应用较长的成像时间可以保持 SNR。

(张巧莹 许娟 王骏 刘念 陈峰 李直

张艳辉 译)

索 引